"十四五"职业教育国家规划教材

高等职业教育药学类与食品药品类专业第三轮教材

临床药物治疗学

（供药学类及食品药品类专业用）

主　编　方士英　熊存全
副主编　初晓艺　苏湲淇　宋光�熠
编　者　（以姓氏笔画为序）

王世全（首都医科大学燕京医学院）　　　　方士英（皖西卫生职业学院）

兰智慧（江西中医药大学）　　　　　　　苏湲淇（重庆医药高等专科学校）

杨春燕（楚雄医药高等专科学校）　　　　宋光熠（辽宁医药职业学院）

初晓艺（山东药品食品职业学院）　　　　陈晓芳（皖西卫生职业学院）

赵　文（江西中医药大学）　　　　　　　徐晓燕（泰山医学院）

彭海平（廊坊卫生职业学院）　　　　　　熊存全（江苏医药职业学院）

潘伟男（湖南食品药品职业学院）

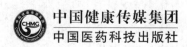

中国健康传媒集团
中国医药科技出版社

内容提要

本教材是"高等职业教育药学类与食品药品类专业第三轮教材"之一,根据《临床药物治疗学》教材大纲的基本要求和课程特点编写而成,内容上涵盖了临床药物治疗学的基本知识和执业药师考试大纲中综合技能部分所要求掌握的常见病、多发病的临床知识、治疗药物、药物选用原则、药物不良反应和药物相互作用等内容。本书具有学习目标明确、案例导入教学、重点突出、老师易教、学生易学、方便师生互动的特点。本教材为书网融合教材,即纸质教材有机融合电子教材、PPT课件等数字化教学资源,读者可通过扫描书中二维码查看学习,使教学资源更加立体化、生动化。

本书供高等职业教育药学类及食品药品类相关专业教学使用,也可供药品行业培训使用。

图书在版编目(CIP)数据

临床药物治疗学/方士英,熊存全主编. —北京:中国医药科技出版社,2017.1

高等职业教育药学类与食品药品类专业第三轮教材

ISBN 978 - 7 - 5067 - 8811 - 3

Ⅰ.①临… Ⅱ.①方… ②熊… Ⅲ.①药物疗法 - 高等职业教育 - 教材 Ⅳ.①R453

中国版本图书馆 CIP 数据核字(2016)第 321761 号

美术编辑 陈君杞
版式设计 锋尚设计

出版 中国健康传媒集团│中国医药科技出版社
地址 北京市海淀区文慧园北路甲 22 号
邮编 100082
电话 发行:010 - 62227427 邮购:010 - 62236938
网址 www.cmstp.com
规格 787×1092mm ¹⁄₁₆
印张 17¾
字数 405 千字
版次 2017 年 1 月第 1 版
印次 2023 年 12 月第 7 次印刷
印刷 北京市密东印刷有限公司
经销 全国各地新华书店
书号 ISBN 978 - 7 - 5067 - 8811 - 3
定价 38.00 元

获取新书信息、投稿、为图书纠错,请扫码联系我们。

为适应新形势下全国高职高专院校药学类和食品药品类专业教育教学改革和发展的需要，坚持"以立德树人为根本，以服务发展为宗旨，以促进就业为导向"，以面向基层培养德才兼备的高素质技术技能药学服务人才为目标的指导思想，按照药品经营与管理、药品服务与管理和药学专业的培养目标，我们确定了本课程的教学内容，编写了教学大纲和教材。

本教材为全国高职高专院校药学类与食品药品类专业"十三五"规划教材之一，系在教育部 2015 年 10 月新颁布的《普通高等学校高等职业教育（专科）专业目录（2015 年）》指导下，根据本套教材的编写总原则和要求编写而成。

《临床药物治疗学》是适应临床用药实践的需要而发展起来的，其核心是合理用药，以保障人民生命健康、提高人民生活品质。主要任务是指导临床医师和药师，运用临床和药学相关知识，根据疾病的病因、发病机制、患者的个体差异、药物的作用特点等，制定和实施合理的个体化的药物治疗方案，以使病人获得最佳的治疗效果且承担最低的治疗风险，是从事药学服务人员的必备知识，也是获得执业药师资格的必考内容。

本教材共分 20 章。前 5 章主要介绍与药物治疗相关的基本理论和方法，包括药物治疗的基本过程及其原则、用药安全、用药教育与咨询以及特殊人群用药等内容。后 15 章为各论部分，以临床常见病、多发病为纲，在阐述疾病的病因病机的基础上，讲授疾病的主要治疗药物种类、治疗药物的治疗原则、药物不良反应和相互作用等内容，突出合理用药的核心。本教材中药品名称均采用《中国药典》（2020 年版）和《新编药物学》（第 18 版）中的名称，并采用国家法定计量单位。

本教材每章均设有教学目标、案例导入、拓展阅读、重点小结、目标检测等模块，目标明确、重点突出，有利于师生互动，有利于知识拓展，有利于反馈纠偏。通过知识链接模块将课程思政案例、临床新技术、新标准及患者用药教育等方面对教材内容进行补充。本教材建有配套在线开放课程《常见病用药指导》，具有微课视频、ppt、题库等丰富的数字化教学资源，以推动教育数字化。可供全国高职高专院校药学类及食品药品类专业师生使用，也可作为执业药师考前辅导和培训用书。

本教材在编写过程中得到了各编者所在院校领导和同事的关心和支持，特别是得到了皖西卫生职业学院的领导和药学系同仁的大力协助和指导，特别是陈晓芳老师为本教材的编写、审定和统稿等事宜做了大量工作，在此一并表示诚挚感谢。

由于药物治疗学涉及知识面广，编写人员专业领域各不相同，行文风格各具特色，且由于我们的水平、能力和学识所限，难免存在缺点和疏漏之处，恳请同行专家和同学们批评指正。

编 者

2022 年 11 月

目 录
CONTENTS

第九章
呼吸系统
疾病的药物
治疗

实训内容

第一章

绪　论

PPT

1. 掌握　药物、临床药物治疗学和合理用药的概念。
2. 熟悉　药学服务的概念、内涵和服务对象。
3. 了解　临床药物治疗学与其他学科的关系；循证医学、药物基因组学的概念。

第一节　临床药物治疗学的研究内容与任务

临床药物治疗学（clinical pharmacotherapeutics）的发展经历了由简单到复杂、由初级到高级、由经验到科学的发展阶段。19 世纪以前，人们对药物的作用与机制、人体的结构与功能、疾病的产生与发展均缺乏辩证唯物主义的科学认识，使药物的治疗长期处于经验主义阶段。直到 20 世纪 70 年代，西方国家才开始重视药物治疗学的研究。1980 年 8 月，第一届国际临床药理与治疗学会议在伦敦召开，1981 年"pharmacotherapy"杂志在美国创刊，此后，临床药物治疗学的研究与发展逐步走向成熟。

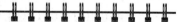

案例导入

案例：何女士，35 岁。近日因天气转凉，没有注意保暖而出现鼻塞、流鼻涕、打喷嚏、咳嗽等症状。第二天到医院就诊，检查后诊断为感冒。医嘱：口服某感冒灵胶囊和头孢拉定胶囊治疗。

讨论：1. 感冒是什么病原微生物引起？
　　　　2. 此治疗方案是否合理？为什么？
　　　　3. 临床药物治疗学的核心是什么？

临床药物治疗学主要是研究临床合理选择药物用于预防、治疗疾病的理论和方法的一门科学。其主要任务是指导临床医师和药师，运用临床和药学相关知识，根据疾病的病因、发病机制、病人的个体差异、药物的作用机制和特点等，制定和实施合理的个体化的药物治疗方案，以使病人获得最佳的治疗效果且承担最低的治疗风险。

临床药物治疗学是适应临床用药实践的需要发展起来的，其核心是合理用药（rational drug use）。20 世纪 90 年代以来，国际药学界赋予了合理用药更科学、更合理的含义，即以当代药物、疾病的系统知识和理论为基础，安全、有效、经济、适当地使用药物。安全性是指药物在正常剂量下不会给病人造成严重的危害。有效性是指药物的治疗效果必须确切。经济性是指消耗最低的药物治疗成本，达到最佳的治疗效果，即达到最合理的效价比。适当性是指适当的药物以适当的剂量，在适当的时间，经适当的途径，给适当的病人，使用适当的疗程，达到适当的治疗效果。

药物（drug）是指用于预防、治疗、诊断疾病，并规定有适应证或功能主治、用法用量的化学物质，其来源主要有天然药物、化学合成药物和基因工程药物等。目前，大多数药物是分子结构明确、作用机制明了、作用质量可控，也有些药物特别是"中成药"成分复杂，具有多靶点作用，质量控制相对困难。随着科学技术的进步，药物的品种迅速增加，在给临床用药提供有利条件的同时，也给医药工作者掌握和合理使用药物带来了一定的挑战。

第二节　临床药物治疗学与相关学科的关系

临床药物治疗学既不同于药理学、药物学，也不同于临床药理学。药理学和药物学是根据药物对机体的作用将药物进行分类，从而阐述药物的理化性质、体内过程、作用和作用机制、用途和不良反应等基本内容。临床药理学主要研究人体的药物动力学参数，注重血药浓度和药动学变化，按药物的分类介绍药物，指导临床合理用药。临床药物治疗学以疾病为纲、在介绍疾病的病因、发病机制、临床表现和分类分型的基础上，强调如何选用药物，制定和实施合理的个体化药物治疗方案，并根据药物的治疗效果和不良反应及时评估和调整治疗方案，以达到治疗目标。

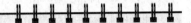

案例导入

案例：陆先生，65 岁。因发生脑血栓，经治疗 1 周后好转出院。为预防血栓的再次发生，医嘱：口服，华法林钠片，第 1~3 日，一日 3 次，每次 2.5mg。3 天后给维持量，一日 3 次，每次 1.75mg。半个月后，患者下肢皮肤出现淤斑、紫癜，刷牙时出现牙龈出血，偶尔有出血。

讨论：1. 请分析造成出血的原因是什么？
　　　　2. 从药物基因组学的角度分析其代谢快慢的机制。

临床药物治疗学与循证医学（evidence based medicine，EBM）关系密切；后者是寻求、应用证据的医学，它要求自觉、明确、审慎地将现有的最佳证据应用于治疗病人的决策之中；其核心思想是在临床医疗实践中，对病人诊断和治疗的决策都应依赖于客观的科学证据，而不是个人的主观经验，尽管有时经验可能是正确的。循证医学应用于临床药物治疗学中，就是尽可能地应用药物对病人疗效和不良反应评价的最佳证据，制定治疗方案，获得最佳的药物治疗效果。

药物基因组学（pharmacogenomics）是近年来为适应药物治疗学的发展要求而形成的新的研究领域，它来源于药物治疗学，又服务于药物治疗学，是临床药物治疗学的基础。临床上经常出现这样一种现象，两个病人诊断相同，一般症状相同，用相同剂量的药物治疗，血药浓度也相近，但疗效却大相径庭。用传统的药代动力学原理是无法解释的，药物基因组学可以在分子水平上阐明个体的药物作用机制、药物代谢转运机制、药物不良反应发生机制等，从而实现个体化用药。因此，它将人类功能基因组的信息应用于合理用药，增加药物的有效性和安全性，减少不良反应，实现个体化用药，这就是药物基因组学的研究目的，是未来临床合理用药的重要基础。

拓展阅读

药物基因组学

药物基因组学（pharmacogenomics）是研究遗传变异与药物反应多态性关系的科学，即研究人类基因组信息与药物反应之间的关系，利用基因组信息解答不同个体对同一药物反应上存在差异的原因。如某种药物对有些病人疗效良好，而对有些病人则作用微弱；肿瘤化疗时，药物可使有些病人的肿瘤明显消退，而使有的病人死于毒性反应。这种参差不齐的药物疗效，都是由于人的相关基因多态性和表达水平不同而造成的。因此，药物基因组学应用到临床合理用药中，为特定人群设计最为有效的药物治疗，不仅提高了疗效、缩短了疗程，而且还可减少毒副作用和成本。

药物基因组学是临床药物治疗学的基础，主要体现在：①通过研究遗传多态性和药物反应多态性的关系，阐明个体间药物反应多样性的分子基础，指导个体化的药物治疗，增加药物治疗的有效性；②通过研究在基因组水平上预测个体用药过程中可能出现的严重的、可能威胁生命的不良反应，增加药物治疗的安全性；③在基因组水平上有针对性用药，增加首剂处方的有效性，减少病人就诊次数，节约医疗费用，提高药物治疗的经济性。

第三节　临床药物治疗学与药学服务

1975 年 Mikeal 最初提出了药学服务（pharmaceutical care，PC）的概念，1990 年美国的 Hepler CD 和 Strand LM 在《美国医院药学杂志》上对 PC 进行了较全面的论述。1993 年，美国医院药师协会对 PC 做了统一定义，即药师的使命是提供 PC，PC 是提供直接的、负责的与药物治疗有关的服务，目的是获得改善病人生活质量的确定结果。

案例导入

案例：关先生，35 岁。在皖西市人民医院工作，主管药师并具有执业药师资格。现主要在临床药学室从事药学服务工作，开展临床用药查房、药学咨询等工作。

讨论：1. 什么是药学服务？
2. 药学咨询的人群包括哪些？

一、药学服务的概念

目前，我国对 PC 的定义是：PC 就是药学人员利用药学专业知识和工具，向社会公众（包括医药护人员、病人及其家属、其他关心用药的群体等）提供直接的、负责的与药物治疗有关的各类服务。服务的目的是使病人得到安全、有效、经济、适宜的治疗药物，实现改善病人生活质量的既定结果。这些结果包括治愈疾病、消除或减轻病人症状、阻止或延缓疾病进程、预防疾病或症状的发生等。

药学服务是一种更高层次的临床实践，包括药学监护（pharmaceutical care）、药学干预（pharmaceutical intervention）和药学咨询（pharmaceutical consulting）三个组成部分。药学监护是指药师在参与药物治疗中，负责病人与用药相关的各种需求并为之承担责任，即从专业观点阐述病人的药学需求。药学干预是指药师对医师处方的规范性和适宜性进行监测，包括对处方用药的适宜性进行审查和抽样评价，对长期药物治疗的合理性进行监控，对发现的问题与医师沟通，及时调整给药方案。药学咨询是指药师承接病人或医务人员有关用药的问询，解答、指导合理用药，普及用药常识。

为了提供负责任的药学服务，要求药师不但要掌握药学的基本知识、熟悉基础医学和临床医学的知识，并且具有将这些知识转变成为病人制定个体化药物治疗方案、对病人合理用药指导的能力。临床药物治疗学则是药学知识与医学知识的有机结合，因此，是药师参与临床药物治疗活动和提供全程化药学服务的理论和方法基础。

二、药学服务的内涵

执业药师是担任药学服务工作的主体，其主要工作内容包含病人用药相关的全部要求。

1. 药学服务的具体工作　见表1-1。

表1-1　药学服务的具体工作

项目	工作内容
处方审核	调剂前审核处方的规范性与完整性，用药的适宜性与合理性
处方调剂	按审核合格的处方逐一进行药物的调配
处方点评	重点点评处方的规范性和合理性，如平均用药品种、基本药物、抗菌药物使用率等
参与临床药物治疗	与医护人员协力制定和实施合理的药物治疗方案
治疗药物监测	对个体差异大的药物进行血药浓度监测，为临床药物治疗提供服务
药物利用研究和评价	研究使用药物引起的医药、社会、经济后果及影响因素
药物不良反应（ADR）监测和报告	及时发现、防治 ADR，起到"预警"作用
药物信息服务	为药学服务对象提供药物有关信息
参与健康教育	通过咨询、讲座、发放科普教育材料等形式宣传合理用药知识

2. 药学服务的对象　药学服务的对象是公众，包括病人及家属、医护人员、卫生工作者、药品消费者和健康人群。

3. 药学服务的重要人群　主要包括：①用药周期长的慢性病病人或需长期甚至终生用药者；②多种疾病、病情和用药复杂、需合用多种药物者；③用药后容易出现明显不良反应者；④用药效果不佳，需重新选择药品或调整用药方案者；⑤应用特殊剂型或给药途径，药物治疗窗窄需做监测者；⑥特殊人群用药如特殊体质、肝肾功能不全、过敏体质者、血液透析者、小儿、老人、妊娠及哺乳期妇女等。

重点小结

临床药物治疗学的
研究内容与任务 ┤
    药物 ┤
        概念
        来源：天然药物、化学合成药物和基因工程药物
    临床药物治疗学

临床药物治疗学与
相关学科的关系 ┤
    临床药理学
    循证医学
    药物基因组学

绪论 ┤

临床药物治疗
学与药学服务 ┤
    药学服务概念 ┤
        药学监护
        药学咨询
        药学干预
    药学服务内涵 ┤
        药学服务的具体工作
        药学服务的对象
        药学服务的重点人群

（方士英）

目标检测

一、A 型题（单项选择题）

1. 下列属于药学服务的重点人群是（   ）
   A. 医生　　　　　　　　　B. 护士　　　　　　　　　C. 健康人群
   D. 过敏体质者　　　　　　E. 病人家属

2. 下列属于治疗药物监测内容的是（   ）
   A. 及时发现 ADR
   B. 审核处方的规范性与完整性
   C. 与医护人员协力制定和实施合理的药物治疗方案
   D. 监测药物的血药浓度，为临床合理用药服务
   E. 开展健康人群合理用药教育

二、B 型题（共用备选答案题）

   A. 安全　　　　　　　　　B. 有效　　　　　　　　　C. 经济
   D. 适当　　　　　　　　　E. 无毒

1. 在正常剂量下药物不会对机体造成损害（   ）
2. 药物的疗效确切（   ）
3. 达到合理的效价比（   ）
4. 剂量、用药的时间和途径、疗程等符合达到治疗目标要求（   ）

三、X 型题（多项选择题）

1. 药物的来源不包括（   ）
   A. 基因工程药物　　　　　B. 化学合成药物　　　　　C. 天然药物

D. 进口药物   E. 秘方药物

2. 合理用药的内涵包括（   ）

     A. 安全   B. 有效   C. 无毒

     D. 经济   E. 适当

3. 药学服务包括（   ）

     A. 药学治疗   B. 药学监护   C. 药学咨询

     D. 药学干预   E. 药学统计

4. 药学服务人员的具体工作包括（   ）

     A. 处方点评   B. 处方统计   C. 处方审核

     D. 处方调剂   E. ADR 监测和报告

四、简答题

1. 临床药物治疗学的核心是什么？请说出你对合理用药的理解。

2. 什么是药学服务，药学服务包括哪几个部分？

第二章

药物治疗的基本过程及其原则

PPT

学习目标

1. **掌握** 药物治疗基本过程、药物选择的基本原则；依从性和处方的概念。
2. **熟悉** 病人不依从的类型、原因和后果；处方的结构和颜色。
3. **了解** 处方书写规则。

　　许多疾病都需要综合治疗，包括药物治疗和非药物治疗（如手术治疗、康复治疗、心理治疗等）。目前药物治疗仍是临床上最常用、最基本的治疗手段，它与非药物治疗密切配合、优势互补、合理应用，为预防和治疗疾病发挥着重要作用。

第一节　药物治疗的基本过程

　　药物治疗能否达到安全、有效的目的，与药物－机体－疾病三者相互作用的结果有关。对每一位病人的药物治疗，首先需要明确病人存在的问题，即根据病人的症状、体征和辅助检查（包括实验室检查和影像学检查等）结果做出正确诊断，然后拟定治疗目标，选择适当的药物、剂量和疗程（治疗方案），开具处方并指导用药。在治疗过程中或治疗结束时，要对疗效进行评价，如病人问题得到解决，则达到了治疗目标，可停止药物治疗，否则需要重新评估上述步骤，并进行相应调整。

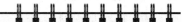

案例导入

案例：许女士，35 岁。近 2 周来因出现咳嗽、乏力、食欲不振和低热而就医。经查体、化验和 X 线检查后，医生明确诊断为肺结核。医生告诉病人不要紧张，如严格按医嘱用药可彻底治愈。医生采用利福平＋异烟肼＋乙胺丁醇的三联治疗方案，并嘱咐立即开始治疗，于每日清晨顿服。以后每个月随访一次。

讨论：1. 分析此案例患者从就诊到药物治疗分为哪些步骤？
　　　　2. 此病例为什么每个月要随访一次？

一、明确疾病诊断

　　做出正确诊断是开始正确治疗的决定性步骤。正确的诊断需要在综合分析各种临床信息的基础上才能做出，如病人主诉、详细病史、体格检查、实验室检查和影像学检查等。

　　在临床实际工作中，有些确定诊断某种疾病的依据可能并不充分，治疗又是必需的，此时仍需要拟定一个初步诊断，才能进入下一步的治疗。如一位 35 岁的女性，近日出现对称性的关节僵硬和红、肿、疼痛等炎症症状，晨起加重，无感染病史，初步诊断为类风湿性关节炎。在无其他禁忌证的情况下，可选用阿司匹林片口服治疗，如在 24 小时内症状得到明显改善，则有助于正确诊断，临床上属于诊断性治疗。

当诊断完全不明时，如对病人进行了盲目治疗，有时会造成严重后果。如急性腹痛的病人，在诊断不明的情况下，盲目使用镇痛药缓解疼痛，则可能掩盖病情，延误诊断，甚至导致弥散性腹膜炎等严重后果。

任何疾病都有一个动态的发展过程，在疾病的不同阶段其症状、愈后等可能不同，需要及时处理特殊问题。因此，明确诊断才能使药物等治疗措施有针对性地对疾病发生的关键环节发挥作用，达到治疗目标。

二、确定治疗目标

治疗目标是疾病治疗预期达到的最终结果。目标的确定是一个决策过程，不仅要从疾病本身出发，更应从病人整体综合情况进行考虑。如对高血压的治疗，普通病人血压降至 <140/90mmHg，糖尿病和肾病病人血压降至 < 130/80mmHg，老年人收缩压降至 <150mmHg或更低些。

治疗目标越明确，治疗方案越简单，选择药物就越容易，如镇痛、镇咳、催眠、控制糖尿病病人的血糖至正常范围等。但临床上在确定治疗目标时，既要力求改善病人目前的病理生理状态，又要改善病人生活质量，这决定了药物治疗方案的复杂性，也决定了病人可能获得的最大疗效。如控制血压是治疗高血压的首要目标，同时要更有效地减少心、脑、肾等靶器官损害并降低死亡率。对妊娠高血压病人，不但要积极降低血压，更应考虑降压药物对胎儿的潜在危险。

治疗目标的确定建立了医患双方对最终治疗结果的评估标准，也是双方对治疗结果的期望。值得注意的问题是，有时病人对治疗结果的期待与医药卫生工作者确定的治疗目标有所不同，这可能导致病人对医药卫生工作者不信任，降低病人依从性，或可能产生医疗纠纷，因此，要加强医患有效交流，使他们理解治疗目标确定的缘由，产生正确预期，接受正确治疗。

三、确定治疗方案

治疗目标决定治疗方案，一个治疗目标往往有多个治疗方案和多种治疗药物，因此，在确定治疗方案时，需要综合考虑病人的情况和药物的药理学特征，根据安全、有效、经济、适当的原则，确定药物品种、剂量和疗程。如类风湿性关节炎的治疗，病人如有消化性溃疡病史，则慎用或不用阿司匹林；如没有溃疡病史，但不能耐受阿司匹林，则可考虑选用布洛芬治疗。

确定治疗方案时还应考虑药物在病人体内的药物代谢动力学，如患者与药物消除有关的主要器官有疾病，会使药物的消除减慢，则用药剂量和用药间隔时间要进行调整。如布洛芬主要经肾消除，如病人肾功能正常，则根据其半衰期约 2 小时，推荐剂量200～400mg，每日 3 次。如病人肾功能减退，则应适当减少用药剂量，或选用缓释制剂，或减少给药次数。

四、开始药物治疗

治疗方案确定以后，要为病人开具书写清楚、格式规范的处方，标志着药物治疗的开始。药物治疗能否达到治疗目标，不仅要重视治疗方案，也不能忽视病人因素，临床医药工作者要与病人有效沟通，为其提供必要信息，使其成为知情的合作者，提高病人的依从性，提高治疗效果。如向病人解释为什么抗结核病药需要在每日清晨一次性服用；长期服用糖皮质激素为什么不能突然停药；用药过程中出现哪些毒副反应需要立即停药就诊等。

五、评估和干预

药物治疗是否达到预期的治疗目标是决定继续、调整或是终止治疗方案的关键因素。因此，在治疗过程中对观测指标和终点进行监测，以评估治疗效果，进行适度干预、继续或调整治疗方案。目前，优化药物治疗的最实用方法是治疗—监测—治疗的反复尝试。

1. 对治疗的监测 ①被动监测：即由病人自己监测，医药工作人员向病人解释出现治疗效果的表现，告知病人如果无效或出现不良反应时要做什么等；②主动监测：即由医生评估治疗效果，依据疾病类型、疗程、处方药量等确定复诊时间，进行必要的指标检测，然后医生评估治疗效果。对治疗效果的监测可以得出治疗有效和治疗无效。

2. 治疗有效 病人依从性好，按治疗方案完成治疗，疾病已治愈，可停止治疗；如疾病未治愈，治疗有效且无不良反应或不良反应不影响治疗，可继续治疗，直到病愈。若出现严重的不良反应，则应对方案进行适当调整，评估疗效和患者受益的关系，决定是否继续用药治疗。

3. 治疗无效 按治疗方案用药后没有达到预期效果，此时，应对治疗过程重新评估，内容包括诊断是否正确、治疗目标和治疗方案是否合理、药物剂量和疗程是否恰当、病人的依从性及对治疗的监测是否正确等。如能找到治疗失败的原因，则可提出相应的解决办法，否则应考虑停药，以免对机体造成不必要的损害，同时，延误治疗时机和浪费资源。

无论何种原因需要停止药物治疗，应切记有些药物不能立刻停药，应逐渐减量后才能停药，以免出现停药反跳。如精神系统用药、糖皮质激素、β受体阻断剂等。

第二节 药物选择的基本原则

治疗目标确定以后，应根据病情的轻重缓急和病人的实际情况，选择合适的治疗药物。选择药物的基本原则是药物的有效性、安全性、经济性和方便性。

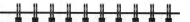

案例导入

案例：施女士，28 岁。因受凉感冒，出现打喷嚏、流鼻涕、咳嗽等症状，口服感冒灵后，症状好转。第 5 日突发咽喉痛到医院就诊，查体后诊断：急性扁桃体炎。医生给予：青霉素钠 80 万单位，肌内注射，每日 2 次。AST（－）。

讨论：1. 医生选择治疗药物的基本原则有哪些？
　　　　2. 分析本例是如何选药的。

一、有效性

有效性（efficacy）是药物选择的首要目标，是药物用于临床，达到预期疗效的唯一保障，无效的药物没有临床应用价值。药物能否发挥应有的效应，取决于药物浓度是否达到最低有效浓度。血药浓度的高低与用药剂量、药物剂型、给药途径、给药时间和间隔时间、联合用药以及病人年龄、性别、个体差异、病理状态等因素有关。理想的治疗药物应具有良好的药动学特性，采用简便的给药方案即可达到所需的药物浓度。

二、安全性

安全性（safety）是药物治疗的前提，使用的药物应是经过临床前、临床试验和毒理学评价，能够满足基本安全允许进入临床使用的药物。然而，安全是相对的，绝对安全是不可能的。病人从药物治疗中获益的同时，也必然要承担一定的风险。医药工作者在为病人选择治疗药物时，应权衡利弊，使病人获得最大的治疗效果，而承担最小的风险。

不同的疾病对药物的安全性要求是不同的，取决于病人的获益程度。如普通感冒的治疗目的是减轻不适感觉，或也可缩短自然病程，但如果药物有导致脱发风险，病人是不可能接受的；而肿瘤病人的治疗目标是延长病人的生存期，抗肿瘤药物引起的脱发甚至骨髓抑制等重大风险，也可被病人接受。

拓展阅读
抗肿瘤药物的毒性反应

大多数抗肿瘤药物的抗增殖作用，是对细胞增殖周期中 S 期的作用，可损伤 DNA 并由此引发细胞凋亡。而且他们作用的靶点是细胞分裂，这将影响所有快速分裂的正常组织，或多或少产生毒性反应（toxic reaction）。主要有：①骨髓抑制，伴随白细胞减少，从而降低抗感染能力；②肝、肾损害；③脱发（秃发症）；④破坏胃肠上皮细胞，产生严重的恶心、呕吐；⑤削弱伤口愈合能力；⑥抑制生长（儿童发育缓慢）；⑦致不育；⑧致畸胎。

三、经济性

经济性（economy）是合理用药的基本要素，是指消耗最小的成本，获得最大的治疗效果，并非指用药越少、越便宜越好。根据有效性和安全性的原则，选择药物如超出病人的支付能力，会影响病人的依从性。所以，选择药物时要考虑到治疗成本、病人的经济状况、医疗保险情况等。

另一方面，考虑药物治疗成本时，还应考虑治疗的总支出即治疗总成本，而不是单一的药费。有可能较高的药费支出（与低费用药物相比）可以缩短住院天数、避免或减轻不良反应、早日恢复工作，从而使治疗总成本降低。因此，这种药费较高，但有良好的治疗效果，也是值得选用的。

四、方便性

方便性（convenience）是影响病人依从性的另一个重要因素，在保证治疗效果的前提下，选择一种药物的剂型和给药方案，应尽量方便病人。如婴幼儿不会吞咽药片，宜选择冲剂、水剂或栓剂等。

第三节　病人的依从性

病人的依从性（compliance）是指病人对医师医嘱的执行程度，是药物治疗有效性的基础。不遵守、不执行医嘱的，称之为不依从（noncompliance），则会导致贻误病情、治疗失败、增加或加重不良反应等。无论治疗方案多么正确，如果病人不依从也将难以产生预期的治疗效果。

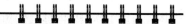

案例导入

案例： 赖女士，33 岁。出现乏力、食欲减退、低热、咳嗽等症状 1 周后，到医院就诊。查体并 X 线拍片检查后，诊断：肺结核。医嘱：每日早晨空腹时口服异烟肼片 0.3g，利福平胶囊 0.45g，乙胺丁醇片 0.75g，吡嗪酰胺片 0.75g，强化期治疗三个月。半个月后患者用药出现不规范情况，有时漏服，有时在中午才服药。

讨论： 1. 请分析造成不依从的主要原因是什么？属于哪一类类型？

2. 本例不依从会造成什么样的后果？

一、病人不依从的主要类型

1. 不按处方取药 由于各种原因，病人擅自取舍处方中的药物。

2. 不按医嘱用药 擅自更改药物的剂量、用药的次数、用药的途径或方法、用药的时间或顺序、疗程等。

3. 不当的自行用药 病人凭经验或是直觉擅自用药。

4. 重复就诊 病人先后就诊于不同医院、科室，或同时正在使用其他药物而不告诉医生，导致相同或相似药物的重复使用。

二、病人不依从的主要原因

正确的治疗方案需在医生、护士、药学人员和病人的共同执行下，才能产生良好的效果。对病人而言，常常因人、药、疾病等多种因素，而出现不依从情况，其主要原因如下。

1. 医药人员的因素 缺少与病人的有效沟通，对病人用药指导不清楚。如在用药过程中，医药人员没有向病人说明药物的作用、用法用量、不良反应和注意事项，病人自感疗效不佳而加大用药剂量，出现不良反应。

2. 病人的因素 求治心切而擅自超剂量用药、病情好转而中断用药、年迈健忘而不及时用药、"久病成医"或相信他人经验而自行用药、对医生缺乏信任而自行更改用药方案、担心药物不良反应或不良反应难以忍受而自行停药等。

3. 药物的因素 药片太大则病人难以吞咽；药片太小则视力障碍、手指不灵活的老年人拿、掰困难；制剂带有不良气味或颜色，使病人特别是儿童不易接受等。

4. 疾病的因素 有些疾病（如原发性高血压）本身无明显症状，或经过一段时间治疗后症状得以改善，病人缺乏症状提醒而漏服药物。

5. 给药方案的因素 给药方案过于复杂如药物品种多、用药次数频繁、用药疗程过长、用药方式不便、产生明显的不良反应等。

三、病人不依从的主要后果

不依从的后果因不依从的程度不同、药物种类、不同的疾病而各有差异，轻者贻误病情，重者可出现药物中毒反应，甚至需住院治疗。

1. 导致毒性反应 如病人擅自增加强心苷类药物的剂量，轻者出现胃肠道反应，重者可出现心律失常等毒性反应。

2. 导致药物无效 在结核治疗时，如病人擅自更改服药的时间、种类、剂量、疗程等，则可导致药物疗效降低或治疗无效。

3. 导致医师错误判断 不依从的间接后果可导致医生在监测药物治疗结果时作出错误

判断。如因不依从而导致的治疗失败，医生可能误认为诊断错误、选用药物不正确、药物剂量不足等，从而可能进一步导致重复的化验检查、增加药物剂量、更换毒性或费用更高的二线药物等错误决策。

四、提高病人依从性的措施

根据疾病、药物治疗方案和剂量、病人的个体情况等不同，提高病人的依从性可从以下几个方面考虑。

1. 建立良好的医患关系 医药人员要了解病人的心理，尊重病人的感受和观点，赢得病人的信任与合作。

2. 优化治疗方案 复杂的治疗方案是造成病人不依从的主要原因之一，因此，优化的治疗方案应尽可能地减少药物品种、不良反应，尽可能地缩短疗程，选择合适的剂型、简单的剂量等。

知识链接

3. 加强用药指导 医药人员需应用病人能理解的方式如亲切的语言、友善的态度、真诚的同情心等，向病人说明用药的目的、用法用量、不良反应和注意事项等，使病人正确认识药物，达到正确使用药物、发挥药物应有疗效的目的。

4. 检查医嘱执行情况 医药人员要经常督促、检查医嘱执行情况，及时了解和解除病人在用药过程中出现的问题，消除病人顾虑，提高依从性。

第四节 药物处方

处方（prescription）是指由注册的执业医师和执业助理医师在诊疗活动中为病人开具的、由取得药学专业技术职务任职资格的药学专业技术人员审核、调配、核对，并作为病人用药凭证的医疗文书。处方包括病区用药医嘱单。作为医疗文书，处方具有法律性、技术性和经济性等意义。

案例导入

案例：《处方管理办法》规定，普通处方、急诊处方、儿科处方保存期限为 1 年；第二类精神药品处方保存期限为 2 年；麻醉药品和第一类精神药品处方保存期限为 3 年。处方保存期满后，经医疗机构主要负责人批准、登记积案，方可销毁。

讨论：1. 为什么要规定处方的保存期限？

2. 请说明以上处方各是什么颜色？

一、处方结构

1. 前记 包括医疗机构的名称、处方编号、费别；医生需填写的病人姓名、性别、年龄、门诊或住院病历号、科别或床位号、处方日期、临床诊断等。可添列特殊要求的项目。麻醉药品和第一类精神药品处方还应当包括病人身份证明，代办人姓名、身份证明编号。

2. 正文 以 Rp 或 R（拉丁文 Recipe 的缩写，为"请取"之意）开头，医生需清楚地书写药物的名称、剂型、数量、用量和用法等。

3. 后记 包括医师签名和（或）加盖专用签章，药物金额和调配、核对、发药药师的签名或加盖专用签章。处方的结构见图 2－1。

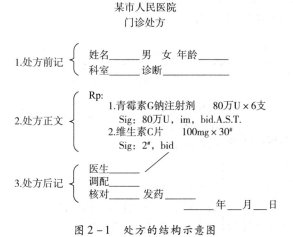

图 2－1 处方的结构示意图

二、处方分类

按性质分类，处方分为医师处方、法定处方和协定处方。

1. 医师处方 执业（助理）医师为病人开具的处方。

2. 法定处方 指《中国药典》、CFDA 颁布的药品标准收载的处方，具有法律约束力。

3. 协定处方 根据日常医疗用药的需要，医院药剂科与临床医师协商制定的处方。用于大量配制和储备，便于控制药品的品种和质量，减少病人取药等候时间。每个医院的协定处方仅限于在本单位使用。

三、处方颜色

（1）普通处方的印刷用纸为白色。

（2）急诊处方印刷用纸为淡黄色，右上角标注"急诊"。

（3）儿科处方印刷用纸为淡绿色，右上角标注"儿科"。

（4）麻醉药品和第一类精神药品处方印刷用纸为淡红色，右上角标注"麻、精一"。

（5）第二类精神药品处方印刷用纸为白色，右上角标注"精二"。

四、处方书写规则

根据卫生部颁布的《处方管理办法》和《处方管理实施细则（2012 年版）》等要求，处方书写规则主要如下。

（1）每张处方只限于一名病人的用药。

（2）书写处方时要字迹清楚，不得涂改；如需修改，医师应在修改处签名并注明修改日期。

（3）填写病人实足年龄，新生儿、婴幼儿填写日、月龄，必要时要注明体重。除特殊情况外，必须注明临床诊断。

（4）药品名称应为规范的中文或英文名称；不得擅自编制缩写名称或使用代号。

（5）药品剂量按药品说明书中的常规用法用量；需要超剂量使用医师需注明原因并再次签名；剂量与数量均用阿拉伯数字书写。

（6）药品用法用规范的中、英、拉丁文或缩写体书写，不得使用"遵医嘱""自用"等。

（7）中药饮片需单独开方，一般按"君、臣、佐、使"的顺序排列。西药和中成药可单独开具，也可开具一张处方；特殊管理药品使用专用处方。

（8）开具处方后的空白处划一斜线，以示结束。

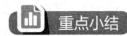 **重点小结**

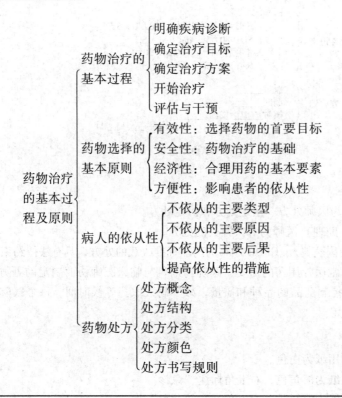

（方士英）

目标检测

一、A 型题（单项选择题）

1. 对疾病进行正确治疗的决定性步骤是（　　）
   A. 选择正确药物　　　　　B. 明确疾病诊断　　　　　C. 确定明确治疗目标
   D. 确定正确治疗方案　　　E. 选择正确的给药途径

2. 治疗药物选择的首要目标是（　　）
   A. 有效性　　　　　　　　B. 安全性　　　　　　　　C. 经济性
   D. 方便性　　　　　　　　E. 适当性

3. 药物治疗的经济性是指（　　）
   A. 药品价格越高越好　　　　　　　　　　　B. 药品价格越低越好
   C. 消耗最小成本而获得最大治疗效果　　　　D. 使用药品品种越少越好

E. 报销的费用越高越好

4. 关于处方的叙述错误的是（　　　）

   A. 是病人用药凭证　　　　　B. 属于医疗文件　　　　　C. 必须由执业医师开具

   D. 由药学专业技术人员调配　　　　　E. 具有法律性、技术性和经济性

二、B 型题（共用备选答案）

   A. 淡黄色　　　　　B. 淡绿色　　　　　C. 淡红色

   D. 淡蓝色　　　　　E. 白色

1. 儿科处方（　　　）

2. 急诊处方（　　　）

3. 麻醉药品处方（　　　）

4. 第一类精神药品处方（　　　）

5. 第二类精神药品处方（　　　）

   A. 安全性　　　　　B. 无毒性　　　　　C. 有效性

   D. 经济性　　　　　E. 方便性

6. 影响依从性的重要因素（　　　）

7. 药物治疗的前提（　　　）

8. 合理用药的基本要素（　　　）

9. 选择药物的首要目标（　　　）

三、X 型题（多项选择题）

1. 处方的结构包括（　　　）

   A. 处方前记　　　　　B. 医师签名　　　　　C. 处方正文

   D. 处方后记　　　　　E. 医院名称

2. 导致病人产生不依从的主要原因包括（　　　）

   A. 对病人用药指导不清楚　　　　　B. 药品制剂带有不良的气味或颜色

   C. 用药次数过多或用药时间过长　　　　　D. 出差在外无法服药

   E. 治疗方案复杂

3. 病人产生不依从导致的主要后果包括（　　　）

   A. 疾病迅速恶化　　　　　B. 治疗无效　　　　　C. 重复检查

   D. 对医生缺乏信任　　　　　E. 出现中毒反应

4. 关于处方书写规则的叙述正确的有（　　　）

   A. 每张处方只限用于一名病人的用药

   B. 书写处方如出现错误需涂改时，应在修改处签名并注明修改日期

   C. 药品名称应为规范的中文或英文名称

   D. 特殊管理药品使用专用处方

   E. 开具中药饮片按"君、臣、佐、使"顺序排列

四、简答题

1. 简述药物选择的基本原则。

2. 处方按性质分类有哪几类？请简要说明。

第三章

用药安全

PPT

> **学习目标**
>
> 1. **掌握** 药品不良反应分类和用药错误防范。
> 2. **熟悉** 不良反应监测。
> 3. **了解** 药源性疾病和药品质量缺陷。

　　安全性（safety）是指在按规定的适应证、用法用量使用药品后，人体产生不良反应的程度，它是药品质量特性之一，也是药物治疗的前提。虽然临床使用的药物都必须经过临床前药理、毒理学评价和临床试验，确定能够满足基本安全性要求后才进入临床，但在使用过程中，仍然存在诸多不安全性。

第一节　药品不良反应

　　世界卫生组织（WHO）对药品不良反应（adverse drug reaction，ADR）定义为在正常用量用法情况下，药物在预防、诊断、治疗疾病或调节生理功能时所发生意外的与防治目的无关的不利或有害的反应。美国药剂师协会（ASHP）对 ADR 的定义为不在预期范围内发生的药物反应，如：用药后必须住院治疗；延长留院的时间；需要支持治疗；预后差；造成暂时或永久性伤害，丧失能力或死亡；有变态反应和特异性反应。我国药品不良反应定义为指合格药品在正常用法用量下出现的与用药目的无关的有害反应。

案例导入

案例：黑龙家齐齐哈尔药业的"齐二药"事件，该药厂在亮菌甲素注射液的生产过程中，使用了工业用二甘醇，导致多名病人死亡。

讨论：1. 此案例为什么会误用二甘醇？
　　　2. 此案例按照严重程度应定为几级不良反应？

一、药品不良反应的分类

　　药品不良反应常见的分类法为：①按照发生原因分为 A、B、C 型（表 3 - 1）；②根据 ADR 性质的分类法分为：副作用、毒性作用、后遗效应、继发反应、首剂效应、停药反应、药物依赖性、过敏反应、特异性反应、致癌作用、致突变及致畸作用；③按严重程度可分为 Ⅰ、Ⅱ、Ⅲ、Ⅳ 级（表 3 -2）。

表 3 - 1　ADR 的 ABC 分类法

类型	主要特点
A 型	主要是由药物本身或由其代谢产物所引起的，是药物固有药理作用的增强和延续，有明显的量效关系，停药或减量后症状很快减轻或消失，发生率高，但死亡率低。如：副作用、毒性作用、继发反应、后遗效应、首剂效应和停药反应
B 型	与正常药理作用完全无关的一种异常反应，主要与药物变态反应或病人的高敏体质有关，一般很难预测，因而难以在首次用药时预防这类 ADR 的发生，其发生率低，但死亡率高。如：过敏反应、特异性反应
C 型	一般在长期用药后出现，潜伏期较长，没有明确的时间关系，难以预测。如：致癌、致畸胎、致突变

表 3 - 2　ADR 按严重程度分类法

类型	主要特点
Ⅰ级	致命或有生命威胁的，需立即撤药并做紧急处理者，或不良反应持续一个月以上者
Ⅱ级	病人不良反应症状明显，有各器官病理生理改变或检验异常，被迫撤药并作特殊处理，对病人康复已产生直接影响，或不良反应持续 7 天以上者
Ⅲ级	病人难以忍受，被迫停药或减药，经一般对症处理后好转，对病人康复无直接影响
Ⅳ级	病人可忍受，不需停药或减量，经一般对症处理或不需处理即较快恢复，对病人康复无直接影响

二、药品不良反应的监测

药品不良反应监测分为自愿报告系统、医院集中监测系统、处方事件监测、药物流行病学研究、计算机监测（表 3 - 3）。

表 3 - 3　药品不良反应监测方法比较

检测方法	说明	数据来源	优点	缺点
自愿报告系统	自愿有组织的报告	病人、病例、医疗记录	数据充分，可识别用药错误和 ADR 发展趋势	存在资料偏差和漏报现象
医院集中监测系统	一定时间、范围内对某一医院或地区所发生的药品不良反应详细记录，探讨发生规律	患有某种疾病的病人	资料详尽，数据准确可靠	数据代表性差、缺乏连续性
处方事件监测	通过开具过的处方，储存调研	病历（包括电子记录）	可发现低发生率和潜伏期较长的 ADR	可信性取决于医生处方的回收率
药物流行病学研究	运用流行病学的知识、理论和方法研究药品在人群中的效应	临床、实验室检查信息	可判断出药品和 ADR 之间的关联强度	费用较高，需要有大型数据库支持
计算机监测	计算机扫描医嘱寻找不良反应可能发生的信号；之后追踪结果	实验室结果、医嘱等	充分利用计算机技术和现有的医疗活动，高效率获取不良反应监测数据	受医疗计算机文化程度影响，前期工作量大，需多部门协作，实施复杂

拓展阅读

药品不良反应的分类及报告程序

知识链接

　　我国《药品不良反应监测与报告办法》中将药品不良反应分为"一般药品不良反应""新的药品不良反应"和"药品严重不良反应"三大类。"新的药品不良反应"是指药品说明书中未载明的不良反应。"药品严重不良反应"是指因服用药品引起以下损害情形之一的反应：①引起死亡；②致癌、致畸胎、致出生缺陷；③对生命有危险并能够导致人体永久的或显著的伤残；④对器官功能产生永久损伤；⑤导致住院或住院时间延长。

　　ADR 的报告原则是：可疑即报。我国《药品不良反应报告和监测管理办法》规定，药品不良反应实行逐级、定期报告制度，必要时可以越级报告。报告时限为：①一般病例逐级、定期报告，应在发现之日起三个月内完成上报工作；②发现新的或严重的不良反应，应于发现之日起15日内报告，其中死亡病例须及时向所在地省、自治区、直辖市 ADR 监测中心报告，必要时可以越级报告。

第二节　药源性疾病

　　药源性疾病（drug - induced diseases）指在预防、诊断、治疗或调节生理功能过程中，出现与用药有关的人体功能异常或组织损伤所引起的一系列临床症状。这类不良反应发生的持续时间比较长，反应程度较严重，造成某种疾病状态或者器官局部组织发生功能性、器质性损害。

案例导入

　　案例：李先生，48 岁。突发胃出血，被送到医院救治。医生经检查询问后判断，李先生的胃出血是长期服用阿司匹林所致。李先生自述患有心脏病，两年前看到一篇阿司匹林能治心脏病的报道后，便开始每天服用。

　　讨论：1. 判断用药是否安全？
　　　　　2. 此案例诱发了哪一类药源性疾病？

　　药源性疾病与不合理用药相关。据 WHO 统计，全球死亡的病人中有 1/3 是死于不合理用药。据国家卫生和计划生育委员会报道，中国每年约有 19.2 万人死于药源性疾病。中国大约有 2000 万聋哑人，其中 60%～80% 与不合理使用抗生素有关，如链霉素、卡那霉素、庆大霉素，尤以儿童使用者居多。

　　从历史上看，20 世纪初期至 21 世纪初所发生的惊人药害事件就有 17 起，至少死亡 2 万人，上万人致残（表 3 - 4）。

表 3 - 4　重大药源性疾病统计表

年代	药物	临床应用	事件结果
20 世纪 30 年代	二硝基酚	减肥药	约 1% 患了白内障
20 世纪 50 年代末	三苯乙醇	降胆固醇药	约一万人患白内障
20 世纪 50 年代	非那西丁	解热镇痛药	有几百人死于肾功能衰竭
20 世纪 50 至 60 年代	沙利度胺	治疗妊娠反应	近万名婴儿出现严重畸形

药源性疾病发现得早，治疗及时，绝大多数可以减轻症状或者痊愈，但若不能及早发现，耽误了治疗和抢救，则可能引起不可逆性损害，甚至终身致残、死亡，造成难以设想的后果。随着新药品种的增多，新型中药制剂的涌现，非处方药物（OTC）的执行以及经济利益的驱动，药源性疾病发生率逐年增多，对人民的健康带来了很大的危害，应引起全社会的关注。

一、药源性疾病的诱发因素

1. 病人因素　年龄、性别、遗传、基础疾病、过敏反应、不良生活方式。

2. 药物因素　与药理作用相关的因素，如副作用、药物本身作用、毒性反应、继发反应、后遗效应等因素有关，药物的联合使用带来的相互作用，药物制剂本身的因素，药物的使用方法等。

二、常见药源性疾病

1. 药源性胃肠道疾病

（1）可以导致胃出血、胃穿孔、十二指肠溃疡穿孔和粪便隐血的药物，如非甾体抗炎药（布洛芬、吲哚美辛、阿司匹林）等。

（2）可引起恶心呕吐的药物，如硫酸亚铁、抗酸药、吡喹酮、丙戊酸钠、氨茶碱、抗肿瘤药（氮芥、氟尿嘧啶、甲氨蝶呤）等。

（3）可引起肠蠕动减慢的药物，如抗精神疾病药（氯丙嗪、丙咪嗪、阿米替林）等。可引起缺血性结肠炎的药物，如阿洛司琼。可引起腹泻的药物，如二甲双胍、利血平、普萘洛尔、依他尼酸、新斯的明。

2. 药源性肝脏疾病

（1）咪唑类抗真菌药（酮康唑、氟康唑、伊曲康唑）可致肝功能异常、中毒性肝炎。

（2）灰黄霉素可致肝衰竭，抗结核药（异烟肼、利福平）可引起黄疸；吡嗪酰胺可引起肝坏死。

（3）羟甲戊二酰辅酶 A 还原酶抑制药（洛伐他汀、辛伐他汀、氟伐他汀）能导致肝药酶升高或肝炎。

（4）沙坦类抗高血压药具有肝毒性；对乙酰氨基酚、乙醇、奎尼丁、甲基多巴等有可能引起肝损伤。

3. 药源性肾脏疾病　磺胺类药物如磺胺嘧啶的结晶沉积会导致肾功能损害；氨基苷类药物有肾毒性；阿昔洛韦可引起肾小管阻塞，从而引起急性肾衰竭。

4. 药源性血液系统损害

（1）可引起再生障碍性贫血的药物　如氯霉素、保泰松、吲哚美辛、阿司匹林、对乙酰氨基酚、氮芥、环磷酰胺、甲氨蝶呤、氯喹、米帕林、苯妥英钠、甲硫氧嘧啶、氯氮平。

（2）可引起溶血性贫血的药物　如苯妥英钠、氯丙嗪、吲哚美辛、保泰松、奎尼丁、甲基多巴、维生素 K、异烟肼。

（3）可引起血小板减少的药物　如阿糖胞苷、环磷酰胺、甲氨蝶呤、巯嘌呤、甲硫氧嘧啶、氯氮平。

（4）可引起粒细胞减少的药物　如氯霉素、磺胺类、复方阿司匹林、吲哚美辛、异烟肼。

5. 药源性神经系统损害　可引起听神经障碍的药物：如氨基糖苷类、奎宁、氯喹、依他尼酸等。

三、药源性疾病诊断与治疗

1. 药源性疾病诊断方法　①追溯用药史；②确定用药时间、用药剂量和临床症状发生的关系；③询问用药过敏史和家族史；④排除药物以外的因素；⑤致病药物的确定；⑥必要的实验室检查；⑦流行病学的调查。

2. 药源性疾病的治疗　①停用致病药物；②排除致病药物；③拮抗致病药物；④调整治疗方案；⑤对症治疗。

药源性疾病的发生率不断增加，对人民的健康带来了很大的危害。对药源性疾病的重视程度与日俱增，研究药源性疾病是为了保证临床用药具有更高的安全性。临床上不合理的用药包括药物的滥用、选药不当和误用。为了减少药源性疾病的发生，选药前应全面考虑药物的利与弊，同时结合病人的机体状态、年龄和性别，肝脏和肾脏功能以及神经系统功能状态等病理生理基础；选药时还须考虑合并用药问题。合并用药的原则是获得疗效的协同或对副作用的拮抗。不合理的用药往往增加多药并用所致的新的药源性疾病。

第三节　用药错误

用药错误是一个全球性的问题，并不局限在某家医疗机构或某个国家和地区。美国、加拿大、澳大利亚、英国等多个国家的大规模研究已经表明，用药错误在医疗服务过程中始终存在，且有可能给病人带来伤害与负担。

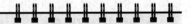

案例导入

案例：2011 年某中心门诊西药房收到某医生开具的处方，处方上注明诊断为"颅内压增高"，开具 20% 甘露醇注射液 250ml + 地塞米松磷酸钠注射液 5mg，混合后静脉滴注。

讨论：1. 判断该处方用药是否安全。
　　　2. 药师应如何应对。

药物使用的六个环节（开具处方或医嘱、转录医嘱、调剂药物、给药、用药后观察与病人教育）中，任一环节出现用药错误并非只是某个部门或个人的责任，多数情况下是由系统缺陷、标准化流程、通讯环境状况不佳造成的。

一、用药错误的基本知识

1. 用药错误的原因

（1）管理缺失　工作流程和环境的缺陷；培训缺失；病人用药教育缺失。

（2）认知缺失或障碍　医生非主观意愿的诊断错误；病人记忆力缺失或有精神障碍。

（3）操作失误　沟通失误，处方或医嘱书写字迹潦草导致辨认错误；剂量计算错误；给药时间、途径或剂型错误。

（4）病人因素　有的病人会因为经济拮据自行停药；病人依从性差。

（5）药品质量因素　产品缺陷。

（6）其他因素　检测错误；其他用药错误。

2. 用药错误的类型　处方错误；转抄差错；调剂错误；给药错误；病人依从性差；检测错误；其他用药错误。

二、用药错误的防范

1. 发现用药错误的方法　①直接观察；②病历审查；③计算机检测方法；④用药差错和不良反应监测系统。

2. 不同环节用药错误的防范措施

（1）开具处方　学习与沟通，掌握选择正确药物的知识与信息；观察与思考，实现个体化治疗；修订医嘱后及时沟通，提醒护士和其他人员；医嘱完整不漏项，不使用不清楚的用法说明，如"按说明书服用"；使用精确的药物剂量单位（如 mg）而不写剂型单位（例如 1 片或 1 瓶）。

（2）药品调配　①保持清新、整齐、干净和安静的环境；合理设计调配区域，要有充足的光线、适宜的室温、适当的距离，减少疲劳感；减少打扰，设置电话、来访和咨询接待岗位，保证药品调配人员不做与调配药品无关的事；药品摆放整齐有序，对于形似或声似的药品要加用醒目的标识；设置存放高危药品、外用药品和新药等专柜，培训调配人调配这些药品时须加强核对。②坚持核对，规范操作。审核处方，及时发现用药错误并进行有效干预，保证病人安全；发现问题不猜测，立即与相关人员沟通，确认无误后调配；每次配方尽可能一次完成；按处方顺序调配和码放药品；配药后核对，核对的内容包括药名、规格、数量、标签和包装。③保证足够的人力配备。减少因人员不足、忙乱无序而带来的调配差错。

（3）药师发药　①管理层面的防范措施：保证足够的人力配备，减少因人员不足而带来的发药差错；加强培训，不断提高每个药师的知识与技能水平；建立符合工作实际的管理制度，加强检查与督导，通过绩效考核等管理措施，减少差错发生。②技术层面的防范措施：良好的服务态度和服务语言标准化；交代药物的用量；交代用药时间；多药合用，交代服药间隔时间；交代用药途径及用药方法；交代用药注意事项；指导病人正确应用特殊包装或特殊装置药品；交代药品储存条件与方法。提供药学服务，参与病人治疗计划的制定，参与药物的治疗监控；重复检查可能的相互作用和评价相关临床与实验数据；给医师与护士提供有关药物治疗状况和正确使用药物的信息及建议；开展药物使用评价工作，以确保药物使用的安全、有效、经济；检查和指导药物的临床使用，复查病人的用药情况。

第四节　药品质量缺陷

药品在生产和流通的各环节中，随时可能出现质量问题。因此，必须在药品生产、运输和储存的全过程中采取严格的管理和控制措施，从根本上保证药品的质量。按照《药品管理法》的要求，必须制定和执行药品保管制度。药品入库、出库和调剂时必须执行检查制度。

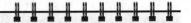

案例导入

案例：2007 年 10 月至 2008 年 3 月，美国百特公司接到报告，称有 81 例病人在使用其生产的肝素钠多剂量瓶装注射液后死亡，另有 300 多人出现了过敏反应和其他不良反应。经初步调查，上述问题产品的活性成分都来自同一家供应商，即美国 SPL 公司位于中国常州的一个工厂，检验出一种类肝素物质的污染物多硫酸软骨素。美国 FDA 随即在国内外对不良事件的原因展开调查，FDA 回顾了自愿报告系统中自 2007 年 1 月 1 日起所有疑似肝素导致死亡的病例报告，并比较了 2006 年的死亡病例报告，最终发现了这些严重过敏反应和低血压病例数量的增加，均与使用由百特公司生产的肝素钠多剂量注射液有关。

讨论：1. 请透过此事件分析药品质量缺陷。
　　　　2. 该事件用了何种监测方法。

一、药品质量缺陷问题的分类

1. 包装破损　药品运送过程中易造成玻璃包装碎裂、包装箱或包装盒破损等。

2. 药品包装质量问题　药品包装标签脱落；包装上无生产日期、无批号、无有效期或数字打印错位；印刷错误；瓶口松动、漏液；气雾剂或喷雾剂等特殊剂型装置不能正常使用；注射剂胶塞老化等。

3. 药品变质　片剂破碎、受潮膨胀、粘连、发霉、变色；软胶囊熔化、结晶析出等；肠外营养液、中药蜜丸、拆零药品（若管理不当）容易变质。

4. 不合格药品混入　溶液剂或注射剂中有异物；装量不足、空胶囊未装药；空泡眼未装填药物等。

5. 其他　中药注射剂质量标准中有颜色范围的要求，与药品变质导致变色的问题难以区别。

二、药品质量缺陷的识别

1. 合格药品外观性状要求　合格药品是指从外观看，符合下列要求：①包装完好无损；②具有国家食品药品监督管理总局批准的批准文号；③药品标签符合国家食品药品监督管理总局关于说明书和标签管理的规定；④由具有合法资质的药品生产企业生产；⑤由具有合法资质的药品经营企业购入；⑥具有药品质量检验合格证书；⑦药品运输过程符合国家药品物流管理相关规定；⑧外观和内在质量均符合国家药品质量标准。

2. 药品外观检查方法　通过人的视觉、触觉、听觉、嗅觉等感官试验；依据药品质量标准、药剂学、药物分析及药品说明书的相关知识与内容，检查时打开包装容器，对其剂型、颜色、味道、气味、形态、重量、粒度等情况进行重点检查；一旦判定药品变质，应按照假药处理，不得再使用。

三、药品质量缺陷问题的分析与处理

药品质量问题是指当事人怀疑出现的不良后果由药品质量问题引起，不涉及引起药品不良反应及药物过量的药品。当事人包括病人、医生、护士及药学人员。当发现或怀疑药品质量存在问题时，必须及时追踪药品在医院内流通的整个过程，明确药品可能出现问题的环节，排除相同批次的药品再次使用而造成危害的可能性。药品质量问题追踪流程，根据药品在医院内流通的过程：采购→验收→入库→出库→调配→使用。从发现问题的环节反向追踪。

（1）当疑似药品质量问题发生后，药品质量控制小组人员应在第一时间赶赴现场，向当事人仔细了解药品的基本信息，保存、使用情况，有无变质、过期、有无污染，并做详细记录，与当事人双方共同对可疑药品进行封存。

（2）质量控制小组人员应详细记录药品的名称、规格、批号、生产日期、有效期、外观性状、数量、批准文号及引起的不良后果等相关信息；对疑似质量问题的同批同种药品就地封存，以便检验时做对照检验；同时查阅相关书籍、材料，积极寻找解决办法。

（3）质量控制小组应及时向科主任汇报，联系有关部门，与药品采购员一同查找供货厂家，向供货厂家通报出现的质量问题，要求供货方提供合法资质、药品批准文号及相关检验报告的证明材料及复印件，并要求其对出现的问题做出解释。

（4）可以排除具有质量问题的药品，经当事方认可后，质量控制人员及时将处理结果通知有关部门，并向药学部门负责人汇报；不能排除质量问题时，向药学部门负责人汇报，由质量控制小组与当事人双方共同指定的、具有依法检验资格的检验机构进行检验（双方无法共同指定时，由卫生行政部门指定）。

（5）对药品检验机构检查证明确有质量问题的药品，应及时通知相关部门或服务对象，将药品召回或调换。

（6）药品质量控制小组对每次药品抽查、药品质量问题事件处理后都应仔细填写药品质量问题评估报告。

对确认质量问题的药品，分析出现问题的环节和原因，对药品质量风险和危害进行综合分析和评估，提出改进措施和意见，向药品生产企业及药学部门主管领导进行回馈和报告。

四、药品质量缺陷问题的防范

1. 药品运输 运输过程符合国家卫生和计划生育委员会颁布施行的《药品经营质量管理规范》。

2. 药品储存保管 药品说明书要求避光、低温、冷藏储存的药品，药品生产、经营企业和使用单位必须使用符合要求的设施设备运输和储存。

3. 坚持核对制度，把好最后一关 药师在将药品发给病人前，必须认真检查药品外观质量，严格按照"四查十对"的要求，保证发出去的药品是合格药品。

4. 落实执行药品召回制度。

5. 建立并实施跟踪国家和省市卫生、药监部门发布的药品质量信息 及时发现本单位问题药品，并采取停止使用等应对措施。

五、药品召回制度

原国家食品药品监督管理局 2007 年 12 月 10 日公布并施行了《药品召回管理办法》。药品召回是指按照规定的程序收回已调剂给临床科室、病人的存在安全隐患的药品，并退回药品供应商的行为。

药品存在安全隐患是指有证据证明对人体健康已经或者可能造成危害的药品。药品经营企业、使用单位应当协助药品生产企业履行召回义务，按照召回计划的要求及时传达、反馈药品召回信息，控制和收回存在安全隐患的药品。

（1）当药品需召回时，由药品质量安全管理小组决定召回，并记录药品的名称、规格、生产商、召回范围、召回级别、主要执行人员等。

（2）质量部负责药品召回工作的组织、协调、检查和监督。

（3）药剂科负责将药品收回，连同本部门药品统一退回库里。

（4）药库负责接收各部门退回的药品。将退库药品视同进货药品验收、入库，单独存放。召回结束后，汇总为《药品召回记录》，上报药品质量安全管理小组。

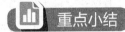 重点小结

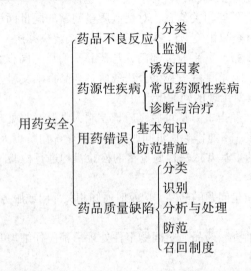

（陈晓芳）

目标检测

一、A 型题（单项选择题）

1. 监测范围广、参与人员多、不受时间与空间的限制，是药物不良反应监测的主要信息来源的是（   ）

  A. 自愿报告系统   B. 集中监测系统   C. 记录联接系统

  D. 队列研究   E. 病例对照研究

2. 为避免调配工作繁忙而出现差错，通常把调配率高的药品摆在（   ）

  A. 最近的地方   B. 最外边的地方   C. 最显眼的地方

  D. 最前面的地方   E. 最容易拿到的地方

3. 如果病人在取药窗口发现差错，正确的应对措施是（   ）

  A. 立即更换，并真诚道歉 B. 问责调剂人员后处理 C. 另发一份药品

  D. 收回发出药品   E. 真诚道歉

4. 依据处方差错应对措施，一有药品差错立即（   ）

  A. 报告上级部门   B. 问责调剂人员   C. 道歉、予以更换

  D. 另发一份药品   E. 核对相关的处方和药品

5. 为避免调配差错，调剂室摆放易发生差错的药品最有效的措施是（   ）

  A. 单独摆放   B. 分开摆放   C. 摆在前方

  D. 摆在方便拿取处   E. 分开摆放并有明显标记

二、B 型题（共用备选答案）

    A. 氯霉素   B. 雌激素类   C. 奎尼丁

    D. 氯丙嗪   E. 阿司匹林

1. 可引起药源性神经系统疾病的药物是 （   ）
2. 可引起药源性心律失常的药物是 （   ）
3. 可引起药源性血液病的药物是 （   ）
4. 有致畸作用的药物是 （   ）
5. 可引起药源性哮喘的药物是 （   ）
6. 可引起消化道溃疡和出血的药物是 （   ）

三、X 型题（多项选择题）

1. 用药错误的防范措施的环节包括 （   ）

    A. 开具处方   B. 病人服药   C. 药品调配

    D. 药师发药   E. 家属叮嘱服药

2. 用药错误的原因 （   ）

    A. 管理缺失   B. 认知缺失或障碍   C. 操作失误

    D. 产品缺陷   E. 病人依从性差

3. 药品不良反应按照发生原因分为 （   ）

    A. A 型   B. B 型   C. C 型

    D. D 型   E. E 型

4. 药品不良反应的监测的分类 （   ）

    A. 自发呈报监测   B. 处方事件监测   C. 医院集中监测系统

    D. 药物流行病学研究   E. ADR 计算机监测

5. 引起再生障碍性贫血的药物 （   ）

    A. 氯霉素   B. 保泰松   C. 阿司匹林

    D. 吲哚美辛   E. 对乙酰氨基酚

四、简答题

1. 阐述药品不良反应的分类。
2. 阐述药品不良反应的监测方法。

第四章

用药教育与咨询

PPT

第一节 药物信息咨询服务

药学信息服务是建立在满足社会需要的基础上发展而来的，过去药学信息只与药学专业人员有关，如今药学信息已经成为各方面人员的需求，医务人员对药学信息的需求不断增长，药学人员对药学信息的依赖日益增加，药品消费者成为药学信息利用的主流。药学信息服务的目的是促进合理用药（安全、有效、经济），改善药物治疗结果，药物使用需要通过医生、药师、护士、病人的协作才能完成。药学信息服务的最终目标是确保药物治疗获得预期的、令人满意的结果。实现药师角色的转换，从以药品为中心的供应保障型服务模式逐渐转变为"以病人为中心"的模式。

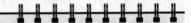

案例导入

案例：王先生，50 岁。慢性支气管炎，既往用药史：胸腺肽（20mg，皮下注射），最近春季，流感肆虐，打算去医院接种甲型流感疫苗。

讨论：1. 使用胸腺肽期间是否可以接种甲型流感疫苗。
　　　　2. 甲型流感疫苗有效保护多久。

一、信息咨询服务的开展

（一）临床常用资料

1. 药品说明书 药品说明书是包含药品安全性、有效性的重要科学依据、结论和信息，用以指导安全、合理使用药品。因此药品说明书理论上应包含最新的药物有效性和安全性信息。药品说明书主要内容包括药品名称、性状、药理毒性、药动学、适应证和功能主治、用法用量及不良反应和注意事项、特殊人群用药、药物相互作用、药物规格、出厂包装、有效期、批准文号、生产企业。

2. 常用的中外文药学专著及期刊

（1）药物综合信息 见表 4 - 1。

（2）药品标准 ①《中华人民共和国药典》2015 年版（以下简称《中国药典》）：分为四部，一部中药、二部化学药、三部生物制品及四部通则。内容主要包括凡例、标准和正

表 4 - 1　药物综合信息一览表

名称	简介
中国国家处方集	该书分为总论、各论、附录、索引 4 个部分，是国家规范处方行为和指导合理用药的法规性和专业性文件，充分结合各专业临床经验和国际共识，就临床上常见疾病的药物治疗方案提出了选药原则和用药指导
国家基本药物处方集	2012 版，本书由国家基本药物临床应用指南和处方集编委会主编，包括了化学药品和生物制品 317 种，中成药 203 种，补充了抗肿瘤和血液病用药等类别
中华人民共和国药典临床用药须知	该书分为化学药品和生物制品卷及中药饮片卷、中药成方制剂卷，具有较高的实用性、权威性和学术性
新编药物学	该书对国内外常用药品的性状、药理、用法、注意事项及制剂均有介绍，书中的引论和附录部分有助于解决药学实践中遇到的问题
马丁代尔药物大典	该书由英国皇家药学会出版，是药物的百科全书，收载了世界上 32 个国家使用的治疗药物和其他药品 5300 种、制剂 13 万、37 500 条参考文献、多个制药厂商的信息及疾病治疗概要
药物信息手册	简要说明每种药品的临床使用、安全性以及药物的血药浓度监测的内容，手册的附录部分有同类药比较，有助于治疗药物的选择
美国药典药物信息	分为三卷，提供药品说明书外的可信资料，书中收录药品 11 000 多种，特别是药物的适应征、相互作用、副作用、药理学、药动学和剂量及提供病人咨询等信息是本书的重点内容

文。②《美国药典》（USP）：于 1820 年出版第一版，第 39 版于 2015 年 12 月出版，2016 年 5 月 1 日生效，对于在美国制造和销售的药物和相关产品而言，是唯一由美国食品药品管理局（FDA）强制执行的法定标准。此外，对于制药和质量控制所必需的规范做了明确的逐步操作指导。③《英国药典》：该药典由三卷组成，其中两卷为英国药典，一卷为英国兽药典，各条目均以药品名称字母顺序排列，内容包括药品性质、制法、血液制品、免疫制剂及外科材料等部分。

（3）其他　①《药品不良反应》一书是我国编写的第一部有关药品不良反应的重要参考工具书，内容包括临床常用药物所致不良反应、不良事件和药源性疾病的临床表现和防治。②《注射药物手册》一书列出溶液的稳定性、加药后的稳定性、注射器中的稳定性、输液器中的稳定性，还收录了药物的存储要求以及一般稳定性信息。③《药物相互作用的分析与处理》主要讲述临床有重要意义已被确认药物相互作用的分析和处理，不仅对药物相互作用做出分析，还同时提供处理方法。④《治疗学的药理学基础》是经典的药理学教科书，该书是连接药理学和药物治疗学的桥梁，书中有许多药物药动学和药效学的信息内容，是医药专业人员不可或缺的权威工具书。

3. 常用的药学数据库及网站

（1）国家科技图书文献中心网络资源 http：//www. nstl. gov. cn　收藏有中外文期刊、图书、会议文献、科技报告、学位论文等信息资源。

（2）国家知识基础设施 http：//www. cnki. net　英文简称为 CNKI，其资源分为期刊、报纸、会议论文、博硕士论文等多种数据库。采用自主开发并具有国际领先水平的数字图书馆技术，建成了世界上全文信息量规模最大的"CNKI 数字图书馆"，并正式启动建设《中国知识资源总库》及 CNKI 网络资源共享平台，通过产业化运作，为全社会知识资源高效共享提供最丰富的知识信息资源和最有效的知识传播与数字化学习平台。

（3）万方数据资源系统 http：//www. wanfangdata. com. cn　目前有 5260 种数字化期刊，其中有医药期刊 7600 多种，包括 63 种有关药学的期刊。

（4）PudMed 系统，Medline 数据库 http：//www. ncbi. nlm. nih. gov　美国国立医学图书馆的 Medline 数据库是《医学索引》的网络版，检索功能更加强大、快捷、方便。

（5）国家卫生和计划生育委员会网站 http：//www. nhfpc. gov. cn　研究和制定卫生事业发展的总体规划和战略。

（6）国家食品药品监督管理总局网站 http：//www. sfda. gov. cn　主要介绍国家食品药品政策和安全信息。

（7）美国食品药物管理局网站 http：//www. fda. gov　是美国食品药品政策和安全的网站。

（8）中国药学会 http：//www. cpa. org. cn　有学术交流、继续教育、国际交流等的栏目。

（9）疾病防控和控制中心 http：//www. cdc. gov　网站提供有关感染性疾病的防治信息。

拓展阅读

医药文献检索工具

1.《中国药学文摘》（《Chinese Pharmaceutical Abstracts 》，CPA）

2.《国际药学文摘》（《International Pharmaceutical Abstracts 》，IPA）

3.《化学文摘》（《Chemical Abstracts》，CA）

4.《生物学文摘》（《Biological Abstracts》，BA）

5.《医学索引》（《Index Medicus》，IM）

6.《医学文摘》（《Excerpta Medica 》，EM）

（二）信息资料分类

1. 情报学的分类　习惯把信息情报按照加工的程度分成一级文献、二级文献和三级文献。

（1）一级文献即原始文献，最常见的一级文献如期刊论文、学术会议报告。

（2）二级文献是对分散的一级文献进行筛选、压缩和组织编排而形成的进一步加工产物。二级文献是管理和查找利用一级文献的工具，本身并不含有用户需要的详细情报资料。如目录、索引、文摘、题录。

（3）三级文献　指在合理利用一、二级文献的基础上，对一级文献的内容进行归纳、综合而写出的文献。如专著、综述、述评、进展报告、数据手册、年鉴、指南、百科全书和教科书等。

2. 文献的真实可靠性的判断

（1）三级文献的评价　三级文献评价的标准有作者专业经验和水平、编书的目的和用途、出版社发行的年代和版次、引用参考文献质量和信息内容的准确性。

（2）二级文献的评价　二级文献的评价标准有收载杂志的数量、专业种类、出版或更新的频率、索引的完备程度、检索路径及费用。

（3）一级文献的评价　一级文献评价的标准有四个部分，临床试验报告研究的简介、研究方法、结果及讨论，简介主要看研究目的的描述是否清楚；研究方法主要看实验方法的设计是否科学合理；结果主要看实验结果是否都经过科学认证的分析，图、表与文章的描述是否准确，并有相应的分析，是否有统计学差异的支持。讨论主要描述支持结论的论据以及存在的问题、需要进一步研究的建议和国内外文献的佐证。

（4）互联网信息的评价网站信息的评价标准，目前对网络信息的质量评价尚未形成系统的体系，主要看信息来源的权威性、归因性、合理性、新颖性和信息广告诚信性。

（三）咨询服务的方法

1. 了解咨询人的一般资料和问题的背景信息，如咨询人的姓名、住址、联系方式、工作背景、职业、病人的诊断和其他用药。

2. 对问题进行确定并归类，确定检索方法，查阅文献。

3. 对文献进行评价、分析和整理，形成答案并告知问询者。

4. 随访了解效果，并建立档案。

（四）药物信息的管理

1. 分类

（1）根据内容与性质分类 例如按照药理作用类型进行文献分类。

（2）根据形式与体裁分类 如理论研究与临床应用实例信息。

（3）根据主题范围分类 例如按临床专科科室分类，信息用户需要相同或相近的专业文献资料。

2. 编目与索引

（1）直接索引 按照字顺、音顺编制索引，并在每个类目后面标明其号码。

（2）相关索引 将许多与各个标题有关的类目集中起来编制索引，每一个索引标题后面都应注明所属的号码。

二、用药咨询

根据药物咨询对象的不同，可以将其分为病人、医师、护士和公众的用药咨询。

1. 病人用药咨询

（1）咨询环境 咨询环境舒适，并相对安静，较少受外界干扰，适当隐秘，以便病人放心地提出问题。

（2）咨询方式 咨询方式分主动方式和被动方式。药师应当主动向购药的病人讲授安全用药知识，向病人发放一些合理用药宣传材料。药师日常承接的咨询内容以被动咨询居多，往往采用面对面的方式或借助其他通讯工具，比如电话、网络或来信询问。

（3）咨询的内容 药物名称，包括通用名、商品名、别名；适应证，药品适应证是否与病人病情相对应；用药方法，正确服用方法、服用时间和用药前特殊提示；用药剂量；服药后预计起效时间、维持时间；药物不良反应与药物相互作用；是否有替代的药物和其他疗法；特殊人群的用药问题。

2. 医师用药咨询的内容 新药信息、合理用药信息、需要血液监测的药物、药物不良反应、禁忌证、药物相互作用。

3. 护士用药咨询的内容 注射药物的剂量、用法、常用注射药物的适宜溶媒、溶解或稀释的容积、浓度和滴速、配伍变化。

4. 咨询服务方法 一般分以下六个步骤进行（图 4 - 1）。

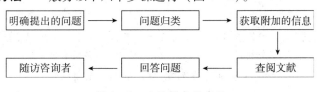

图 4 - 1 咨询服务的步骤

第二节　用药指导

医学和药学属于专业性非常强的特殊领域。绝大多数病人是不可能掌握较全面的医药学知识，而药师是最熟悉每一种药品的专业人员，因此药师利用自己掌握的专业知识，直接指导病人用药有下列作用：①可在最大程度上提高病人的药物治疗效果，提高用药的依从性、有效性和安全性；②减少药品不良反应发生率；③指导合理用药，优化药物治疗方案；④节约医药资源；⑤在专业上与临床医师互补，最终不仅为病人提供最适合的个体化用药方案，而且使方案得以正确实施；⑥提高药师在社会与公众心目中的地位。

案例导入

案例：陈先生，65 岁。有高血压症 8 年，在一周前开始用卡托普利口服治疗，近日出现头痛、头晕、刺激性干咳，检测血压 160/100mmHg，多次血糖检测均高于正常，诊断为高血压伴有糖尿病。

讨论：1. 指导该病人合理选用降压药。
　　　2. 详细交待药物的用法用量和注意事项。

一、药品服药的适宜时间

人体的生物钟规律，指在人体内调控某些生化生理和行为现象，有节律的出现的生理机制，如肝脏合成胆固醇的时间多在夜间，胃酸的分泌有昼夜规律，在清晨 5 时至中午 11 时最低，下午 2 时至次日凌晨 1 时最高。胰岛 B 细胞每日分泌胰岛素约为 50U，其分泌有节律，清晨开始升高，午后达高峰，凌晨跌至谷底。因此服药应结合人体生物钟的规律，有助于提高疗效。部分药品服药适宜时间见表 4 - 2。

表 4 - 2　部分药品服药适宜时间一览表

服用时间	药品类别	药品名称	注释
清晨	糖皮质激素	泼尼松、泼尼松龙、地塞米松	减少对下丘脑 - 垂体 - 肾上腺皮质系统的反馈抑制
	抗高血压药	氨氯地平、依那普利、贝那普利、氯沙坦	有效控制高血压
	抗抑郁药	氟西汀、帕罗西汀、瑞波西汀	抑郁、焦虑等症状常表现为晨重暮轻
餐前	胃黏膜保护药	氢氧化铝、复方三硅酸镁、复方铝酸铋	可充分附在胃壁形成一层保护屏障
	收敛药	鞣酸蛋白	可迅速通过胃进入小肠
	促胃动力药	甲氧氯普胺、多潘立酮、西沙必利	以利于促进胃蠕动和食物向下排空，帮助消化
	降糖药	格列苯脲、格列齐特、格列吡嗪	餐前服用

续表

服用时间	药品类别	药品名称	注释
餐后	助消化药	酵母、胰酶	避免被胃酸破坏
	非甾体抗炎药	阿司匹林、对乙酰氨基酚、吲哚美辛、尼美舒利、双氯芬酸钠	减少对胃肠道刺激
	维生素	维生素B	缓慢进入小肠利于吸收
睡前	催眠药	司可巴比妥、艾司唑仑、异戊巴比妥	服用后容易安然入睡
	平喘药	沙丁胺醇、二羟丙茶碱	哮喘多在凌晨发作
	调血脂药	洛伐他汀、辛伐他汀	肝脏合成胆固醇高峰期多在夜间
	抗过敏药	苯海拉明、异丙嗪	服药后易出现嗜睡、困乏

二、剂型的正确使用

在人类与疾病斗争的过程中，药物治疗起了至关重要的作用，不正确的使用方法会导致药物治疗效果下降，严重者甚至会导致病情加重，为保证药物达到预期的治疗效果并减少对病人的伤害，我们应当掌握每种剂型的正确使用方法。常用剂型的正确使用见表4-3。

表4-3　常用剂型的正确使用一览表

剂型	使用方法
滴丸	供口服、外用或局部使用。服用滴丸用少量温开水送服，也可直接含于舌下，在保存中不宜受热
泡腾片剂	供口服的泡腾片，应用100~150ml凉开水或温水浸泡，可迅速崩解释放药物，待完全溶解或气泡消除后再饮用。严禁直接服用或口含
舌下片	含服时把药片放于舌下，含服时间5分钟左右，不要咀嚼或吞咽，含服后30分钟内不要进食或饮水
咀嚼片	常用于维生素类药，在口腔的咀嚼时间要充分，咀嚼后用少量温开水送服
软膏剂、乳膏剂	涂敷前将皮肤清洗干净，对有破损、溃烂的部位一般不要涂敷。涂敷后轻轻按摩可提高疗效
含漱剂	多为水溶液，含漱剂中的成分多为消毒防腐药，不宜吞咽，对幼儿、恶心、呕吐者暂时不宜含漱，含漱后不宜马上饮水和进食，以保持口腔内药物浓度
滴眼剂	使用滴眼剂时应注意，清洁双手，将头部后仰，将药液从眼角内侧滴入眼内，每次1~2滴，用手指轻轻按压眼内眦
滴耳剂	主要用于耳道感染，但耳膜穿孔者不宜使用
滴鼻剂	滴鼻时应头往后仰，适当吸气，使药液尽量达到较深处，如果滴鼻液流入口腔，应将其吐出，滴鼻后保持仰位1分钟后坐直
栓剂	使用时应洗净双手，给药后尽量在1~2小时内不排便排尿
透皮贴剂	贴敷部位清洗干净，不宜贴在破损、溃烂、渗出、红肿部位
膜剂	供口服或黏膜外用
气雾剂	缓缓呼气尽量让肺部气体排尽，深呼吸时按压气雾剂阀门
缓控释制剂	宜在清晨或睡前服用

三、服用药物的特殊提示

药物应该如何正确服用看似是个简单的问题，然而，药物并不是随意服用即可。现实生活中，我们存在不少的服药误区。如果服药的方法不对，就会影响药物的作用发挥，甚至会产生负面效应，见表4-4。

表4-4　服用药物特殊提示一览表

方法	对药物的影响
饮水	宜多喝水的药物：平喘药茶碱，利胆药去氧胆酸，治疗高钙血药阿仑膦酸钠，抗痛风药丙磺舒，抗尿结石药排石冲剂，电解质口服补盐液粉，磺胺药磺胺嘧啶，氨基糖苷类抗生素链霉素 不宜饮水的药物：胃黏膜保护药、止咳药、预防心绞痛发作药、抗利尿药 不宜用热水送服的药物：助消化药、维生素类、活疫苗、含活性菌类药物
饮酒	降低药效：使用抗痛风药别嘌醇时饮酒，会降低其抑制尿酸生成效果；使用抗癫痫药苯妥英钠期间饮酒，癫痫发作不易控制 增加不良反应发生率：使用抗高血压药利血平期间饮酒，血压急剧升高；使用解热镇痛药阿司匹林等期间饮酒会加重胃溃疡风险；干扰胆碱合成增加肝毒性、神经毒性
饮茶	茶叶中含有鞣酸，能与药物中多种金属离子、胃蛋白酶、胰酶、生物碱（小檗碱、阿托品）等结合，影响药品的吸收
咖啡	咖啡因可导致人体兴奋，刺激胃酸分泌，胃溃疡、失眠、高血压病人不宜服用
食醋	不能与碱性药物（碳酸氢钠、氢氧化铝、红霉素、胰酶）同服，易使药物失效
脂肪或蛋白质	缺铁性贫血病人服用硫酸亚铁时，大量进食脂肪性食物，会减少铁的吸收；口服脂溶性维生素，可适当多吃脂肪性食物，增进疗效
吸烟	吸烟者服用镇静药地西泮、氯氮䓬等药物时，血药浓度和疗效均降低；吸烟者服用西咪替丁治疗胃溃疡，会延缓溃疡愈合，加重出血；吸烟者可降低人体对麻醉药、镇痛药、镇静药敏感性，需要加大剂量，但风险增加

第三节　疾病管理与健康宣教

健康的生活方式有益于健康的行为方式。其具体表现为：健康饮食、适量运动、不吸烟、不酗酒、保持心理平衡、充足的睡眠、讲究日常卫生，有利于帮助和促进病人的健康生活。

案例导入

案例：李女士，33岁。平时生活中不吃早餐，缺乏锻炼，有高血压家族史。体检：BMI = 25.4，血压142/88mmHg，空腹血糖6.5mmol/L，乙肝大三阳。

讨论：1. 请根据此案例进行危险因素评估。
　　　2. 应如何制定健康管理计划？

一、促进病人自我管理

1. 人体健康常用指数

（1）体重指数BMI = 体重（kg）/身高^2；中国人BMI < 18.5为体重过低，18.5 ~ 23.9

为体重正常，24 ~ 27. 9 为超重，≥28 为肥胖。

（2）肥胖的腰围标准　男性 > 90cm，女性 > 85cm。

（3）正常血压 < 140/90mmHg。

（4）血脂水平　胆固醇 LDL – C < 3. 1mmol/L，三酰甘油 < 1. 7mmol/L。

2. 依从性　病人按照医生的规定进行治疗与医嘱一致的行为。提高依从性方法：用药方案简化；针对老人避免使用过大药片，儿童尽量选择甜味药物；用通俗简洁语言向病人说明药物使用方法；使病人了解药物重要性。

3. 分时分盒　将每天药物按顺序摆放到盒内，可直观发现有无漏服情况，对于记忆力差的老年人可选择电子药盒，可设置服药提示铃，既可防止重复服药，又可方便医生或药师进行用药调整。

二、多重用药策略

1. 抓住疾病的主要矛盾　对于罹患多种疾病，需要多种药物控制病情的老年病人来说，短时间内缩短药物列表是不现实的，要抓住诸多病患中的主要矛盾，对于次要矛盾的辅助治疗药物和疗效不明显的药物可尝试舍弃。

2. 充分考虑药物相互作用及药物对疾病的影响　注意一些肝药酶诱导剂或抑制剂的使用，一些治疗窗较窄的药物在合并用药时也要谨慎使用，具体药物配伍禁忌可参考药物相互作用和配伍禁忌的内容。

3. 避免重复用药　可通过对药品通用名的检索来审核处方，减少不必要的重复用药。

4. 多重用药　管理药师应询问病人曾经及目前正在使用的药物，准确记录其服用药品的种类、剂量及时间。从用药列表中可以清晰地判断哪些是治疗疾病的主要药物，哪些是辅助治疗的药物，哪些是不必要的药物。

三、药物滥用与成瘾

1. 成瘾性药物　包括违禁物质和非违禁物质。违禁物质包括麻醉药品、精神药品等；非违禁物质包括烟、酒精等。

2. 药师在药物滥用的预防和教育中发挥的作用

（1）严格执行对镇静催眠药物及镇痛药的管制，不向无处方的病人发药，同时也应警惕频繁取该类药的病人。明确其用药目的，必要时应联系处方医生。

（2）一些感冒药、止咳药水中也含有麻黄素、可待因等精神药品，应避免长期使用。

（3）关注老年人的镇静催眠药的使用，尤其地西泮等长效药物，可询问病人是否初次使用。对于新诊断出睡眠障碍的病人，可建议短效非苯二氮䓬类镇静催眠药，并按需服用。

（4）对已经发生药物滥用的病人，应告知其危害性，建议病人接受正确治疗。

四、疾病预防和保健

首先要有防病意识和坚强的信念，尤其是对重大慢性病，应坚持预防为主，提高农村、社区等基层防病治病和健康管理的能力。在思想上做好防病的准备，提前了解疾病的防治知识，如遇气候突变带来身体不适时，要保持心态，防止旧病复发，要坚持服药，相信自己能抗击病症。

1. 疾病预防　注意天气寒凉、气候多变，老幼病弱者应随时增减衣服，以免引发老年心脑血管疾病复发。早睡早起，运动身体，睡眠不足会降低人体的免疫功能。保持心态平和，减少心脑血管疾病突发。戒烟酒，吸烟最易损害呼吸道表面屏障，诱发疾病发作，烟酒刺激神经兴奋，削弱人体的抗病力。远离人群密集场所，预防流行性疾病如流感、麻疹、流脑、结膜炎、腮腺炎等，可去医院或防疫站注射疫苗。饮食宜清淡富营养而易消化，少吃油腻煎炸及辛辣刺激的食品。多开窗户，保持室内空气新鲜，保证充足的睡眠。

2. 保健 适当补充营养保健品，如维生素、矿物质、补益中药。复合维生素一般适合饮食不规律者；钙剂一般适合孕妇、绝经后女性及骨质疏松者；补充蛋白质氨基酸适合消化功能差、创伤及手术后病人。

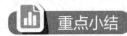 **重点小结**

$$
用药教育与咨询 \begin{cases} 药物信息 \\ 咨询服务 \end{cases} \begin{cases} 咨询服务开展 \\ 用药咨询 \end{cases} \\ 用药指导 \begin{cases} 正确使用方法 \\ 服用药物的特殊提示 \end{cases} \\ 疾病管理与 \\ 健康宣教 \begin{cases} 帮助病人自我管理 \\ 避免多重用药 \\ 防治物质滥用与成瘾 \\ 疾病预防与保健 \end{cases}
$$

（陈晓芳）

目标检测

一、A 型题（单项选择题）

1. 药学信息服务的目的是（　　　）
   A. 提高药物治疗的普及性　　　　　　　　B. 防止浪费，保护药物资源
   C. 改善疾病治愈率，降低疾病发病率　　　D. 提高医护人员素质和医疗水平
   E. 促进合理用药、改善药物治疗效果、实现药师角色转换

2. 药物咨询服务的首要步骤是（　　　）
   A. 问题归类　　　　　B. 查阅文献　　　　C. 明确提出的问题
   D. 获取附加的信息　　E. 回答问题

3. 用药咨询为病人提供的服务是（　　　）
   A. 药物治疗方案
   B. 新药信息、合理用药信息、药物不良反应、药物配伍禁忌、相互作用、禁忌证
   C. 药物的成分注射药物的适宜溶媒，溶解或稀释的容积、浓度和滴速等
   D. 药品使用、贮存、运输、携带包装的方便性信息
   E. 药物预计起效时间、维持时间

4. 用药咨询为医师提供服务是（　　　）
   A. 药物治疗方案
   B. 新药信息、合理用药信息、药物不良反应、药物配伍禁忌、相互作用、禁忌证
   C. 注射药物的剂量、用法配伍变化等
   D. 药品使用、贮存、运输、携带包装的方便性信息
   E. 注射药物的适宜溶媒，溶解或稀释的容积、浓度和滴速等

5. 用药咨询为护士提供服务是（　　）

    A. 药物治疗方案

    B. 新药信息、合理用药信息

    C. 注射药物的剂量、用法、提示常用注射药物的适宜溶媒、溶解或稀释的容积、浓度和滴速、配伍变化

    D. 药品使用、贮存、运输、携带包装的方便性信息

    E. 药物不良反应、药物配伍禁忌、相互作用、禁忌证

二、B 型题（共用备选答案）

    A. 清晨服用　　　　　B. 餐前服用　　　　　C. 餐后服用

    D. 睡前服用　　　　　E. 餐中服用

1. 波尼松龙（　　）

2. 复方铝酸铋（　　）

3. 阿司匹林（　　）

4. 地西泮（　　）

三、X 型题（多项选择题）

1. 下列文献属于三级文献中工具书的是（　　）

    A.《中国药典》　　　　　B.《英汉化学化工词汇》　　　　　C.《化学名词》

    D.《英汉医学名词汇编》　　E.《中国医药年鉴》

2. 护士用药咨询的主要内容（　　）

    A. 注射剂配置溶媒　　　　B. 输液滴注速度　　　　　C. 药物的剂量与用法

    D. 药品价格信息　　　　　E. 配伍禁忌

3. 提高药物依从性的方法有（　　）

    A. 简化治疗方案　　　　　B. 改善服务态度　　　　　C. 加强用药指导

    D. 改进药品包装　　　　　E. 干预临床治疗

四、简答题

1. 简述文献的分类。

2. 阐述病人用药咨询的内容。

第五章

特殊人群用药

PPT

学习目标

1. **掌握** 妊娠期药动学特点；小儿及老人的生理特点对药动学、药效学的影响；妊娠期、小儿及老人用药的基本原则。
2. **熟悉** 妊娠期、小儿及老人的慎用药物。
3. **了解** 胎儿的药物代谢动力学特点、用药注意事项；小儿用药剂量的计算方法。

特殊人群是指妊娠期和哺乳期妇女、新生儿、婴幼儿、儿童和老年人。特殊人群的生理、生化功能与一般人群相比存在着明显差异，这些差异的存在影响着特殊人群的药动学和药效学。高度重视特殊人群的生理、生化功能特点，有针对性地合理用药，对保护特殊人群的健康尤为重要。

第一节 妊娠期和哺乳期妇女用药

妊娠期与哺乳期母体用药，药物可通过胎盘和乳汁，进入胎儿及新生儿体内，对其产生特殊影响，有时甚至会带来严重的危害。因此，准确了解相关治疗药物在妊娠期母体、胎儿及新生儿体内药动学过程及药效学特点，适时适量地用药，具有至关重要的临床意义。

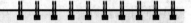

案例导入

案例：李女士，28 岁。怀孕 16 周，因咳白色泡沫样痰三天，咽痛伴低热，体温 38℃，心率 85 次/分，呼吸 25 次/分，WBC 6.5×10^9/L，诊断为上呼吸道病毒感染。医生给予利巴韦林注射剂 5g，维生素注射剂 C 2g，加入 5% 葡萄糖氯化钠注射液 500ml 中静脉滴注 q. d×3 天。口服抗感冒药。

讨论：1. 判断用药是否安全。
  2. 药师应如何应对。

一、妊娠期药动学特点

由于母体在妊娠期生理、生化功能的变化以及激素水平的影响，药物在孕妇体内的吸收、分布、消除过程，都与非妊娠时有很大不同。

1. 药物的吸收 妊娠期间雌、孕激素分泌增多，孕妇胃酸、胃蛋白酶分泌减少；同时胃肠道平滑肌张力减退、蠕动减弱，使胃肠排空时间延长。以上变化使经胃吸收的弱酸性药物（如水杨酸钠等）经口服吸收延缓、减少，血药达峰时间后推，峰浓度及生物利用度下降；而弱碱性药物（如镇痛药、催眠药等）的吸收较非孕妇增多。同时由于妊娠反应恶心、呕吐，口服药物的吸收往往较少。

2. 药物的分布 妊娠妇女的血容量较非妊娠状态可增加30%～50%，体液总量平均增加8000ml，致使水溶性药物分布容积增加，药物浓度下降，因此仅就此因素考虑，孕妇的药物剂量应高于非妊娠期。由于血容量的增加孕妇血浆蛋白浓度逐步降低，且妊娠期很多蛋白结合部位被血浆中内分泌激素等占据，药物与血浆蛋白结合减少，游离型药物量增多，药物作用可能增强，尤其是血浆蛋白结合率较高的药物，如水杨酸、地塞米松、地西泮、哌替啶、普萘洛尔等。

3. 药物的代谢 妊娠期间雌、孕激素水平明显增高，可刺激肝微粒体酶，使其活性增强，因此，一些药物如苯妥英钠、苯巴比妥等肝清除率增加。此外，高雌激素水平可使胆汁淤积，胆囊排空能力降低，一些经胆汁排泄的药物如利福平的排出减慢，因而肝清除速率减慢。

4. 药物的排泄 妊娠期心搏出量增加，肾血流量增加约35%，肾小球滤过率增加约50%，因此，许多经肾脏排泄的药物如氨苄西林、庆大霉素、地高辛等的清除率明显增加。妊娠高血压综合征的孕妇肾血流量减少，肾小球的滤过率减低，药物的排泄反而减少、减慢，容易导致药物蓄积。另外，在妊娠晚期，由于孕妇长时间处于仰卧位，肾血流量减少，药物的清除率可能会降低。

二、药物在胎盘的转运

胎盘是妊娠期间由胚膜和母体子宫内膜联合形成的母胎间交换物质的器官。胎盘不但具有气体交换、营养物质供应、排出胎儿代谢产物等功能，还具有一定的防御及合成功能。孕妇用药时，一方面，药物可以通过胎盘，进入到胎儿体内起直接毒性作用；另一方面，药物作用于母体，通过影响胎盘的功能而间接影响胎儿的生长发育。

胎盘对药物的转运方式有被动转运（主要的转运方式）、主动转运、易化扩散、胞饮作用和膜孔转运；此外，还存在一些比较特殊的方式，即转运底物通过胎盘的转化代谢后再进入胎儿体内，如维生素B_2。

胎盘为生物膜，影响药物通过胎盘的因素与影响药物通过其他生物膜的因素具有相似之处，其主要有：药物分子的大小、脂溶性、解离程度、蛋白结合率及胎盘血流量等。随着妊娠的进展，胎盘绒毛膜会逐渐变薄，表面积逐渐增加，使药物更容易通过。妊娠28周后，几乎所有药物均能通过胎盘。

三、胎儿药动学特点

虽然母体及胎儿之间存在胎盘屏障，但该屏障功能较弱，大多数药物可通过胎盘进入胎儿体内，而胎儿各器官功能处于发育阶段，其药物在胎儿体内过程与成人差异较大，具有自身的特点。

1. 药物吸收 药物可经胎盘进入胎儿体内，还可经羊膜进入羊水中，而羊水中蛋白含量较低，为母体的1/20～1/10，因此大多数药物以游离型存在。妊娠12周后，药物可被胎儿吞咽进入胃肠道，并吸收进入胎儿的血循环，其代谢后随胎尿排出进入羊水，排出的部分代谢物又被胎儿重吸收进入胎儿血循环，形成"羊水肠道循环"。

2. 药物分布 药物在胎儿的分布主要受器官血流量、胎儿体液和脂肪含量的影响。胎儿的肝、脑等器官占身体的比例较大，再加上肝脏血流量非常丰富，经脐静脉转运的药物中有60%～80%进入到胎儿肝脏，使得肝脏药物浓度相对较高；同时胎儿血-脑屏障尚未发育完善，药物易进入中枢神经系统。另外妊娠12周前，胎儿体内脂肪含量较少，脂溶性药物分布容积较小，可影响某些脂溶性药物的分布，如硫喷妥钠。

3. 药物代谢　虽然胎儿肝脏功能还未发育完善，但肝脏仍然是代谢的主要器官。妊娠早期，胎儿肝内缺乏多种酶，特别是葡萄糖醛酸转移酶，故对某些药物的解毒能力差；由于肝代谢能力较低，某些药物胎儿的血浓度高于母体。

大多数药物通过胎儿肝脏代谢之后活性下降，但也有某些药物例外，比如苯妥英钠进入胎儿肝脏后，经胎儿肝微粒体酶的作用，生成对羟基苯妥英钠，其可干扰叶酸代谢，竞争核酸合成酶，出现致畸胎作用，尤其是合用肝药酶诱导剂苯巴比妥后，苯妥英钠的转化量增多，致畸作用增强。

胎儿胎盘也含有多种参与代谢作用的酶系统，其代谢能力虽较肝脏弱，但对肝脏代谢药物具有一定的补充作用。

4. 药物排泄　胎儿肾小球的滤过率较低，药物的排泄较慢，即使药物被排泄至羊膜腔中，还可被胎儿吞咽形成"羊水肠道循环"再进入体内，因此通过胎盘向母体转运是胎儿体内代谢物排泄的最终途径。体内药物被代谢后其极性增强，较难通过胎盘屏障向母体转运，因而易在胎儿体内蓄积造成损害。如沙利度胺在胎儿体内形成水溶性代谢物无法排除，进而在胎儿体内蓄积，干扰胎儿的肢体发育而导致畸形。

四、妊娠期用药的基本原则

妊娠期时，母体与胎儿是处于同一环境中的两个紧密相连的独立个体，母体用药治疗必然影响到胎儿。因此，对尚不清楚某药是否有致畸胎危险时，孕妇要慎重选用，尤其是妊娠前3个月。为了更好地指导临床在妊娠妇女的药物选择，1979年美国食品药品管理局（FDA）根据药物对胎儿的致畸危险性，将妊娠期使用的药物分为A、B、C、D、X五类。

1. A类　早孕期用药，经临床对照观察未见药物对胎儿有损害，妊娠中、晚期应用亦无危险证据，妊娠期使用较为安全。如维生素等。但仍要坚持没有充分适应证绝不用药的原则。

2. B类　在动物生殖实验中，未显示对胎仔有损害（尚缺乏临床对照观察资料）；或动物生殖实验显示有损害，但未在临床对照试验中得到证实。此类药物孕妇应用较为安全，如所有的青霉素类及绝大多数的头孢菌素类、克林霉素、红霉素等抗菌药物，地高辛、肾上腺皮质激素等。

3. C类　C类药物占整个临床用药的66%。在动物实验中，证实对胎仔有致畸或杀胚胎作用，但缺乏临床对照观察资料，如喹诺酮类、阿司匹林等。C类药物占整个临床用药的66%，对此类药物应用要谨慎。如果有可替代的安全药物，则选用替代药，否则需权衡利弊后决定是否应用。

4. D类　对胎儿危害有确切证据，只有在孕妇生命危险或患有严重疾病非用不可时方可使用，如链霉素、多数抗癫痫药、多数抗肿瘤药物等。

5. X类　对动物和人类均有明显的致畸作用，在临床应用中弊大于利，该类药物禁用于妊娠妇女。X类药物约占临床用药的7%，如己烯雌酚、利巴韦林等。

五、妊娠期慎用的药物

（一）抗微生物药物

1. 抗菌药　大部分抗菌药属于A类或B类，一般来讲对胎儿危害小，可安全应用。但有些抗菌药对胎儿的不良影响严重，不宜应用；如链霉素、庆大霉素对听神经有损害；氯霉素可导致"灰婴综合征"；四环素可致乳牙色素沉着和骨骼发育迟缓。

2. 抗真菌药　妊娠期易感染真菌引起真菌性阴道炎，可用克霉唑、制霉菌素治疗，未见其对胎儿有明显不良影响。灰黄霉素、酮康唑可对动物致畸，虽无人类证据，如孕妇确有应用指征（如真菌性败血症危及孕妇生命），需衡量利弊做出决定，并且酮康唑可自乳汁分泌，增加新生儿核黄疸的几率，应慎用。

3. 抗病毒药 病毒感染目前还没有特效的治疗药物。一些病毒感染如果发展到全身性的重症病毒感染，可以使用利巴韦林、阿昔洛韦、更昔洛韦等抗病毒药物，但这些药物在妊娠期使用的临床经验不多，应考虑其安全性。如果病情严重，对胎儿的影响较大时，需终止妊娠。

（二）抗高血压药

一线抗高血压药中，β受体阻断药（如普萘洛尔）属 C 类药物，常用于治疗妊娠期心动过速，至今未见致畸报道。钙通道阻滞剂（如硝苯地平）及血管舒张剂（如肼屈嗪）属 C 类药物，治疗妊娠期高血压有较好的疗效。血管紧张素转化酶抑制药（ACEI）（如卡托普利）在动物中有杀胚胎作用，孕期应用可致畸或致胎儿生长迟缓，同时可能影响胎儿的肾功能，应禁用。妊娠期一般不主张使用利尿药，一方面有致畸可能，另一方面会引起水电解质平衡紊乱，给孕妇带来更大的负担。

（三）抗惊厥、抗癫痫药

患有癫痫的妊娠期妇女，服用抗癫痫药后所生婴儿患有腭裂或视觉异常、指甲和手指增生、智力障碍的几率明显增加。胎儿畸形的危险因素既与癫痫发作频率和严重程度有关，也与应用抗癫痫药物相关。临床最常用的抗癫痫药苯妥英钠长期用药可致畸，分娩过程对新生儿有不同程度的抑制作用；因此要权衡利弊决定用否。

（四）降血糖药

大多数口服降糖药有致畸作用，或对胎儿有其他不良影响，或缺乏药物安全性的临床资料。妊娠糖尿病患者一般不用口服降糖药，除了饮食控制外，药物治疗首选胰岛素。胰岛素属于 B 类药，安全性大，不能通过胎盘，动物实验也未发现有致畸作用。

（五）止吐药

有些孕妇妊娠期呕吐剧烈，导致脱水、电解质紊乱等，需要治疗。止吐药偶尔短期应用危害不大，但要选择合适的药物，C 类药（如氯丙嗪、异丙嗪等）应慎用；美克洛嗪和赛克利嗪为哌嗪衍生物，属 B 类药，流行病学调查及动物实验均未发现致畸作用。

（六）抗甲状腺药

病情轻者，一般不用抗甲状腺药物治疗；病情重者，需继续应用抗甲状腺药物治疗。抗甲状腺药物能通过胎盘，如用药剂量过大，可引起胎儿甲状腺激素生成和分泌不足，导致甲状腺功能减退和甲状腺肿。丙硫氧嘧啶每天保持在 200mg 以下，甲巯咪唑在 20mg 以下，比较安全。孕期禁用放射性同位素碘。

（七）性激素药

妊娠期间雄性激素和女性激素均应不用，因可引起女婴男性化或男婴女性化，孕早期用己烯雌酚可致女孩青春期后阴道腺癌、透明细胞癌发生。口服避孕药常用的是雌激素与孕激素的复方制剂，对胎儿性器官的发育会产生不利影响，导致畸形。

六、哺乳期用药

母乳为婴儿最理想的食物，它除能提供营养外，还可提供多种抗病物质，从而提高婴儿的免疫力，并促进其生长发育。但哺乳期用药，药物会或多或少地分布到乳汁中，被乳儿吸收，有些药物还可能影响乳汁的分泌和排泄，故哺乳期临床合理用药对母体和乳儿十分重要。

药物通过母乳进入新生儿体内的量主要与两方面因素有关：①药物分布到乳汁中的量。

虽然大多数药物均可进入乳汁，但母乳中的药物浓度并不高，仅为母体摄入药量的 1% ~ 2%，不至于对乳儿产生不良影响。但有些药物自乳汁分泌较多，对乳儿影响较大。影响药物自乳汁排泄的因素有：母体的血药浓度、药物的分子大小、脂溶性、解离度、血浆蛋白结合率等；脂溶性高、蛋白结合率低、分子量小的药物更易进入乳汁中。②新生儿从母乳中摄入的药物量。因为乳儿一般每天约能吸吮 800 ~ 1000ml 的乳汁，对于已被胃肠道吸收的药物，即使乳汁中药物浓度不高，也可能会使乳儿吸收相当多的药物。乳儿体内血浆白蛋白含量少，造成被乳儿吸收的具有药理活性的游离型药物增多；加之乳儿肝功能尚未完善，葡萄糖醛酸转移酶的活性较低，影响了对多种药物的代谢；乳儿肾小球滤过率低，对药物及其代谢产物的清除率也较低，因此易导致药物在体内的蓄积。

第二节 小儿用药

　　小儿时期包括新生儿期、婴幼儿期及儿童期等生长发育阶段，从解剖结构到生理、生化功能都处于不断发育期，因此，小儿的药动学和药效学特征与成人有显著差异。为保证小儿的合理安全用药，应依据小儿的生理特征及药动学和药效学特点选择用药。

案例导入

案例：女婴，1 岁半，体重 10kg，发热，轻咳 3 天，伴流涕。给予布洛芬混悬液 7.5ml/次（混悬液：20mg/ml，100ml/瓶）口服。

讨论：1. 用药是否正确？
　　　 2. 给药剂量是否合适？

一、小儿的生理特点及其对药动学和药效学的影响

　　1. 药物的吸收　口服药物的吸收主要与小儿的胃肠道生理特点有关。新生儿胃黏膜尚未发育成熟，宜口服液体制剂；婴幼儿胃内酸度仍低于成年人，因此弱酸性药物口服吸收少，如苯巴比妥、苯妥英钠等，而弱碱性药物如氨茶碱等则胃内吸收较好；新生儿胃肠蠕动慢，使得口服药物达到血药浓度峰值时间延长，但对生物利用度的影响不一，地高辛、地西泮等主要在胃内吸收的药物生物利用度大于成人，而苯巴比妥、苯妥英钠等由于在胃内解离增加则吸收减少。

　　新生儿角质层薄，黏膜血管丰富，药物易于吸收，某些药物可通过皮肤或黏膜给药。新生儿肌肉组织和皮下脂肪少，局部血流少，故不宜采用皮下或肌内注射给药，对危重病例，宜采用静脉注射给药。

　　2. 药物的分布　小儿，尤其是新生儿和婴幼儿，体液及细胞外液容量大，导致水溶性药物分布容积增大、血药浓度降低，药物最大效应减弱，而且使药物的消除减慢。新生儿脂肪含量低，以后随年龄增长脂肪含量逐渐增长直到青春期，体内脂肪含量的多少影响脂溶性药物的分布与再分布。脂肪含量少，导致脂溶性药物分布容积降低，血浆药物浓度升高而易中毒，而且新生儿脑组织富含脂肪，血 - 脑屏障发育不完善，使脂溶性药物易分布入脑，导致中枢神经系统不良反应。

新生儿血浆蛋白含量少，结合力较差，再加上体内存在较多的内源性与血浆蛋白竞争结合的代谢物如胆红素、游离脂肪酸等，导致药物与血浆蛋白结合率低，血中游离药物浓度增加，作用增强，易导致不良反应。因此，一些血浆蛋白结合率高的药物如苯妥英钠、地西泮等，应适当减少剂量。阿司匹林、磺胺类药物因与胆红素竞争血浆蛋白结合位点，导致血中游离胆红素增加，透过血－脑屏障而引发新生儿核黄疸，故出生1周内新生儿禁用上述药物。

3. 药物的代谢 新生儿肝功能尚未完善，肝微粒体酶系发育不全，有些酶完全缺乏。催化Ⅰ相反应的细胞色素 P_{450} 酶系活性较低，葡萄糖醛酸转移酶的活性也仅为成人的 $1\% \sim 2\%$，因此，很多药物如氯霉素、水杨酸盐等在新生儿体内代谢率降低，半衰期延长易造成药物蓄积中毒。

新生儿的肝药酶活性易受药酶诱导剂和抑制剂的影响，如临床上给新生儿用苯巴比妥防治新生儿黄疸，就是通过肝药酶诱导作用加速胆红素的代谢。随着年龄增大，肝内代谢药物的酶系迅速发育，一般约6个月达到成人水平，随后代谢能力超过成人水平，约2～3岁降到成人水平。因此，婴幼儿期的年龄和成长速度对药物的代谢过程影响较大，在应用经肝代谢的药物时，应根据患儿的成长状况综合考虑用药剂量。

4. 药物的排泄 新生儿肾功能不完善，肾小球滤过率及肾小管分泌功能均较低。因此，经肾小球滤过排泄的药物如庆大霉素等，及经肾小管分泌排泄的药物如青霉素等排泄明显减少，血浆半衰期延长。婴幼儿期肾小球的排泄能力迅速增加，在7～12个月时即接近成人水平。但是，小儿对水、电解质的调节能力差，应用利尿药时易引起水及电解质平衡紊乱，应注意给药剂量。

拓展阅读

不同年龄段儿童的分期

根据解剖和生理特点，将不同年龄段儿童分为六期：①新生儿期，出生后28天内；②婴儿期，出生后1个月至1周岁；③幼儿期，1周岁至3周岁；④学龄前期，3周岁至6～7周岁；⑤学龄期，女孩6～7周岁至11～12周岁，男孩6～7周岁至13～14周岁；⑥青春期或少年期，女孩11～12周岁至17～18周岁，男孩13～14周岁至18～20周岁。

二、小儿用药的基本原则

小儿正处于生长发育期，多数药物的药动学、药效学特点与成人不同。为进一步保证用药的安全、有效，应明确小儿用药的基本原则，做到合理用药。

1. 明确诊断，合理选药 根据病情明确诊断，对因施治，对症下药。药物的选用依据，不仅要看其疗效，还要考虑其毒副作用。阿司匹林退热作用强，但儿童用药可引起瑞夷综合征；对乙酰氨基酚、布洛芬副作用较少，常作为儿童退热的首选药物。如痢疾杆菌感染，虽然氟喹诺酮类药物有良好的抗菌作用，但其影响软骨发育，儿童禁用。

2. 选择合适的给药途径和药物剂型 药物的剂型和给药途径对药物的生物利用度及效应的发挥至关重要。给药途径的选择可根据病情缓急、患儿年龄、用药目的和药物的作用特点等来制定。急症、重症患儿多选择注射给药，特别是静脉注射，轻症多采用口服给药。同时，口服药物尽量选择小儿剂型的药物，以避免药物剂量分割不准确造成药物过量中毒；

而且尽量选择小而易于接受的剂型，如糖浆剂、含糖颗粒剂等。新生儿一般不采用口服给药。小儿皮肤角质层薄，皮肤黏膜给药易导致经皮吸收过多而引起中毒，用药时应注意。

3. 选择合适的剂量　由于小儿的年龄、体重逐年增加，体质也在改变，用药的适宜剂量存在较大的差别。因此根据儿童体重、体表面积或年龄计算合适的儿童给药剂量至关重要。具体参见本章本节中的"小儿用药剂量的计算方法"部分。

4. 血药浓度监测及个体化给药　小儿生长发育迅速，药物代谢及药物反应差异较大，即使同龄儿用药个体差异也很大，因此，对于一些安全范围较小的药物如氨茶碱、地高辛等需要进行血药浓度监测，做到个体化给药。

三、小儿慎用的药物

1. 抗菌药物　小儿使用抗菌药物的基本原则与成人相同。广谱抗生素长期大量应用易引起消化功能紊乱，应避免用药过久；喹诺酮类药物易引起幼龄动物软骨损害，儿童及青少年不宜选用；氯霉素、四环素、氨基糖苷类可分别造成新生儿出现灰婴综合征、骨骼牙齿损害、听神经损害，故新生儿禁用。

2. 镇痛药与解热镇痛药　小儿中枢神经系统对药物敏感，因此要防止阿片类镇痛药对中枢神经系统的过度抑制；小儿应用解热镇痛药后，可因出汗、体温骤降，引起虚脱，应注意掌握剂量，避免大剂量应用导致过度出汗。

3. 糖皮质激素　糖皮质激素广泛用于儿童哮喘、肾病综合征、特异性湿疹等多种病症，使用时应根据疾病需控制的程度及药物副作用等考虑用药方法与剂量，谨慎使用。成人使用糖皮质激素的不良反应儿童均有表现，其中发育迟缓是儿童长期使用皮质激素最严重的不良反应，因此用药剂量要尽可能小、时间尽可能短。为减少全身副作用，有些疾病如哮喘，尽可能采取局部用药。

4. 抗癫痫药　儿童使用苯妥英钠可引起牙龈增生、多毛及癫痫发作频率增加等不良反应，因此，该药儿童使用较少。不良反应发生率较低的丙戊酸钠较常用，但其肝毒性明显，2岁以下儿童联合用其他抗癫痫药物时较易发生，使用期间注意监测肝功能。抗癫痫药物不良反应较多，而儿童处于生长发育阶段，药物代谢情况变化较大，因此需要根据血浆药物浓度监测进行药物剂量调整。

四、小儿用药剂量的计算方法

小儿药物剂量计算方法很多，但常用的是以成人剂量为基准，根据小儿的体重、体表面积等进行折算。

1. 根据小儿体重计算　小儿药物用量（每次）=体重（kg）×药量/（每 kg 体重·次）

如果患儿没有实测体重，可按下列公式推算：

1～3 个月小儿体重（kg）=3+月龄×0.7

4～6 个月小儿体重（kg）=3+月龄×0.6

7～12 个月小儿体重（kg）=3+月龄×0.5

1 岁以上儿童体重（kg）=年龄×2+8

这种计算方法对年幼儿量偏小，年长儿量偏大，应根据临床经验进行适当调整。同时，还可视儿童营养状态适当调整。如Ⅰ度营养不良减少 15%～25%，Ⅱ度营养不良减少 25%～40%，Ⅲ度营养不良减少 40% 以上。

2. 根据体表面积计算　由于人体生理现象与体表面积的关系更为密切，因此按体表面积计算用药剂量更加科学，既适用于成人，也适用于各年龄儿童。

体表面积（m^2）=0.035（m^2/kg）×体重（kg）+0.1（m^2）

此公式一般用于计算体重在 30kg 以下的儿童，对 30kg 以上者，体重每增加 5kg，体表面积增加 0.1m²。

3. 根据成人剂量进行折算用药剂量 根据儿童各年龄的体重、体表面积与成人的体重、体表面积等的比例进行折算，见表 5-1。

表 5-1 儿童用药剂量折算表

年龄	成人用药量比例	年龄	成人用药量比例
新生儿~1 月龄	1/18~1/14	2~4 岁	1/4~1/3
1~6 月龄	1/14~1/7	4~6 岁	1/3~2/5
6 月龄~1 岁	1/7~1/5	6~9 岁	2/5~1/2
1~2 岁	1/5~1/4	9~14 岁	1/2~1/3

第三节 老年人用药

随着我国人口老龄化进程的加快，包括老年人安全合理用药在内的健康问题已经成为我国十分重大的社会问题。随着年龄的增长，老年人的生理、生化功能减退，对药物的处置及药物的反应性等均发生了一定变化，再加上老年人常患多种疾病，多个脏器同时存在病变，而且用药机会和种类明显增多。使得老年人用药的不良反应发生率明显增加。因此，充分了解老年人的生理、生化功能的变化，了解衰老和疾病对药物处置的影响，合理指导老年人的临床用药至关重要。

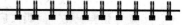

案例导入

案例：王先生，65 岁。因心血管病一直服用 β 受体阻滞剂，近几日呼吸道感染引起哮喘，使用交感神经兴奋剂后，致使血压升高，又因胃肠疾病使用组胺受体阻滞剂，导致心率增快。

讨论：1. 如何合理确定老年人的用药原则？
      2. 老年人慎用的药物有哪些？

一、老年人的生理特点及其对药动学和药效学的影响

1. 药物的吸收 老年人胃酸分泌减少，胃内酸度降低，使得一些弱酸性药物如苯巴比妥，因解离度增加而吸收减少，而弱碱性药物则吸收增多。胃排空减慢，使药物进入小肠时间延迟，而肠蠕动减慢，使一些药物停留在肠道，有利于药物的吸收。胃肠血流减少，使药物经胃肠吸收减少，而肝血流减少使得一些药物首关效应减轻，血药浓度升高，易发生不良反应，如普萘洛尔。老年人局部血液循环差，皮下或肌内注射时，药物的吸收速率下降，因此急症患者宜采用静脉给药。

2. 药物的分布 由于老年人体液量减少、脂肪含量增加、血浆白蛋白含量降低、与药物的结合力减弱，因此，老年人药物分布表现出水溶性药物分布容积减小、血药浓度升高；脂溶性药物分布容积增大、作用时间延长；血浆蛋白结合率高的药物，其游离型增多，药

效增强，甚至出现不良反应。

3. 药物的代谢 老年人肝血流量减少、肝微粒体酶活性降低。因此，首关效应明显的药物生物利用度明显提高，如普萘洛尔；而经肝药酶灭活的药物半衰期一般会延长，血药浓度升高，如苯巴比妥、氨茶碱等。

4. 药物的排泄 老年人肾血流量及肾小球滤过率降低，肾对药物的排泄能力下降，半衰期延长，易出现蓄积中毒。因此老年人应用地高辛、普萘洛尔、阿司匹林、头孢菌素类等药物时应相应减少剂量。

二、老年人用药的基本原则

知识链接

1. 合理选择药物 明确用药适应证，避免使用老人禁用或慎用的药物。对于多种疾病需要多种药物配合治疗时，尽量减少药物种类，并注意药物间的相互影响。慎用滋补药或抗衰老药。

2. 确定合适的给药剂量 遵循从小剂量开始、个体化用药的原则。根据患者肝、肾功能情况，决定及调整给药剂量；必要时对安全范围小的药物或有肝、肾疾病的患者进行治疗药物监测。

3. 选择适宜的剂型和给药途径 老年人多患慢性病而需要长时间用药，因此口服给药更加适宜，对部分吞咽片剂或胶囊困难的，可采用颗粒剂或液体制剂。由于老年人胃肠功能减退和不稳定，将影响缓、控释制剂的释放，所以老年人不宜使用缓、控释制剂。因老年人肌肉对药物的吸收能力较差，尽量少用肌内或皮下注射，急性患者可选用静脉给药。

4. 提高用药的依从性 老年患者良好的依从性是治疗成功的关键。对老年患者应尽量简化治疗方案，必要时在社区医疗保健监控下用药，尽可能让老年人的用药做到准确合理。

三、老年人慎用的药物

（一）心血管疾病用药

1. 动脉粥样硬化 高脂血症的老年人应尽可能食用低脂肪、低胆固醇食物。对于调血脂药物，考来烯胺、烟酸等不良反应较重，老年患者应慎用；而辛伐他汀、普伐他汀较适合老年人。

2. 高血压 老年人血压调节功能下降，易出现直立性低血压。利尿药和 β 受体阻断药能有效减少老年人高血压并发症，但是由于不良反应（如利尿剂氢氯噻嗪久用易致糖耐量降低、血脂异常）或自身病理状态（支气管哮喘不能应用 β 受体阻断药），许多患者不能应用。因此老年患者降压药物应根据自身特点而定。

3. 充血性心力衰竭 地高辛是老年人发生药物不良反应最常见的药物之一，原因是地高辛安全范围小，而老年人肝、肾功能减退，消除减慢，半衰期延长，因此应减小其治疗量。由于老年人自稳机制减退，应注意调整利尿药的剂量，防止电解质紊乱。大多数 ACEI 类药物经肾排泄，故老年患者用药剂量应减小。

4. 脑血管病 阿司匹林常作为抗血小板聚集的药物用于预防脑卒中，老年患者应从低剂量开始，防止出血。噻氯匹定可用于阿司匹林无效或不能耐受的患者，主要不良反应有可逆性白细胞减少、腹泻等。口服抗凝血药常用于预防全身性血栓栓塞，但华法林有引起颅内出血的危险。

（二）内分泌及代谢性疾病用药

1. 2 型糖尿病 口服降糖药是老年 2 型糖尿病患者饮食控制无效时的主要治疗手段，但是老年人对糖代谢调节功能减退，口服降糖药易引起低血糖，因此应从小剂量开始，防止产生严重低血糖反应。

2. 甲状腺疾病 老年甲状腺功能亢进（简称甲亢）患者可选择放射性碘治疗，但存在加重老年人甲亢症状的危险，也可选用丙硫氧嘧啶或 β 受体阻断药普萘洛尔来治疗，但应注意加强对老年患者的观察。老年甲状腺功能减退（简称甲减）患者应使用较小剂量的甲状腺素替代治疗，以防止心肌缺血和心律失常加重。

（三）哮喘治疗用药

老年哮喘患者常并发心脏病，β 受体激动药易增加心肌耗氧量、加重心动过速，因此应采用吸入给药方式，避免全身给药产生较重的心脏不良反应。老年人服用茶碱易出现中毒，因此，应适当减少茶碱给药剂量，监测血药浓度，避免血药浓度过高导致毒性作用。

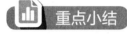 **重点小结**

特殊人群用药

妊娠期和哺乳期妇女用药
- 胎盘可将母体药物转入胎儿体内，妊娠期用药必须明确指征，权衡利弊，慎重用药。按照对胎儿影响的程度将药物分为 A、B、C、D、X 类
- 药物经乳汁可进入乳儿体内，药物的乳汁转运受母体血药浓度、药物脂溶性、解离度等的影响，哺乳期妇女应尽可能选择已明确对乳儿安全的药物

小儿用药
- 新生儿胃酸低、血浆蛋白少、肝代谢和肾排泄能力差，和成人药动学差别明显。应谨慎用药
- 儿童用药基本原则为：明确诊断合理用药，选择合适的给药途径、剂量及剂型，个体化给药
- 儿童用药剂量可根据体重、体表面积进行计算

老年人用药
- 老年人药物吸收和排泄减慢，药物与血浆蛋白结合减少，易出现不良反应。应适当减量用药
- 老年人用药基本原则为：合理选择药，选择合适的给药途径、剂量及剂型，提高依从性。

（徐晓燕）

目标检测

一、A 型题（单项选择题）

1. 老年人服用普萘洛尔时应（　　）
   - A. 注意减量
   - B. 延长间隔时间
   - C. 注意减量或延长间隔时间
   - D. 注意增量
   - E. 缩短间隔时间

2. 对婴幼儿易引起呼吸抑制，不宜应用的药物是（　　）
   - A. 阿司匹林等解热镇痛药
   - B. 补锌制剂
   - C. 维生素类药物
   - D. 喹诺酮类抗生素
   - E. 吗啡、哌替啶等麻醉药品

3. 下列关于新生儿用药的叙述错误的是（　　）
   - A. 新生儿体表面积相对成人大，皮肤角化层薄，局部用药应防止吸收中毒

B. 胃肠道吸收可因个体差异或药物性质不同而有很大差别

C. 因新生儿吞咽困难，一般采用皮下或肌内注射的方法给药

D. 新生儿总体液量相对成人的高，所以水溶性药物分布容积增大

E. 新生儿的酶系统尚不成熟和完备，用药应考虑肝酶的成熟情况

4. 下列关于小儿用药的叙述正确的是（　　）

A. 因婴幼儿神经系统发育未成熟，故镇静剂的用量应相对偏小

B. 婴幼儿可应用哌替啶镇痛

C. 儿童应尽量避免使用肾上腺皮质激素类药物

D. 儿童应长期大量补充微量元素锌

E. 应将 10% 葡萄糖注射液作为新生儿的基本补液，因其有营养、解毒作用故可快速、持久滴注

5. 适宜婴幼儿期用药的剂型是（　　）

A. 糖浆剂　　　　　　　B. 混悬剂　　　　　　　C. 镇静剂

D. 口服给药　　　　　　E. 维生素 AD 滴剂

二、B 型题（共用备选答案）

A. 维生素　　　　　　　B. 青霉素钠　　　　　　C. 阿司匹林

D. 链霉素　　　　　　　E. 利巴韦林

1. 属于 A 类药物的是（　　）

2. 属于 B 类药物的是（　　）

3. 属于 C 类药物的是（　　）

4. 属于 D 类药物的是（　　）

5. 属于 X 类药物的是（　　）

三、X 型题（多项选择题）

1. 老年人药效学的主要特点包括（　　）

A. 对抗凝血药物的敏感性增高

B. 对抗高血压药的敏感性增高

C. 对中枢神经系统药物特别敏感

D. 对肾上腺素 β 受体拮抗药的敏感性降低

E. 对肾上腺素 β 受体激动药的敏感性增高

2. 新生儿酶系不成熟或分泌不足，容易导致的不良反应包括（　　）

A. 磺胺类导致核黄疸　　B. 氯霉素致灰婴综合征　　C. 呋喃类可引起溶血

D. 卡那霉素易造成中毒　E. 新生霉素致高胆红素血症

3. 哺乳期妇女用药注意事项包括（　　）

A. 选药慎重，权衡利弊　B. 短效药物、单剂疗法　　C. 适时哺乳，防止蓄积

D. 非用不可，选好替代　E. 代替不行，人工哺育

4. 以下所列药物中，儿童禁用的药物包括（　　）

A. 氯霉素　　　　　　　B. 四环素类　　　　　　C. 普萘洛尔

D. 维拉帕米　　　　　　E. 氟喹诺酮类

5. 下列关于老年人的生理变化对药动学的影响正确的有（　　）

A. 地高辛的分布容积随年龄的增长而降低

B. 老年人对于一些药物分解的首过效应能力降低，所以使用利多卡因应减量

C. 阿司匹林的吸收会减少，但对钙剂的吸收几乎无影响

D. 老年人使用地高辛、氨基糖苷类抗生素应注意查肾功能

E. 胃排空时间延迟、肠道有效吸收面积减少

6. 因新生儿肾脏有效循环血量及肾小球滤过率低，所以下列哪些药物应减少用量或延长给药间隔（　　）

A. 氨基糖苷类　　　　B. 地高辛　　　　C. 呋塞米

D. 青霉素　　　　E. 吲哚美辛

四、简答题

1. 简述妊娠期的药动学特点。

2. 简述药物通过母乳进入新生儿体内的影响因素。

3. 简述老年人用药的基本原则。

神经系统疾病的药物治疗

PPT

神经系统疾病（nervous system diseases）是指发生于中枢神经、周围神经和自主神经系统，以感觉、运动、意识、自主神经功能障碍为特征的一类疾病。近年来，随着生活水平的提高和不合理饮食结构、生活习惯、社会压力等诸多因素影响，此类疾病呈逐年上升趋势。本章主要介绍神经系统疾病中常见的脑血管病、癫痫和帕金森病的药物治疗。

第一节 脑血管病

脑血管病（cerebrovascular disease）又称脑血管意外或脑卒中，中医称为中风，是指脑血管破裂出血或血栓形成，以脑部出血性或缺血性损伤症状为特征的一组疾病。患者常合并高血压、冠心病、糖尿病和高脂血症等。脑血管病按性质分为缺血性脑血管病和出血性脑血管病。按发病进程可分为急性脑血管病和慢性脑血管病。

一、缺血性脑血管病

缺血性脑血管病（ischemic cerebrovascular disease）临床多见，约占全部脑血管病的70%~80%，其中最常见类型是短暂性脑缺血发作（transient ischemic attack，TIA）和脑梗死（cerebral infarction，CI）。

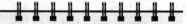

案例导入

案例：李先生，70岁。右侧肢体活动不灵，言语不利1周入院。高血压病史10余年，2年前因脑梗死而入院治疗，1月后痊愈。查体：血压150/95mmHg。不全运动性失语，右侧鼻唇沟浅，右侧深浅感觉减退，右侧上肢肌力3级，右下肢肌力4级，右侧肌张力偏高。右侧巴宾斯基征阳性。头颅MRI：左侧额叶及基底节区脑梗死。

讨论：1. 该患者最可能的疾病诊断？有何依据？
      2. 如何选择药物治疗？

（一）疾病概要

缺血性脑血管病（ischemic cerebrovascular disease）是指在供应脑部的血管壁病变或血流动力学障碍，导致脑部血液循环障碍，脑组织发生缺血、缺氧、坏死或软化而发生的一系列症状，如短暂性脑缺血发作（TIA）、脑梗死（CI）。TIA 通常是由于远端大的附壁血栓的微栓子脱落，引起相应脑动脉系统血流减少或阻断而表现出的一种短暂性、局限性神经功能缺失状态，如言语混乱、失语、肢体力弱、瘫痪和视觉缺失等。一般持续约 5～10 分钟，多在 1 小时内完全恢复，最长不超过 24 小时，反复发作。CI 是缺血性卒中（ischemic-stroke）的总称，包括脑血栓形成、腔隙性梗死和脑栓塞等，约占全部脑卒中的 70%，是脑血液供应障碍引起的脑部病变，临床症状和体征如偏瘫、失语等神经功能缺失的症状。

　　缺血性脑血管病的治疗主要包括药物治疗、预防治疗和康复治疗三个方面，其中以药物治疗为主。预防治疗和康复治疗对缺血区神经的结构和功能的维护、恢复也非常重要。

（二）治疗药物

　　缺血性脑血管病的治疗是综合治疗，药物的治疗以抗凝、溶栓治疗为主。主要的治疗药物如下。

抗血小板聚集药

　　1. 阿司匹林　不同剂量的阿司匹林对血小板 TXA_2 与血管壁内皮细胞 PGI_2 形成有不同的影响。小剂量（2mg/kg）即可完全抑制血小板 TXA_2 的合成，但不抑制血管壁内皮细胞 PGI_2 的合成，产生较强的抗血小板聚集作用。一般认为每日 75～300mg 对大多数人有抗血栓作用。无禁忌证的缺血性脑卒中病人，在发病后，尽早口服阿司匹林。

　　2. 氯吡格雷　通过选择性不可逆地和血小板 ADP 受体结合，从而抑制血小板聚集，具有防止血栓形成和减轻动脉粥样硬化的作用。常用剂量为每日 1 次，每次 75mg。

　　3. 双嘧达莫　具有抑制血小板的第一相聚集和第二相聚集作用，从而具有抗血栓形成及扩张血管的作用。口服，每次 25～100mg，每日 3 次。

　　4. 西洛他唑　选择性抑制血小板及血管平滑肌细胞内的磷酸二酯酶的活性，抑制环磷酸腺苷（cAMP）分解，升高细胞肌 cAMP 浓度，从而产生抑制血小板聚集和扩张血管的作用。口服，每次 50～100mg，每日 2 次。

抗凝药

　　1. 华法林　可干扰肝脏合成凝血因子 Ⅱ、Ⅶ、Ⅸ、Ⅹ，从而产生抗凝作用。初始剂量每日 4.5～6.0mg，3 天后根据国际标准化比值（INR）调整剂量。

　　2. 肝素　可激活抗凝血酶Ⅲ（ATⅢ），从而使多种凝血因子失去活性。静脉给药后立即起效，适用于紧急状态下的抗凝。先静脉给 3500～5000IU 肝素，然后以每小时 100IU 的速度静滴。应用低分子肝素较肝素更加安全。

溶栓药物

　　1. 重组组织型纤维蛋白酶原激活剂（r - tPA）　激活纤维蛋白溶解酶原，使其转变为纤维蛋白酶，产生溶解血栓作用，是急性脑梗死静脉溶栓的首选药物。治疗时间窗为发病后 3～5 小时内，使用剂量是 0.9mg/kg（最大剂量 90mg），静脉注射，其中先将 10% 作快速静脉注射（1 分钟内），将其余的作连续静脉滴注，在 60 分钟内滴完。

　　2. 尿激酶　直接使纤维蛋白溶解酶原转变为纤维蛋白酶，因而可溶解血栓。对新鲜血栓效果较好。尿激酶 100 万～150 万 IU，加入 0.9% 氯化钠注射液 100～200ml 中，1 小时内滴注。

　　3. 去纤酶　具有纤维蛋白溶解活性，能使血浆中纤维蛋白原和纤维蛋白溶解，产生溶栓作用。①急性期：一次 10U，加入 0.9% 氯化钠注射液 100～250ml 中，静脉点滴 1 小时以上，每日 1 次，连用 3～4 天。②非急性期：首次 10U，维持量 5U，每日或隔日 1 次，两周为一疗程。

（三）治疗药物的应用原则

　　1. 药物选择原则　根据病因、临床类型及药物作用特点、不良反应等合理选用抗血小板聚集药或抗凝药。

2. 以抗凝为主的原则 缺血性脑血管病的治疗多为综合治疗，但在血栓形成期是以抗凝治疗为主，抗血小板药如阿司匹林、氯吡格雷、阿司匹林/双嘧达莫复方制剂等是预防缺血性脑血管病的基础药。

3. 合理用药的原则 华法林用前需监测国际标准化比值（INR），用药后头两周隔天或每天一次监测 INR，稳定后定期每月一次检测 INR；使用肝素时，应根据活化部分凝血活酶时间（APTT）来调整滴速，要求 APTT 延长并保持正常值的 1.5 ~ 2.5 倍；r - tPA 治疗中及治疗后需严密观察神经功能损害、血压、出血等病情。如出现不良反应，立即停药；使用尿激酶溶栓后 24 小时内，不得使用抗凝药或阿司匹林。24 小时后如临床和头颅 CT 复查显示无出血，可行抗血小板和（或）抗凝治疗。

（四）药物不良反应

1. 阿司匹林 包括胃肠道反应、凝血障碍、水杨酸反应、过敏反应、阿司匹林哮喘、瑞夷综合征等。

2. 氯吡格雷 不良反应与阿司匹林相似，常见皮疹、腹痛、腹泻、消化不良、消化道出血、颅内出血、严重粒细胞减少。

3. 双嘧达莫 主要有头晕、头痛、呕吐、腹泻、脸红、皮疹和瘙痒，罕见心绞痛和肝功能不全。

4. 西洛他唑 ①血管扩张引起的头痛、头晕及心悸等；②腹胀、腹痛、胃不适、恶心和呕吐等消化道症状；③肝功能异常、尿频、尿素氮、肌酐及尿酸值异常，个别病人有血压偏高。

5. 肝素 常见有自发性出血；肝素诱导的血小板减少症是一种药物诱导的血小板减少症，是肝素治疗的严重并发症。

拓展阅读

脑血管病的非药物治疗措施

急性脑血管病重在预防，一旦发生缺血性脑卒中，应尽可能在时间窗内行溶栓治疗。急性期可介入动脉溶栓及支架置入重建循环。严重脑水肿及颅内压增高、脑疝，需外科治疗。非药物治疗的措施：①控制饮食，合理膳食，限制总摄入量；②完善相关危险因素检查，针对危险因素进行对因治疗；③必要时手术或介入治疗；④康复治疗。

（五）药物相互作用

药物相互作用见表 6 - 1。

表 6 - 1 缺血性脑血管病的治疗药物相互作用一览表

合用药物	相互作用结果
阿司匹林 + 氯吡格雷 + 呋塞米 + 双嘧达莫	抗血小板聚集协同作用
华法林 + 肝素	抗凝协同作用
r - tPA + 尿激酶	溶栓作用协同

二、出血性脑血管病

出血性脑血管病（haemorrhagic cerebrovascular disease）多见于高血压患者，大多在白天活动或情绪激动时发病，约占脑血管病的 20%～30%，临床常见的为脑出血和蛛网膜下腔出血（SAH）。

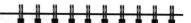

案例讨论

案例： 李先生，45 岁。种田时突发左侧肢体无力，不能站立，左手不能持物 1 小时，伴头痛、恶心、呕吐，即送医院。高血压病史 8 年，未正规服用降血压药物。查体：血压 185/105mmHg，神志清楚，瞳孔正常。左侧鼻唇沟稍浅，伸舌左偏。左侧肢体肌力 3 级。左侧肢体浅感觉稍减退。颅脑 CT：右侧基底节区高密度影。

讨论： 1. 该患者最可能的疾病诊断什么？有何依据？

2. 如何选择药物治疗？

（一）疾病概要

出血性脑血管病是指脑血管破裂出血，压迫脑组织，血液循环受阻，出现颅内压增高、甚至脑疝的急性脑血管病，包括脑出血和蛛网膜下腔出血等。脑出血也叫脑溢血，是指原发性、非外伤性脑实质内的自发性出血，多见于高血压患者，大多在白天活动或情绪激动时发病，可有轻度头痛、头晕等短暂脑缺血的先驱症状；也可在无任何先兆情况下突然晕倒，出现呕吐、意识障碍等；若是大脑半球出血者早期可出现偏瘫。蛛网膜下腔出血多见于脑血管畸形者，大部分患者出血前无症状，少数患者既往有偏头痛发作史，或一过性动眼神经麻痹或肢体瘫痪。一般发病急骤，患者突然剧烈头痛、头晕、呕吐、烦躁不安，多数患者伴有意识障碍，查体有明显的颈项强直和轻微的定向障碍等，CT 扫描可以明确出血部位和出血量。

出血性脑血管病的治疗重点是支持治疗，目前无药物直接有效干预，以手术止血为主，辅以药物治疗，目的是防止并发症。治疗的目的是使神经功能恢复最大化，预防再出血，并控制并发症的发生。最有效的方法是控制血压，保护心、肺、肾功能，维持电解质平衡。

（二）治疗药物

高渗性脱水药

1. 甘露醇 可提高血浆晶体渗透压，产生组织细胞的脱水作用，是最常用的脱水药，主要用于降低颅内压，但有颅内活动性出血时禁用。常用 20% 甘露醇 125～250ml，静脉注射或快速滴注（30～40 分钟滴完），每 4～6 小时 1 次。严重颅内压增高，尤其脑疝抢救时，须快速静脉注射甘露醇 250～500ml。

2. 甘油 10% 甘油果糖 250～500ml，每日 1～2 次，静脉滴注。甘油持续使用时间较长，甚至数月。

3. 血清白蛋白或浓缩血浆 20%～50% 人血白蛋白 50ml 或浓缩血浆 100～200ml，每日 1～2 次，静脉滴注。更适用于血容量不足、低蛋白血症的脑水肿病人。

利尿剂

呋塞米为高效能利尿药，利尿作用快而短，静脉注射后 5 分钟起效，1 小时发挥最大效能，维持 2～4 小时。每次 20～40mg，每日 2～3 次，肌内或静脉注射。临床常将呋塞米与甘露醇或地塞米松联合应用，减轻脑水肿的效果比单一用药效果更显著。

止血药

1. 氨甲苯酸 能竞争性抑制纤溶酶原激活物，使纤溶酶原不能被激活转变为纤溶酶，从而发挥止血作用。每次 0.1~0.3g，用 5% 葡萄糖注射液或 0.9% 氯化钠注射液 10~20ml 稀释，缓慢注射，一日最大用量 0.6g。

氨甲环酸的作用及临床应用与氨甲苯酸相似。

2. 酚磺乙胺 通过增强血小板聚集功能，增强毛细血管抵抗力并降低其通透性，达到迅速止血的作用。每次 0.25~0.5g，肌内或静脉注射，每日量为 0.5~1.5g。

钙通道阻滞药

尼莫地平为第二代二氢吡啶类钙离子拮抗剂，首选的脑血管痉挛治疗药物，通常在原发性蛛网膜下腔出血后 96 小时开始用药。每次 40~60mg，口服，每日 3~4 次，3~4 周为一疗程；或是缓慢静脉点滴或微量泵泵入。

营养脑细胞药

本类药物主要是改善脑细胞代谢，促进脑功能的恢复，常用于恢复期的治疗。常用药物有胞磷胆碱、吡拉西坦和依达拉奉等。

拓展阅读

介入性血管栓塞术

介入性血管栓塞术（interventional vascular embolization）又称超选择性动脉内栓塞术（superselective intra-arterial embolization），是介入性血管内治疗技术的一种，属于一种微创手术。这种技术是在 20 世纪 50 年代导管技术的基础上发展起来的一项新的诊断治疗技术，随着 X 线影像技术的发展，特别是 70 年代出现了计算机数字减影造影技术，医生在荧光屏下可以将特制导管放入几乎是任何病变区的小动脉内，因而使造影区血管显像更清晰，创伤相对更小，治疗目的性更强、更有效，而且可以重复使用，不遗留严重的软硬组织畸形，具有广阔的发展前景。

（三）治疗药物的应用原则

1. 控制脑水肿，降低颅内压 出血急性期患者的死亡原因主要是脑水肿引起脑疝。因此，及时应用脱水药，控制脑水肿，是抢救患者的关键。尤其是在脑疝前期或已发生脑疝时，脱水剂的使用是抢救的关键治疗之一，为手术争取时间。可选择使用甘露醇、呋塞米。

2. 适度降低血压 高血压脑动脉硬化合并脑出血，血压很高且有波动，有触发再出血和血肿入脑室的危险。适度降低血压是重要措施，可肌内注射利血平或静滴硝苯地平、硝普钠等。如果收缩压 >200mmHg 或平均动脉压 >150mmHg，应考虑持续静脉用药积极降压，并每 5 分钟监测 1 次血压；如果收缩压 >180mmHg 或平均动脉压 >130mmHg，且有颅内压升高的证据或怀疑颅内压升高，应考虑监测颅内压，可间断或持续静脉给药降压，维持脑灌注压大于 60~80mmHg；如没有颅内压升高的证据，可间断或持续静脉给药适度降压（平均动脉压 =110mmHg 或目标血压为 160/90mmHg），并每隔 15 分钟重复查体一次，是收缩压维持在 180mmHg 以下，平均动脉压维持在 130mmHg 以下。

3. 合理使用止血药 各种止血药能阻止毛细血管出血或是渗血，但未必能止住动脉破裂所致的出血，因此，临床上看法不一。如需使用止血药，需经常检查凝血功能，在检测有关化验指标的情况下，短期合理使用。

4. 恢复期的合理用药 患者在恢复期主要是营养脑细胞，改善中枢神经功能。常用药物有胞磷胆碱、尼莫地平、辅酶 A 和丹参注射剂等。

（四）药物不良反应

1. 利尿药和脱水药　常见不良反应是水和电解质紊乱，用药期间应定期查血清钾、血清钠、血清氯。

2. 血清白蛋白或浓缩血浆　可增加心脏负荷，心功能不全者慎用。为防止心力衰竭，静脉滴注后，可给予呋塞米静脉注射。

3. 钙通道阻滞药　常见不良反应是脚踝水肿、直立性低血压。使用后要观察30分钟，并卧床休息，缓慢变更体位。一旦出现直立性低血压应平卧，采用头低足高位，必要时给予去甲肾上腺素。

（五）药物相互作用

药物相互作用见表6－2。

表6－2　出血性脑血管病治疗药物相互作用一览表

合用药物	相互作用结果
甘露醇＋甘油果糖＋呋塞米	降颅压作用协同，容易出现电解质紊乱
氨甲苯酸＋避孕药、雌激素	有增加血栓形成的危险
尼莫地平＋β受体阻断药	降低血压作用增强，不宜合用

第二节　癫痫

癫痫（epilepsy）是神经系统疾病中仅次于脑卒中的第二大常见疾病，多数病人在儿童或青年期首次发病。我国癫痫的发病率1‰，60%～80%的癫痫首次发作年龄在20岁以前。

案例导入

案例：张女士，20岁。因"发作性左侧肢体麻木、无力半月"入院。肢体抬举费力、不能行走，每次3～5分钟后缓解，入院当天共发作3次。入院前一晚发作时左侧肢体乏力、麻木、伴口角歪斜、言语不清，持续7～8分钟后完全缓解。查体：无阳性体征。血生化、血常规化验正常。脑电图提示异常脑电图。颅脑MRI未见明显异常。

讨论：1. 该患者最可能的疾病诊断什么？有何依据？
　　　　2. 如何选择药物治疗？

一、疾病概要

癫痫（epilepsy）是指脑神经元反复异常和过度的放电所引起短暂的、以中枢神经系统功能失常为特征的慢性脑疾病。影响癫痫发作的机制十分复杂，影响因素较多，如年龄、遗传因素、睡眠和内环境的改变等。按病因分为原发性癫痫、继发性癫痫两类；按症状发作分为：①部分性发作：单纯部分性发作、复杂部分性发作、部分性发作继发为全面性强直阵挛性发作；②全身性发作：失神发作、强直阵挛性发作、肌阵挛性发作和癫痫持续状态等。

癫痫治疗包括控制发作、病因治疗和外科治疗。目前，仍以药物治疗为主，但不能消除病因和癫痫发生源，仅是控制癫痫发作，需长期用药。早期控制癫痫发作极为重要，因为它能够保证患者的正常生活，避免急性的身体伤害和与癫痫反复发作有关的长期病态心理。

二、治疗药物

（一）一线抗癫痫药物

1. 苯妥英钠 对全面性强直阵挛发作和部分性发作的治疗有效。维持剂量，成人每日 300～500mg，儿童每日 4～12mg/kg。

2. 卡马西平 治疗复杂部分性发作（精神运动性发作或颞叶癫痫）、全面性强直阵挛发作、上述两种混合性发作或其他部分性或全身性发作的首选药物；但对典型或不典型失神发作、肌阵挛或失神张力发作治疗无效，反而加重。成人维持剂量为每日 300～600mg；儿童每日 10～20mg/kg。

3. 丙戊酸钠 抗癫痫谱广，毒副作用较少。治疗原发性全面性强直阵挛发作、肌阵挛发作、失神发作的首选药物。对复杂部分性发作、单纯性部分性发作也有效，但不及卡马西平。口服丙戊酸钠后，被迅速完全吸收，1～4 小时达峰浓度，半衰期为 9～21 小时，平均为 12～13 小时。成人初始剂量为每日 500mg，维持剂量为每日 600～1500mg，儿童每天 20～50mg/kg。

4. 氯硝西泮 对各种类型的癫痫有抑制作用。用法：①成人常用量，开始每次 0.5mg，口服，每日 3 次，每 3 日增加 0.5～1.0mg，直到控制症状发作或出现不良反应为止；②小儿常用量，10 岁或体重30kg 以下的儿童，开始每日按体重 0.01～0.03mg/kg，分 2～3 次口服，以后每 3 日增加 0.25～0.5mg/kg，至按体重每日达到 0.1～0.2mg/kg 或出现不良反应为止。

5. 乙琥胺 仅作为失神发作的治疗药物。用法：①开始剂量：3～6 岁，每日 250mg。6 岁以上，每日 500mg，一次口服。以后酌情增加，每 4～7 日加 250mg；②儿童剂量超过每日 0.75g，成人剂量达到每日 2.0g 时，需分次服用。

6. 扑米酮 主要用于全面性强直阵挛发作，对复杂部分性发作也有效。用法：①起始剂量每次 0.15g，逐渐增加至 0.25g，每日 3 次。极量为每日 2.0g；②儿童每日 12.5～25mg/kg，分 2～3 次口服；③一般服药后 5～7 日生效，可长期服用。

7. 苯巴比妥 对全面性强直阵挛发作疗效好，对单纯及部分性发作有效。成人每日 60～150mg，儿童每日 <3mg/kg。

（二）新型二线抗癫痫药物

1. 托吡酯 对失神发作外的全面性发作、部分性发作、难治性部分性发作有效。用法：①成人剂量以第一周 50mg 开始，每周增加一次剂量，一次增量 50mg，目标剂量为每日 200mg；②儿童开始以每日 0.5mg/kg，每周或每 2 周增加一次剂量，一次增量 1～3mg/kg，目标剂量为每日 4～8mg/kg。

2. 拉莫三嗪 抗癫痫谱较广。合用或单药对全面性发作和部分性发作治疗有效，尤其是失神发作及失张力发作，也可治疗难治性癫痫。用法：①成人维持剂量每日 100～200mg；儿童每日 5～15mg/kg；②治疗宜从小剂量开始，分 2 次口服，缓慢加量。

3. 奥卡西平 化学结构、抗癫痫谱、作用机制与卡马西平相似。单药或合用治疗部分性发作，其疗效与卡马西平相当；对难治性癫痫疗效较好，尤其对改善精神症状及认知功能效果良好。用法：①成人初始剂量每日 300mg，每周缓慢递增，平均剂量每日 600～1200mg；②儿童初始剂量每日 10mg，每周缓慢递增，每日 25～30mg。

4. 加巴喷丁 是 GABA 的衍生物，适用于部分性发作，尤其是难治性部分性发作的辅助药物。起始剂量100mg，每日 3 次；逐渐递增，最大量可达每日 3600mg；维持量每日 900～1800mg。

5. 左乙拉西坦 为成人及 4 岁以上儿童癫痫部分性发作的联合治疗药物。用法：①成人和青少年（年龄 12 ~ 17 岁，体重 ≥50kg）：开始治疗剂量每次 500mg，每日 2 次，依据疗效及耐受性，每日剂量可增至 1500mg，每日 2 次；②4 ~ 11 岁的儿童和青少年（年龄 12 ~ 17 岁，体重 <50kg）：开始治疗剂量为 10mg/kg，每日 2 次，可渐增至 30mg/kg，每日 2 次。

6. 氨己烯酸 对难治性部分性发作疗效较好，继发的全面性发作疗效较差。用法：①成人及 6 岁以上儿童：开始剂量每日 500mg，每周可增加剂量 0.5 ~ 1g，直达最佳疗效。最大剂量每日 1500mg。②3 ~ 6 岁儿童：开始剂量每日 250mg，必要时可增至每日 80 ~ 100mg/kg，直达最佳疗效。

7. 替加宾 难治性复杂部分性发作的辅助治疗。开始剂量每日 4mg，一般每日用量 10 ~ 15mg。

（三）癫痫持续状态用药

1. 迅速终止发作

（1）地西泮 首选药物。优点是作用快，1 ~ 3 分钟即可起效。用法：①儿童：地西泮 0.2 ~ 0.5mg/kg，最大剂量不超过 10mg。以每分钟 1 ~ 2mg 的速度缓慢静脉注射。②成人：首次剂量 10 ~ 20mg，静脉注射；静脉注射速度 <2 ~ 5mg/分钟。如癫痫持续状态或复发，15 分钟后，重复给药，或用地西泮 100 ~ 200mg 溶于 5% 葡萄糖注射液中，缓慢（12 小时内）静脉滴注。

（2）苯妥英钠 ①成人：每次 150 ~ 250mg，静脉注射，注射速度 <50mg/min；需要时，30 分钟后，可再次静注 100 ~ 150mg；一日总量不应超过 500mg。静脉滴注用量为 16.4mg/kg ± 2.7mg/kg。②小儿：常用量 5mg/kg 或按体表面积 250mg/m^2，1 次或分 2 次，静脉注射。

（3）丙戊酸钠 按 15 ~ 30mg/kg 静脉注射，以后按每小时 1mg/kg 速度静脉滴注维持。

（4）水合氯醛 呼吸功能不全或不能使用苯巴比妥类药物者。10% 水合氯醛 20 ~ 30ml 加入等量植物油，保留灌肠。

2. 超过 30 分钟未终止发作的治疗 酌情选用咪达唑仑、丙泊酚、硫喷妥、戊巴比妥等。

3. 维持治疗 使用上述方案控制癫痫发作后，宜立即使用长效抗癫痫药物，如苯巴比妥 0.1 ~ 0.2g，肌内注射，每 6 ~ 8 小时 1 次，巩固和维持疗效。同时，根据发作类型，选择口服抗癫痫药物（表 6 - 3）。

表 6 - 3 根据癫痫发作类型的选药原则一览表

类型	一线用药	二线用药	可选用药物	可能加重癫痫发作的药物
失神性发作	丙戊酸钠、拉莫三嗪	托吡酯		卡马西平、奥卡西平、加巴喷丁、苯巴比妥
部分性发作（伴或不伴继发全面性强直阵挛发作）	卡马西平、丙戊酸钠、奥卡西平、拉莫三嗪	左乙拉西坦、加巴喷丁、托吡酯、唑尼沙胺	苯巴比妥、苯妥英钠	
失张力性发作	丙戊酸钠、拉莫三嗪	左乙拉西坦、氯硝西泮、托吡酯	苯巴比妥	卡马西平、奥卡西平
强直阵挛性发作	丙戊酸钠	左乙拉西坦、托吡酯	苯妥英钠、苯巴比妥	
肌阵挛发作	丙戊酸钠、托吡酯	氯硝西泮、左乙拉西坦、拉莫三嗪		卡马西平、奥卡西平、加巴喷丁、苯妥英钠

三、治疗药物的应用原则

（1）开始用药治疗前，宜做脑电图、血常规及肝、肾功能等检查。治疗后定期复查，并监测药物浓度和药物的不良反应，确定药物依从性、剂量相关的不良反应、疗效预期判断、调整剂量等。

（2）治疗过程中，应定期随访，发作频繁的病人应每 2 周 1 次、一般病人应每月随访 1 次。询问内容包括发作频率、发作类型有无变化、是否按医嘱服药和有无药物不良反应。

（3）如需增加或减少药物时，增药宜快，减药要慢。减药时，宜逐渐递减，以便评估其疗效及不良反应，同时有利于防止减药过快而诱使癫痫发作。

（4）更换药物时，宜遵循新加药物可以直接给予常规治疗量，而被更换的药物需在新增药物达到稳态浓度后，逐渐递减直至停用，大约需要 5 ~ 7 日时间或更长。如因严重不良反应需更换的药物时，应立即停用。为防止停药可能诱发癫痫持续状态，需住院观察。

（5）停用抗癫痫药指征　①发作被完全控制 3 ~ 5 年，脑电图无癫痫性放电；或癫痫发作被完全控制后，继续服药 2 ~ 3 年。②青少年肌阵挛癫痫以 5 年为宜。③儿童良性癫痫 1 年即可。应逐渐停药，停药的过程为 1 ~ 2 年。停药后可复发。某些器质性脑病的癫痫患者需终身用药。

四、药物不良反应

1. 苯妥英钠　常见有皮疹、齿龈增生、毛发增多、面容粗糙、痤疮、复视、共济失调、再生障碍性贫血、巨幼细胞贫血、白细胞减少、认知功能障碍、致畸等。

2. 卡马西平　常见有皮疹、剥脱性皮炎、嗜睡、眩晕、共济失调、复视、再生障碍性贫血、白细胞减少等。奥卡西平与其类似，但不良反应少见且较轻。

3. 丙戊酸钠　常见有体重增加、震颤、毛发减少、血小板减低、月经紊乱、肝功能损害等。

4. 托吡酯　常见有头昏、嗜睡、幻觉、协调障碍、找词困难、影响认知功能、体重下降、少汗等。

5. 拉莫三嗪　其不良反应多呈剂量相关性，主要有晕、头痛、皮疹、复视、共济失调、眼震、易疲劳、肝功能损害等。

6. 加巴喷丁　主要有嗜睡、眩晕、行走不稳、疲劳感等。儿童偶见急躁易怒，停药后消失。

五、药物相互作用

药物相互作用见表 6 - 4。

表 6 - 4　抗癫痫药物相互作用一览表

合用药物	相互作用结果
苯妥英钠 + 托吡酯	前者血药浓度增高
苯妥英钠 + 保泰松、双香豆素	后者血药浓度增高
卡马西平 + 对乙酰氨基酚	肝损害
丙戊酸钠 + 华法林、肝素	增加出血的危险性
乙琥胺 + 碱性药物、碳酸氢钠、氨茶碱	前者血药浓度增高

第三节　帕金森病

　　帕金森病（Parkinson's disease，PD）又称震颤麻痹，是中老年人较常见的一种慢性进行性中枢神经系统退行性疾病。1817 年，英国医生 James Parkinson 首先描述此病。

案例导入

案例： 邓先生，65 岁。5 年前，左手不自主抖动，安静状态下明显，平静放松后减轻。近日，步行缓慢，呈小碎步，起床、迈步和转身费力，弯腰驼背姿势，遂到医院就诊。查体：血压平卧 116/70mmHg，立位 116/70mmHg。屈曲体态，慌张步态，面具脸。流涎较多、颜面躯干皮脂分泌增多。四肢肌张力高，呈齿轮样强直，左侧重于右侧。

讨论： 1. 该病人最可能的是什么疾病？有何依据？

　　　　2. 如何选择药物治疗？

一、疾病概要

　　帕金森病是由锥体外系功能障碍引起的慢性、进行性、中枢神经系统退行性疾病。PD 的发病并非单一因素，可能是多种因素共同作用的结果；可能因素有年龄、环境、遗传、氧化应激等。其发病机制是：中脑黑质多巴胺（DA）能神经元的变性死亡，导致纹状体 DA 含量显著性减少，而乙酰胆碱相对占优势，则两者神经功能失衡，产生帕金森病症状。多于中老年人，缓慢起病，逐渐进展，以静止性震颤、肌强直、运动迟缓和姿势步态异常等为主。

　　对 PD 尚无有效治疗，目前的治疗仅是对症治疗。PD 的治疗包括药物治疗、手术治疗、心理治疗、锻炼和物理治疗四个方面。其中药物治疗和手术治疗主要是达到缓解症状的目的。心理治疗可以调节患者的情绪，减少其恐惧感、不安感和陌生感，从而树立对疾病治疗的信心，增加患者的依从性。锻炼、物理治疗和良好的营养供应，对于早期患者增进灵活性、改善肌力、调节情绪及提高适应能力有益。

二、治疗药物

　　早期 PD 的治疗主要是药物治疗，目的是补充多巴胺，改善症状。中晚期 PD 的治疗目的是：改善运动症状、处理运动并发症和非运动症状。

　　1. 苯海索　阻断中枢 M 受体，产生抗胆碱作用。适用于震颤突出且年龄较轻者。对震颤和肌强直有效，对运动迟缓疗效较差。口服，每次 1~2mg，每日 3 次。

　　2. 金刚烷胺　通过促进神经末梢释放 DA 和减少 DA 的再摄取，改善震颤、肌强直和运动迟缓等症状。常用量，每次 100mg，每日 2 次。

　　3. 复方左旋多巴　最基本有效治疗 PD 的药物，能直接补充黑质 – 纹状体内 DA 不足，对震颤、肌强直、运动迟缓均有效。有三种剂型：①标准剂：常用美多巴丝肼和卡左双多巴，分别为左旋多巴与苄丝肼、卡比多巴的复合制剂。治疗初始剂量为 62.5~125mg，每日 2~3 次，餐前 1 小时或餐后 1.5 小时服药。根据病情逐渐增加剂量，直至疗效满意，其剂量适宜，并维持治疗。②控释剂：常用卡左双多巴控释片及多巴丝肼液体动力平衡系统。优点是血药浓度稳定，作用时间较长，减少服药次数，有利于控制症状波动；但起效缓慢，生物利用度较低。③水溶剂：常用弥散型多巴丝肼。适用于清晨运动不能、餐后"关闭"状态及吞咽困难者。其特点是吸收及起效迅速，作用维持时间与标准剂基本相同。

4. 多巴胺受体激动剂 可直接刺激突触后膜多巴胺 D_1、D_2 受体，可能具有保护 DA 能神经元的作用。有两种类型：①麦角类：溴隐亭、角隐亭、α–二氢麦、培高利特、卡麦角林和麦角乙脲。不良反应：可能致心脏瓣膜病变及肺胸膜纤维化，已少用；培高利特已停用。②非麦角类：普拉克索、罗皮尼罗、吡贝地尔、罗替戈汀和阿扑吗啡。不良反应：相对较小。与复合左旋多巴制剂类似，需小剂量开始，逐渐加量。用法：①吡贝地尔缓释片：初始剂量 50mg，每日 1 次；第二周增至每次 50mg，每日 2 次；有效剂量每日 150mg，分 3 次口服，最大不超过每日 250mg。②普拉克索：初始剂量 0.125mg，每日 3 次，以后每周增加 0.125mg，有效剂量 0.50～0.75mg，每日 3 次，最大不超过每日 5mg。

5. MAO – B 抑制剂 抑制神经元内 DA 降解，增加脑内 DA 含量，可能具有保护 DA 能神经元的作用，与复方左旋多巴合用具有协同作用。①司来吉兰，2.3～5.0mg，每日 2 次。②雷沙吉兰，1mg，每日 1 次。

6. COMT 抑制剂 通过抑制左旋多巴在外周代谢，维持较高的左旋多巴血浆浓度，增加脑内 DA 含量。与复方左旋多巴制剂合用，可增强疗效，减少症状波动，单用无效。用法：①恩托卡朋，每次 100～200mg，每日 3～4 次；②托卡朋，每次 100～200mg，每日 3 次，最大剂量每日 600mg。

拓展阅读

腺苷 A2A 受体

　　流行病学研究和实验室研究均表明，阻断腺苷 A2A 受体，能减轻多巴胺能神经元的退行性病变。腺苷 A2A 受体在基底神经节选择性表达，与运动行为有关。腺苷 A2A 受体拮抗剂能改善 PD 的症状，同时还能减缓疾病的进程。因此，腺苷 A2A 受体拮抗剂很可能成为治疗 PD 的新药物。

三、治疗药物的应用原则

1. 早期诊断和早期治疗 早期确诊后，早期治疗才能更好改善症状，延缓疾病进展。早期的非药物治疗包括宣教和使病人知晓 PD，加强锻炼，补充营养，坚定信心等。目标是有效改善症状、提高工作能力和生活质量。

2. 综合治疗 ①强调全面综合治疗 PD 的理念，不同 PD 病人，选择不同治疗方案，即个体化方案。②强调对 PD 的运动症状和非运动症状采取全面综合治疗，包括药物、手术、心理、康复治疗和护理。

3. 个体化方案 根据循证医学的证据，制定药物治疗的个体化方案。用药时，考虑其发病年龄、症状特点、严重程度、有无认知障碍、有无共病、药物的不良反应、病人意愿、经济承受能力、就业状况等因素。

4. 用药原则 ①制定合理的药物治疗方案。②长期用药：药物和手术仅能改善症状，不能阻止病情进展，更无法治愈，故需要长期用药，长期管理，以达到长期获益。③药物剂量：应从小剂量递增，力求以较小的剂量达到满意的疗效，即剂量个体化。尽可能避免产生药物的不良反应，降低运动并发症，尤其是异动症的发生率。④联合用药：治疗 PD 最主要的药物是左旋多巴制剂，与卡比多巴、恩他卡朋等合用，既能增强疗效，减轻波动运动，又能减少左旋多巴制剂的剂量。⑤调整治疗方案和药物剂量：根据病情发展、疗效、药物不良反应，适时调整治疗方案和药物剂量。

四、药物不良反应

1. 抗胆碱能药 常见有口干、视物模糊、便秘和尿潴留等，少数可发生幻觉、妄想、精神错乱、智能减退等。

2. 金刚烷胺 主要有不宁、失眠、头晕、头痛、恶心、下肢网状青斑、踝部水肿等，但较少见。

3. 复方左旋多巴 主要有恶心、呕吐、便秘、尿潴留、心律失常、直立性低血压、不宁、失眠、幻觉等。长期服用 DA 制剂可出现运动并发症，包括症状波动和异动症。

五、药物相互作用

药物相互作用见表 6 - 5。

表 6 - 5　抗帕金森病药物相互作用一览表

合用药物	相互作用结果
复方左旋多巴 + MAO - B 抑制剂	协同作用
利血平 + 复方左旋多巴	拮抗作用

重点小结

神经系统疾病的药物治疗
- 出血性脑血管病：临床表现；治疗药物 尼莫地平、止血药等
- 缺血性脑血管病：临床表现；治疗药物 阿司匹林、氯吡格雷、呋塞米、双嘧达莫、华法林、肝素、降纤酶、巴曲酶、r - tPA、尿激酶等
- 癫痫：临床表现；治疗药物 卡马西平、丙戊酸钠、地西泮等
- 帕金森病：临床表现；治疗药物 抗胆碱能药、复方左旋多巴、金刚烷胺等

（赵　文）

目标检测

一、A 型题（单项选择题）

1. 吴先生，56 岁，有高血压病史。早晨因用力排便突然出现头痛、呕吐、右侧肢体偏瘫，CT 示高密度影。该病人最有可能的诊断是（　　）
   A. 脑出血　　　　　B. 脑血栓形成　　　　　C. 癫痫
   D. 脑栓塞　　　　　E. 帕金森病
2. 脑血栓形成最常见的病因是（　　）
   A. 脑动脉硬化与高血压　　B. 风湿性心脏病　　C. 休克

　　D. 先天性脑动脉瘤　　　　E. 心律失常

3. 帕金森病主要的病理改变在（　　　）
　　A. 小脑及脑干　　　　B. 黑质－纹状体　　　　C. 大脑皮质
　　D. 周围神经　　　　E. 外周肌肉

4. 帕金森病最常见的首发症状是（　　　）
　　A. 静止性震颤　　　　B. 铅管样强直　　　　C. 齿轮样增强
　　D. 慌张步态　　　　E. 小步态

5. 接近震颤麻痹病因治疗的药物是（　　　）
　　A. 苯海索　　　　B. 地西泮　　　　C. 左旋多巴
　　D. 新斯的明　　　　E. 利血平

6. 下列哪项不是帕金森病的治疗药物（　　　）
　　A. 金刚烷胺　　　　B. 溴隐亭　　　　C. 多巴丝肼
　　D. 苯海索　　　　E. 新斯的明

二、B 型题（共用备选答案）

　　A. 阿替普酶　　　　B. 低分子右旋糖酐　　　　C. 口服维生素 E、C
　　D. 低剂量阿司匹林　　　　E. 肝素

1. 缺血性脑血管疾病超早期（发病6小时以内）采用溶栓治疗宜用（　　　）
2. 缺血性脑血管疾病恢复期宜用（　　　）
3. 缺血性脑血管疾病急性期应用血液稀释疗法宜用（　　　）
4. 缺血性脑血管疾病急性期抗凝治疗宜用（　　　）

三、X 型题（多项选择题）

1. 缺血性脑血管病常见病因有（　　　）
　　A. 血管壁病变
　　B. 心脏疾患和血流动力学改变
　　C. 血液成分的改变
　　D. 空气、脂肪、癌细胞和寄生虫等颅外栓子
　　E. 脑血管外伤

2. 帕金森病典型临床表现（　　　）
　　A. 震颤　　　　B. 肌肉强直　　　　C. 运动减少或主动运动减少
　　D. 姿势调节障碍　　　　E. 流涎

3. 帕金森病治疗中下列哪项用药原则是正确的（　　　）
　　A. 增加多巴胺的作用　　　B. 增加乙酰胆碱的作用　　　C. 减少乙酰胆碱的作用
　　D. 从小剂量用起　　　　E. 必要时增加溴隐亭

4. 用于治疗癫痫大发作的药物包括（　　　）
　　A. 丙戊酸钠　　　　B. 苯妥英钠　　　　C. 氯丙嗪
　　D. 乙琥胺　　　　E. 苯巴比妥

四、简答题

1. 治疗帕金森病的药物主要分为哪几类？
2. 简述癫痫发作时选药及其作用特点和主要不良反应。

精神疾病的药物治疗

PPT

1. **掌握** 精神分裂症、各种心境障碍及焦虑症的临床表现、药物治疗原则、治疗药物合理选用。
2. **熟悉** 精神分裂症、各种心境障碍及焦虑症的治疗药物作用和相互作用。
3. **了解** 精神分裂症、各种心境障碍及焦虑症的一般治疗方法。

精神疾病（mental illness）又称精神障碍，是指在各种因素的作用下（包括各种生物学因素、心理因素和社会因素等）造成大脑功能失调，出现感知、思维、情感、行为、意志、智力等精神活动的异常，需要用医学方法进行治疗的一类疾病。本章主要介绍精神分裂症、心境障碍、焦虑症的药物治疗。

第一节　精神分裂症

精神分裂症（schizophrenia）病人十分常见，患病率约 8‰，多起病于青壮年，常有感知、思维、情感和意志行为等多方面的异常，以及精神活动不协调。一般无意识和智力障碍，病程多迁延。

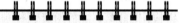

案例导入

案例： 李女士，20 岁。因工作紧张，精神压力大而起病，表现妄闻多疑 2 月余入院。入院体检及其他检查正常。精神检查有敌意，意识清楚，有真性言语性幻听觉，有关系妄想、被害妄想、被跟踪妄想及妄想心境，情绪不稳，易激惹，无自制力。诊断为精神分裂症。给予利培酮治疗，第 1 日 1mg，第 2 日 2mg，第 3 日起增加到 4mg，第 4 日开始，病人接触改善，能暴露内心体验，1 周幻觉减少，2 周症状基本缓解，继续治疗至 3 周余症状消失，维持治疗病情稳定。

讨论： 1. 精神分裂症的治疗措施包括哪些？
　　　2. 利培酮作用特点是什么？

一、疾病概要

精神分裂症是由一组精神症状所组成的临床综合征，表现在感知、思维、情感、意志、行为等方面的精神活动出现障碍和精神活动之间的完整性出现不协调。其病因和发病机制尚未完全阐明。遗传、心理、社会等因素在精神分裂症的发病中均起重要作用。临床主要表现：①精神功能亢进的阳性症状，如幻觉、妄想、明显的思维形式障碍、反复的行为紊乱及失控等；②精神功能减退或缺失的阴性症状，如思维贫乏、情感淡漠、意志活动减退等。根据临床症状，可分为Ⅰ型和Ⅱ型精神分裂症。Ⅰ型精神分裂症以阳性症状为特征，生物学基础是多巴胺功能亢进。Ⅱ型精神分裂症以阴性症状为主，多巴胺功能没有特别变化。

二、治疗药物

临床常用抗精神病药物根据其化学结构可分为：①吩噻嗪类：氯丙嗪、奋乃静、氟奋乃静、三氟拉嗪、硫利达嗪等；②丁酰苯类：氟哌利多、氟哌啶醇等；③硫杂蒽类：氟哌噻吨等；④苯甲酰胺类：舒必利等；⑤苯二氮䓬类：氯氮平等；⑥苯丙异噁唑衍生物：利培酮。

按药理作用可分为第一代抗精神病药和第二代抗精神病药。第一代抗精神病药又称为典型抗精神病药物，包括吩噻嗪类、丁酰苯类、硫杂蒽类等。第二代抗精神病药又称为非典型抗精神病药物，包括苯二氮䓬类、苯丙异噁唑衍生物、喹硫平等。

（一）第一代抗精神病药

第一代抗精神病药主要阻断多巴胺 D_2 受体，能改善精神分裂症病人的阳性症状，但对阴性症状如淡漠、孤僻、少语和思维贫乏等疗效差，且出现坐立不安、流涎、颤抖、动作迟缓等锥体外系反应。锥体外系反应可用抗胆碱药对抗。

1. 吩噻嗪类　常用的制剂有氯丙嗪、奋乃静、氟奋乃静、三氟拉嗪、硫利达嗪等。吩噻嗪类可通过阻断中脑边缘系统及中脑 - 皮层通路的多巴胺 D_2 受体，产生较强抗精神病作用。主要用于精神分裂症，也可治疗躁狂症及其他精神病伴有的兴奋躁动、紧张和妄想等症状。

2. 丁酰苯类　临床上常用的制剂有氟哌啶醇、氟哌利多等。

（1）氟哌啶醇　同等剂量时阻断多巴胺受体的作用为氯丙嗪的 20～40 倍，抗精神病作用强而持久。主要用于各种急、慢性精神分裂症，特别适合于急性青春型和伴有敌对情绪及攻击行为的偏执型精神分裂症，亦用于对吩噻嗪类无效的其他类型或慢性精神分裂症。

（2）氟哌利多　体内代谢快，作用维持时间短。用于治疗精神分裂症的急性精神运动性兴奋躁狂状态。每日 10～30mg，分 1～2 次肌内注射。

3. 硫杂蒽类　氟哌噻吨抗精神病作用与氯丙嗪相似，有较强镇静作用，恢复期病人长期用药可预防复发，对慢性病人可改善症状，对精神发育迟缓、老年痴呆等伴发精神症状有效。

4. 苯酰胺类　舒必利具有抗精神病作用、镇静作用和镇痛作用等，对感觉运动方面神经系统疾病及精神运动行为障碍具有良效，主要治疗舞蹈病、抽动 - 秽语综合征、老年性精神病等。

（二）第二代抗精神病药

主要阻断 5 - 羟色胺 2A（5 - HT_{2A}）受体和多巴胺 D_2 受体，可明显减少精神分裂症的阳性症状，同时还可以改善阴性症状，情感症状和认知损害，较少产生锥体外系不良反应，可引起催乳素水平升高，体重增加。

1. 利培酮　为苯丙异噁唑类衍生物。①低剂量时可阻断中枢的 5 - HT_{2A} 受体，大剂量时又可阻断多巴胺 D_2 受体；②全面解除精神分裂症病人的阳性和阴性症状的作用优于氟哌啶醇；③对急性精神分裂症病人，比氟哌啶醇更有效。适应证：①治疗精神分裂症，特别是对阳性和阴性症状及其伴发的情感症状（如焦虑、抑郁等）有较好疗效；②对急性期治疗有效的病人，在维持期，可继续发挥临床疗效。

2. 氯氮平　为苯二氮䓬类广谱抗精神病药。作用于中脑边缘系统的多巴胺受体，抑制多巴胺与 D_1、D_2 受体结合，对黑质 - 纹状体的多巴胺受体影响较少，能抑制 5 - HT_2 受体，并能直接抑制中脑网状结构上行激活系统，具有强大的镇静催眠作用。临床主要用于：①难治性精神分裂症，对精神分裂症的阳性和阴性症状有较好疗效。氯氮平易引起粒细胞减少，不作为精神分裂症的首选用药；②可用于其他两种抗精神病药充分治疗无效或不能耐受其他药物治疗时；③还可用于治疗躁狂症、晚期抗帕金森病药物诱发的精神症状等。

3. 奥氮平 是一种新的非典型神经安定药。具有拮抗多巴胺受体、5 - 羟色胺受体和胆碱受体的作用，在减少精神分裂症阳性症状方面更有效，奥氮平不会发生粒细胞缺乏症。临床主要用于：①有严重阳性症状或阴性症状的精神分裂症和其他精神病的急性期及维持期；②亦可用于缓解精神分裂症及相关疾病常见的继发性情感症状。

4. 喹硫平 为脑内多种神经递质受体拮抗剂。主要通过阻断中枢多巴胺 D_2 受体和 5 - HT_2 受体发挥抗精神病作用。临床用于各型精神分裂症，不仅对阳性症状有效，而且对阴性症状也有一定效果，可减轻与精神分裂症有关的情感症状如抑郁、焦虑及认知缺陷症状。

5. 阿立哌唑 是多巴胺的平衡稳定剂。主要通过对多巴胺 D_2 受体和 5 - HT_{1A} 受体的部分激动作用及对 5 - HT_{2A} 受体的拮抗作用来产生抗精神分裂症作用。临床用于治疗各种类型的精神分裂症。

常用抗精神分裂症药物的用法用量见表 7 - 1。

表 7 - 1　常用抗精神分裂症药物的用法用量一览表

药名	用法与用量
氯丙嗪	每次 50mg，每日 2 次，口服，逐渐递增，1 个月内增至每日 200 ~ 300mg，观察 1 周若无效，将剂量增至 300 ~ 400mg，最多递增至每日 400 ~ 600mg。对兴奋躁动的急性病例或拒服药物的病人、口服药物不能控制症状的病人，常用氯丙嗪肌内注射给药或静脉滴注，每次 25 ~ 50mg，每日 400mg
奋乃静	每次 5 ~ 10mg，隔 6 小时 1 次或酌情调整，口服
氟奋乃静	常用剂量每次 2mg，每日 1 ~ 2 次，逐渐递增，日服总量可达 20mg
三氟拉嗪	每次 5 ~ 10mg，每日 15 ~ 30mg，必要时可逐渐递增至每日 45mg，口服
硫利达嗪	开始每次 25 ~ 100mg，每日 3 次，口服，然后根据病情逐渐增至充分治疗剂量 100 ~ 200mg
氟哌啶醇	成人开始剂量为 2 ~ 4mg，分 2 ~ 3 次，口服，逐渐增加至常用量每日 10 ~ 40mg，维持剂量每日 4 ~ 20mg
氟哌利多	每日 10 ~ 30mg，分 1 ~ 2 次肌内注射
氟哌噻吨	初始每次 15mg，每日 1 次，口服，根据病情逐渐增加剂量，必要时可增至每日 40mg；维持剂量 5 ~ 20mg，每日 1 次
舒必利	开始每日 300 ~ 600mg，可缓慢增至每日 600 ~ 1200mg
利培酮	初始剂量每次 1mg，每日 2 次，口服，剂量递增，第 3 日为 3mg，以后每周调整 1 次剂量，最大疗效剂量为每日 4 ~ 6mg；老年病人起始剂量为每次 0.5mg，每日 2 次
氯氮平	开始每次 25mg，每日 1 ~ 2 次，口服，然后每日增加 25 ~ 50mg；若耐受性好，在开始治疗的两周将 1 日总量增至 300 ~ 450mg
奥氮平	每日 10 ~ 15mg，口服，可根据病人情况调整剂量至每日 5 ~ 20mg
喹硫平	起始剂量为每次 25mg，每日 2 次，口服，每隔 1 ~ 3 日每次增加 25mg，逐渐增至治疗剂量每日 300 ~ 600mg，分 2 ~ 3 次服用
阿立哌唑	推荐用法为第一周起始剂量每次 5mg，每日 1 次，口服，第二周为每日 10mg，第三周为每日 15mg，之后根据个体疗效和耐受情况调整剂量，有效剂量范围每日 10 ~ 30mg，最大剂量不应超过每日 30mg

三、治疗药物的应用原则

精神分裂症的药物治疗分为急性期、巩固期、维持期三个阶段。

1. 急性期 应保持足够的药物治疗 6~8 周，以迅速控制病人的精神症状为主要目的。原则上采用单一药物治疗，从小剂量开始，缓慢增加剂量，避免严重不良反应的发生。根据精神症状及个体特征，选择合适的抗精神病药物，实现个体化用药。换药原则，合适剂量治疗最短起效时间为 4~6 周，如果无效可换用不同化学结构或药理作用的抗精神病药物。

2. 巩固期 原则上维持急性期的药物剂量，巩固期治疗疗程一般持续 3~6 个月。

3. 维持期 酌情调整剂量，维持病情稳定，减少药物不良反应发生，提高治疗依从性，治疗疗程至少维持 2 年以上，反复多次发作者宜长期服药。

拓展阅读

第二代抗精神病药物与 2 型糖尿病

近年来，第二代抗精神病药物氯氮平、奥氮平等引起高血糖、2 型糖尿病及酮症酸中毒的报道引起了广泛关注，其发生与体重增加有关，内在机制可能是产生了胰岛素抵抗。体重增加以氯氮平和奥氮平最明显，利培酮和喹硫平居中，齐拉西酮和阿立哌唑较少引起。目前临床使用二甲双胍联合行为干预治疗，对减轻体重增加和改善胰岛素抵抗的疗效是较好的方法。

四、药物的不良反应

1. 锥体外系反应 为最常见的不良反应，与抗精神病药物拮抗黑质–纹状体通路的 DA 受体有关，主要有四种表现形式：①帕金森综合征：表现为肌张力增高、面容呆板（面具脸）、动作迟缓、肌肉震颤、流涎等。一般在用药后数周或数月发生，女性比男性更常见；②急性肌张力障碍：表现为局部肌群的持续强直性收缩，继而出现各种奇怪动作和姿势如张口、伸舌、斜颈、眼上翻、头后仰、面部怪相和扭曲、呼吸运动障碍、吞咽困难、脊柱侧弯等；③静坐不能：病人自觉心神不宁，主观感觉必须来回运动，表现为坐立不安、反复徘徊或原地踏步，显得烦躁不安；④迟发性运动障碍：多见于持续用药几年后，表现为不自主的、有节律的刻板式运动，出现吸吮、舔舌、咀嚼等口–舌–颊三联征，严重时构音不清、影响进食，也可出现手指、手臂、腿和躯干的广泛性舞蹈样动作。

2. 过度镇静和嗜睡 许多抗精神病药物产生过度镇静，通常很快因耐受而消失。一般不必处理。

3. 影响内分泌和代谢 主要表现为：①催乳素分泌增加：女性病人常表现为乳房肿大、泌乳、月经紊乱、闭经、不排卵和不育，男性常见性欲丧失、勃起困难和射精障碍；②糖代谢障碍：可引起糖耐量异常、血糖升高和尿糖阳性，导致糖尿病的发生；③脂代谢障碍与体重增加。

五、药物相互作用

药物相互作用见表 7-2。

表 7-2 抗精神病药物相互作用一览表

合用药物	相互作用结果
抗精神病药物＋三环类抗抑郁药	诱发癫痫，增加中枢神经系统抑制作用

续表

合用药物	相互作用结果
抗精神病药物 + 锂盐	增加锥体外系反应
抗精神病药物 + 钙通道阻滞药	低血压

第二节　心境障碍

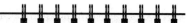

案例导入

案例：刘先生，32 岁，手臂上可见割痕。病人描述自己存在易激惹及心境改变，持续数小时或数天，伴有睡眠减少、食欲下降及注意力不集中。他很容易被激惹，同时体验到思维奔逸及目标导向活动的增加。他将自己的心境描述为"抑郁"，称自己的工作和人际关系受到了严重损害，并承认过去曾多次自杀未遂。

讨论：1. 该病人的治疗用药如何选择？

2. 如何制定用药策略？

一、疾病概要

心境障碍（mood disorder）又称为情感性精神障碍，是指由各种原因引起的以显著而持久的心境或情感改变为主要特征的精神疾病，常伴有相应的思维和行为异常，有反复发作的倾向。临床上主要表现为情绪高涨或低落，伴有相应的认知和行为改变，可有精神病样症状，如幻觉、妄想。本病的病因尚不清楚，遗传因素、心理社会因素对本病的发生有明显影响。研究表明，某些中枢神经递质以及相应受体功能的改变，如 5 - 羟色胺、去甲肾上腺素、多巴胺等，可能与心境障碍的发生有关。

1. 抑郁症发作　以情绪低落、思维迟缓、意志活动减退和躯体症状为主要临床表现。临床表现可由轻度发展到重度。情绪低落是中心症状，表现为悲观失望、对日常活动丧失兴趣和愉快感，精力明显减退，无明显原因的持续疲乏感，严重者甚至反复出现自杀念头或行为。思维迟钝表现为言语明显减少，自我评价过低或自责负罪，可达妄想程度，常自觉思考能力明显下降。动作减少表现为行为动作缓慢或减少，严重者达到木僵程度。

2. 躁狂症发作　以情绪高涨、思维奔逸和活动增加为主要临床表现。情绪高涨是躁狂症的主要临床表现，常表现为自我感觉良好、自我评价过高，可达妄想程度。有的以易激惹、发怒为主要症状。思维奔逸表现为联想迅速、言语明显增多、注意力不集中等；动作增多表现为整日忙碌不停、行为轻率，甚至不顾后果或冒险。

3. 双向情感障碍　双向情感障碍是既有躁狂发作，又有抑郁发作的一类心境障碍，躁狂发作表现为心境高涨、精力充沛和活动增加，抑郁发作表现为心境低落、精力减退和活动减少，病情严重者在发作高峰期还可出现幻觉、妄想、紧张综合征等精神病性症状。躁狂和抑郁常反复循环或交替出现，也可以混合方式存在。

二、治疗药物

（一）抗抑郁症药物

1. 三环类抗抑郁症药（tricyclic antidepressants, TCAs）

（1）丙咪嗪　作用发生快（1~2 小时），但服药 2~3 周后才能发挥临床抗抑郁疗效。

成人每次 12.5 ~ 25mg，每日 3 次，口服，年老体弱者一次量从 12.5mg 开始，逐渐增加剂量，极量每日 0.2 ~ 0.3g。丙咪嗪血药浓度有较大个体差异，应监测血药浓度调整剂量。

（2）多塞平　TCAs 中镇静功能较强的抗抑郁药之一，开始剂量每次 25mg，每日 3 次，口服，递增至每日 150 ~ 300mg；严重的焦虑性抑郁症可肌内注射，每次 25 ~ 50mg。

2. 选择性 5 – 羟色胺再摄取抑制剂（SSRIs）

（1）氟西汀　成人每次 120mg，每日 1 次，口服，4 周后显效。与肝药酶抑制剂合用，可导致本品代谢减慢，血药浓度增高而中毒。

（2）帕罗西汀　起效快，远期效果好。起始剂量每次 20mg，每日 1 次，早餐时顿服，连续用药 3 周。以后根据临床反应增减剂量，每次增减 10mg，间隔不得少于 1 周。老年人或肝、肾功能不全者可从每日 10mg 开始，每日最高剂量不超过 40mg。

3. 5 – 羟色胺和去甲肾上腺素再摄取抑制剂（SNRIs）　文法拉辛：适用于治疗各种类型抑郁症，包括伴有焦虑的抑郁症及广泛性焦虑症。开始每日 75mg，分 2 ~ 3 次口服，1 日量可增至 250mg，重症可增至 350mg。缓释制剂日服 1 次。肾功能损伤病人，每日总量可降低 25% ~ 50%，老年病人按个体化给药。

其他抗抑郁症药物的特点和用法用量见表 7 – 3。

表 7 – 3　其他抗抑郁症药物的特点和用法用量一览表

药物	主要特点	用法用量
马普替林	四环类抗抑郁药，起效快，不良反应少，治疗各种类型抑郁症	轻至中度抑郁症：口服，每次 25mg，一日 1 ~ 3 次；重度抑郁症：口服，每次 25mg，一日 3 次
安非他酮	对其他抗抑郁药疗效不明显或不能耐受的抑郁病人的治疗	成人，口服，每次 75mg，一日 2 次
吗氯贝胺	用于非典型抑郁症及其他抗抑郁药无效时，宜饭后服用	成人，口服，每日 300mg，分次餐后服用

（二）抗躁狂症药物

1. 碳酸锂　是治疗躁狂症的首选药物，可用于急性期和维持期治疗。小剂量开始，每次 0.125 ~ 0.25g，每日 3 次，口服，可递增至每日 0.25 ~ 0.5g，一般不超过每日 1.5 ~ 2.0g。症状控制后维持量一般不超过每日 1g，分 3 ~ 4 次服，预防复发时，需持续用药 2 ~ 3 年。碳酸锂起效慢，需要持续用药 2 ~ 3 周才能显效。锂盐的治疗剂量与中毒剂量接近，应监测血清锂浓度，并根据病情、锂浓度调整剂量，以防中毒。

2. 丙戊酸钠　用于治疗双向情感障碍的躁狂发作，特别是快速循环发作及混合性发作效果较好，对双向情感障碍有预防复发的作用。对碳酸锂反应不佳或不能耐受的病人是较为理想的替换药物。单用剂量为每日 3 ~ 4g，与锂盐合用时每日 1 ~ 2g 即可。

3. 卡马西平　用于急性躁狂发作的治疗，适用于碳酸锂治疗无效，或快速循环发作及混合性发作病人，也可与碳酸锂合用，剂量要相应减少。每日剂量为 300 ~ 400mg，分 2 ~ 3 次口服，最大剂量每日 1200mg。

（三）抗双向情感障碍药物

1. 心境稳定剂　是指对躁狂或抑郁发作具有治疗和预防复发作用，且不会引起躁狂和抑郁转向，或导致发作变频的药物。

2. 双向情感障碍躁狂发作的治疗　首选锂盐，若既往锂盐缺乏疗效或不耐受的病人，则选用丙戊酸钠或卡马西平，鉴于以上药物起效慢，可在治疗初期合并使用苯二氮䓬类药物或抗精神病药物。

3. 双向情感障碍抑郁发作的治疗　急性期治疗选用心境稳定剂，锂盐和拉莫三嗪可作为急性治疗与维持治疗的一线药物。在双向情感障碍抑郁发作治疗中，抗抑郁药可能诱发躁狂或快速循环发作，应慎用抗抑郁药物。

4. 双向情感障碍混合发作或快速循环发作的治疗　首选丙戊酸钠或卡马西平，或与其他心境稳定剂联合治疗。

5. 难治性双向情感障碍的治疗　可联用锂盐和丙戊酸钠或卡马西平，如无效，可加用其他心境稳定剂，或根据情况加用心境稳定剂的增效剂。

三、治疗药物的应用原则

1. 抑郁发作的药物治疗　①早发现，早治疗原则，若在轻度抑郁时及早发现并及早治疗，预后较好，治疗时间较短。②剂量逐步递增原则，尽可能使用最低剂量，减少不良反应，提高服药依从性。③换药和联合用药原则，当使用一种药物疗效差或无效时，可考虑换用作用机制不同的另一类药物。当换药无效时，可考虑2种抗抑郁药物联合使用。④倡导全程治疗原则，包括急性期、巩固期和维持期治疗。急性期治疗6~8周，巩固期治疗4~6个月，维持治疗因人而异，第一次发作主张维持治疗6~12个月，第二次发作3~5年，第三次发作，应长期维持治疗。

知识链接

2. 躁狂发作的药物治疗　躁狂发作的药物治疗以心境稳定剂为主，必要时联用抗精神病药物或苯二氮䓬类药物。遵循个体化合理用药和全程治疗等原则。

3. 双向情感障碍药物治疗　心境稳定剂基础性治疗原则，不论双向情感障碍为何种临床类型，都必须以心境稳定剂为主要治疗药物。联合治疗原则，根据病情需要联合用药，可以两种或多种心境稳定剂联合使用，也可以心境稳定剂与苯二氮䓬类药物、抗精神病药物、抗抑郁药物联合使用。

拓展阅读
对于有自杀倾向的抑郁症病人的抗抑郁药物选择

对于抑郁症病人，预防自杀是首要原则。很多具有自杀观念或行为的抑郁症病人可能会选择过量服用药物来实施自杀，故治疗应选择安全性良好的抗抑郁药物。通常TCAs应尽可能避免使用，大多数第二代和第三代抗抑郁药物即使过量使用也是相当安全的，但安非他酮超过治疗剂量的1/3可能会引起癫痫发作。

四、药物的不良反应

1. TCAs　不良反应较多，主要是由于对多种神经递质的广泛作用而引起。①抗胆碱能反应：最常见且突出，表现为口干、便秘、视物模糊、尿潴留、窦性心动过速、眼压升高等；②心血管系统反应：是主要的不良反应，表现为直立性低血压、心动过速、心律失常等，其中最危险的是奎尼丁样作用所致的房室传导阻滞；③中枢神经系统反应：可引起过度镇静、精神兴奋、躁狂、震颤、癫痫发作等；④体重增加；⑤过敏反应；⑥过量中毒。

2. SSRIs　因对其他神经递质的影响较小，故安全性好，不良反应较少而轻微。①胃肠道反应：常见，最多见恶心，也可见厌食、呕吐、口干、便秘等，饭后服用可减轻；②中枢神经系统反应：表现为激惹、头晕、头痛、焦虑、紧张、失眠、乏力、震颤、惊厥等；③5-HT综合征：罕见但可危及生命的特殊不良反应，主要发生在与MOAIs同时或先后应用时。

3. 碳酸锂 ①胃肠道反应：常见胃部不适、恶心等，如出现呕吐、腹泻，应考虑中毒可能；②神经系统反应：常见困倦、乏力、记忆力和理解力减退、手部细微震颤等；③内分泌系统反应：长期服用可致甲状腺功能减退、甲状腺肿大，为可逆性，停药后即恢复；④肾脏反应：口干、烦渴、多饮、多尿等；⑤急性中毒。

五、药物相互作用

药物相互作用见表 7 - 4。

表 7 - 4   抗心境障碍药物相互作用一览表

合用药物	相互作用结果
TCAs + MOAIs	高血压危象等严重不良反应
TCAs + 肾上腺素受体激动药	严重高血压和高热
TCAs + 甲状腺制剂	易致心律失常
碳酸锂 + 地高辛、奎尼丁	增加后者的毒性

第三节   焦虑症

焦虑是最常见的一种情绪状态，如因某些事情自己会感到紧张和担心，这就是焦虑。这种焦虑是一种保护性反应，也称为生理性焦虑。当焦虑的严重程度和客观事件或是处境明显不符，或者持续时间过长时，就变成了病理性焦虑，称为焦虑症（anxiety disorders）。

案例导入

案例：王女士，41 岁，教师，既往身体健康。于 1 年前在讲台上突然晕倒，立即送入医院，诊断为"高血压病"，给予抗高血压药物治疗，治疗效果较差。自此以后病人经常感觉头痛、头昏、头皮发麻，害怕再次出现晕倒，反复去医院就诊。每次就诊时测血压、血常规、肝功能、心电图、脑电图、头部 CT 及其他检查均未发现异常。1 年间，住院 5 次，每次住院 3 天左右症状缓解，出院后坚持服用抗高血压药。于 1 个月前再次出现上述症状伴入睡困难，遂来精神卫生中心就诊。入院时体检检查均无异常，病人明显情绪不稳，焦虑不安。诊断：焦虑症。住院治疗 1 个月痊愈出院，2 年内随访未复发。

讨论：1. 简述焦虑症的治疗原则？
　　　2. 抗焦虑症药物有哪些？

一、疾病概要

焦虑症以广泛和持续性焦虑或反复发作的惊恐不安为主要特征，常伴有自主神经功能紊乱、肌肉紧张与运动性不安，如过分担心、紧张、害怕等。伴自主神经功能紊乱症状，如口干、出汗、心悸、气急、尿频、尿急等；运动性不安症状，如坐卧不安、搓手顿足、轻微震颤、无目的的小动作增多等。临床分为广泛性焦虑障碍（慢性焦虑）和惊恐障碍

（急性焦虑）两种主要形式。前者常与引起紧张的事件有关，持续存在的心理社会因素综合作用使焦虑症成为慢性；后者为反复出现的惊恐发作，即急性焦虑发作。患者突然体验到强烈的恐惧，如濒临死亡感或即将失去理智感。同时，伴有心悸、头晕、多汗、胸闷或胸前紧压感等。一般持续 5～20 分钟，可自行缓解。

　　焦虑症的治疗应采取药物治疗、心理治疗和其他治疗方法相结合的全程综合性治疗原则。药物治疗主要侧重于对症治疗，心理治疗主要侧重于对因治疗。

拓展阅读
焦虑症与正常焦虑情绪

　　焦虑症与正常焦虑情绪反应是不同的：第一，它是无缘无故的、没有明确对象和内容的焦急、紧张和恐惧；第二，它是指向未来，似乎某些威胁即将来临，但是病人自己说不出究竟存在何种威胁或危险；第三，它持续时间很长，如不进行积极有效的治疗，几周、几月甚至数年迁延难愈；第四，焦虑症除了呈现持续性或发作性惊恐状态外，同时伴多种躯体症状。简而言之，病理性焦虑是一种无根据的惊慌和紧张，心理上体验为泛化的、无固定目标的担心惊恐，生理上伴有警觉增高的躯体症状。

二、治疗药物

（一）苯二氮䓬类药物

　　为目前应用最广泛的抗焦虑药物。作用快而强，不良反应少。临床常见的制剂有地西泮、氟硝西泮、劳拉西泮、艾司唑仑、阿普唑仑等。本类药物主要通过加强 γ-氨基丁酸（GABA）能神经元的抑制效应起作用。该类药物品种多，可通过焦虑特征和药物作用时间长短选择，如发作性焦虑可选择短、中效药物，持续性焦虑选择中、长效药物。初用者应从小剂量开始，逐渐增加到焦虑得到良好控制为止。停药时应当缓慢减量，经数周才完全停掉，否则容易出现停药综合征。由于耐受性和依赖性的原因，对有药物依赖的病人，最好不选用苯二氮䓬类，而应首先考虑选用其他种类的抗焦虑药，如丁螺环酮或抗抑郁药。

（二）阿扎哌隆类药物

　　代表药物丁螺环酮，与地西泮有相当的抗焦虑作用，但没有镇静、肌松、抗惊厥等作用和滥用苯二氮䓬类等造成的不良反应。主要适用于各种类型焦虑症，对焦虑伴有轻度抑郁症状者也有疗效。开始剂量每次 5mg，每日 3 次，口服，以后每 2～3 日增加 5mg。有效剂量为每日 20～30mg。2 周左右显效。

（三）抗抑郁药物

　　抗抑郁药物的抗焦虑作用与苯二氮䓬类相同，且副作用少，同时具有抗抑郁作用，但发挥疗效没有苯二氮䓬类迅速，常需要 1～2 周，故常在治疗初期合用苯二氮䓬类药物。常用于治疗各种焦虑障碍，对精神性焦虑和躯体性焦虑均有较好疗效，且无依赖性，目前有取代苯二氮䓬类的趋势。SSRIs 是惊恐障碍的一线治疗药物，文法拉辛和帕罗西汀是广泛性焦虑症的一线治疗药物。

（四）β 受体阻断药

　　可使焦虑及伴有的自主神经功能亢进症状减轻，适用于具有明显躯体症状的病人。代表药物普萘洛尔能阻断周围交感神经的 β 受体，对躯体性焦虑尤其是焦虑症的心血管症状，或有药物滥用倾向者最为适宜。用法：每次 10~20mg，每日 2~3 次。

三、治疗药物的应用原则

1. 明确诊断，尽早治疗的原则 对焦虑症应尽早进行诊断和治疗，并应根据焦虑症的不同亚型和临床特点合理选择治疗药物。

2. 实施个体化治疗的原则 考虑病人生理情况如妊娠期和哺乳期，同时考虑病理情况如可能合并躯体疾病，以及药物相互作用、药物耐受、有无并发症等情况，实施个体化治疗。

3. 小剂量开始用药、剂量逐步递减的原则 尽可能使用最低有效剂量，可使不良反应减少，从而提高患者服药的依从性。可根据疗效和患者耐受性情况逐渐增至足量（有效药物剂量上限）。

4. 合并用药的原则 一般不主张联用两种以上的抗焦虑药，应尽可能单一用药，用足量、全程治疗。单一药物无效时，可联用两种作用机制不同的抗焦虑药。

5. 缓慢减量的原则 在停药时应逐渐缓慢减量，不宜骤停，以防产生停药反跳。

6. 全程治疗的原则 急性期治疗 12 周，继续巩固和维持治疗 6~12 个月，合并心理治疗疗效更好。

四、药物的不良反应

1. 苯二氮䓬类药物 ①中枢神经系统反应：治疗量连续应用可出现头昏、嗜睡、乏力和记忆力下降，长效类尤易发生。大剂量偶致共济失调，可影响精细运动的协调性；②耐受性和依赖性：长期用药可产生耐受性，需增加剂量。久用可产生依赖性，突然停药出现反跳现象和戒断症状；③急性中毒：静脉注射速度过快或剂量过大可致急性中毒，表现为昏迷、呼吸及循环抑制。

2. 丁螺环酮 不良反应较少且轻微，主要为头晕、头痛、恶心、神经紧张、失眠、感觉异常等。

五、药物相互作用

药物相互作用见表 7-5。

表 7-5 抗焦虑症药物相互作用一览表

合用药物	相互作用结果
苯二氮䓬类 + 乙醇或其他中枢抑制药	中枢神经系统抑制作用增强
苯二氮䓬类 + 钙通道阻滞剂或利尿降压药	增强降压效果
丁螺环酮 + 乙醇或其他中枢抑制药	中枢神经系统抑制作用增强
丁螺环酮 + 氟哌啶醇	引起锥体外系反应
丁螺环酮 + 氯氮平	增加胃肠道出血和高血糖症的危险

📊 重点小结

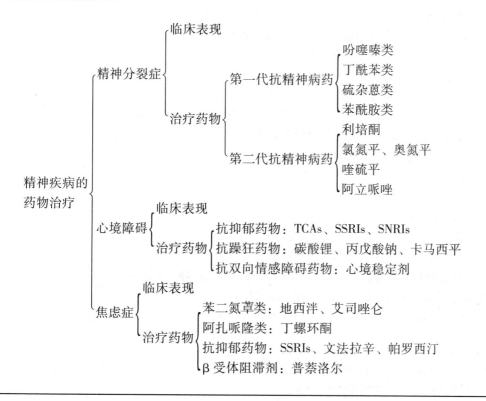

（潘伟男）

📋 目标检测

一、A 型题（单项选择题）

1. 对于合作的精神分裂症病人一般选择的给药途径是（　　）

　　A. 口服　　　　　　　　B. 肌内注射　　　　　　　C. 皮下注射
　　D. 静脉注射　　　　　　E. 静脉滴注

2. 精神分裂症病人服用氯丙嗪 400mg/d，2 周后疗效不明显，也无明显不良反应，下一步治疗应（　　）

　　A. 加大氯丙嗪的剂量　　B. 维持原剂量，继续观察　C. 改用利培酮
　　D. 改用奥氮平　　　　　E. 改用卡马西平

3.《中国精神分裂症防治指南》建议谨慎使用（　　）

　　A. 利培酮　　　　　　　B. 喹硫平　　　　　　　　C. 氯氮平
　　D. 奥氮平　　　　　　　E. 氯丙嗪

4. 躁狂发作急性期治疗血锂浓度应维持在（　　）

　　A. 0.4 ~ 0.8mmol/L　　　B. 0.8 ~ 1.2mmol/L　　　C. 1.2 ~ 1.6mmol/L
　　D. 1.6 ~ 2.0mmol/L　　　E. 2.0 ~ 2.4mmol/L

5. 抑郁症病人若换用单胺氧化酶抑制剂，氟西汀需停药（　　）
    A. 2 周　　　　　　　　　B. 3 周　　　　　　　　　C. 4 周
    D. 5 周　　　　　　　　　E. 6 周

6. 合用时可降低三环类抗抑郁药血药浓度的药物是（　　）
    A. 氟西汀　　　　　　　　B. 帕罗西汀　　　　　　　C. 卡马西平
    D. 氟伏沙明　　　　　　　E. 氯丙嗪

7. 焦虑症的早期药物治疗，应首选（　　）
    A. 苯二氮䓬类药物　　　　B. 阿扎哌隆类药物　　　　C. 抗抑郁药物
    D. β 受体拮抗药　　　　　E. 巴比妥类药物

8. 焦虑症病人停用苯二氮䓬类药物的过程不应短于（　　）
    A. 1 周　　　　　　　　　B. 2 周　　　　　　　　　C. 3 周
    D. 6 周　　　　　　　　　E. 5 周

9. 双向情感障碍基础性使用的治疗药物为（　　）
    A. 抗精神病药　　　　　　B. 抗焦虑药　　　　　　　C. 抗抑郁药
    D. 心境稳定剂　　　　　　E. 抗躁狂药

10. 对双相情感障碍快速循环型目前为抑郁发作的药物治疗，错误的是（　　）
    A. 单用心境稳定剂　　　　B. 合用心境稳定剂　　　　C. 合用抗抑郁药
    D. 首选丙戊酸盐　　　　　E. 首选卡马西平

二、B 型题（共用备选答案）

    A. 阻断中脑边缘系统和中脑 – 皮质的多巴胺受体
    B. 阻断黑质 – 纹状体的多巴胺受体
    C. 阻断延髓催吐化学感受区的多巴胺受体
    D. 阻断周围血管的 α 受体
    E. 阻断 M 胆碱受体

1. 氯丙嗪治疗精神分裂症的机制是（　　）
2. 氯丙嗪引起锥体外系反应的机制是（　　）
3. 氯丙嗪引起直立性低血压的机制是（　　）
4. 氯丙嗪引起口干、便秘、视物模糊是由于（　　）

三、X 型题（多项选择题）

1. 第二代抗精神病药能显著改善精神分裂症病人的（　　）
    A. 阳性症状　　　　　　　B. 阴性症状　　　　　　　C. 伴发的抑郁症状
    D. 认知障碍　　　　　　　E. 情感障碍

2. 对以淡漠退缩、主动性缺乏等隐性症状为主要表现的精神分裂症病人，可选择的治疗药物包括（　　）
    A. 利培酮　　　　　　　　B. 奥氮平　　　　　　　　C. 氯氮平
    D. 喹硫平　　　　　　　　E. 舒必利

3. 可与抗精神病药合用的 5 – 羟色胺再摄取抑制剂包括（　　）
    A. 氟西汀　　　　　　　　B. 帕罗西汀　　　　　　　C. 氟伏沙明
    D. 西酞普兰　　　　　　　E. 舍曲林

4. 禁止与吗氯贝胺合用的药物包括（　　　）

   A. 哌替啶　　　　　　　B. 可待因　　　　　　　C. 左旋多巴

   D. 麻黄碱　　　　　　　E. 伪麻黄碱

四、简单题

1. 试述精神分裂症的药物治疗原则和治疗药物的选择、药物不良反应的临床表现。

2. 试述抑郁症的药物治疗原则和治疗药物的选择、药物不良反应的临床表现。

3. 试述焦虑症的药物治疗原则和治疗药物的选择、药物不良反应的临床表现。

第八章

心血管系统疾病的药物治疗

PPT

学习目标

1. **掌握** 心绞痛、高血压病、高脂血症、心力衰竭、心律失常的临床表现、药物治疗原则、治疗药物合理选用。
2. **熟悉** 药物相互作用。
3. **了解** 以上疾病的一般治疗方法；深静脉血栓的药物治疗。

随着我国人民生活水平的逐步提高和食谱的不断变化，我国心脑血管疾病的发病率和死亡率都呈现上升趋势。每年因心、脑血管疾病死亡人数占总死亡人口的近 50%。预测到 2020 年，冠心病和脑卒中仍将居人类死因的第一位和第二位。本章重点介绍常见心脑血管疾病包括冠心病、高血压、高脂血症、心力衰竭和心律失常的药物治疗。

第一节　心绞痛

当冠状动脉的供血不能满足心肌对血液的需求，就会引起心肌缺血缺氧，急剧、短暂的缺血缺氧引起心绞痛，持续、严重的心肌缺血可引起心肌梗死。

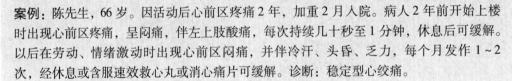

案例导入

案例：陈先生，66 岁。因活动后心前区疼痛 2 年，加重 2 月入院。病人 2 年前开始上楼时出现心前区疼痛，呈闷痛，伴左上肢酸痛，每次持续几十秒至 1 分钟，休息后可缓解。以后在劳动、情绪激动时出现心前区闷痛，并伴冷汗、头昏、乏力，每个月发作 1~2 次，经休息或含服速效救心丸或消心痛片可缓解。诊断：稳定型心绞痛。

讨论：1. 导致此病的主要原因是什么？
　　　　2. 如何选择药物进行治疗？

一、疾病概要

冠状动脉粥样硬化性心脏病（coronary atherosclerotic heart disease）是由于冠状动脉粥样硬化导致动脉管壁增厚变硬、失去弹性和管腔缩小或阻塞，导致心肌缺血缺氧或坏死而引起的心脏病，简称冠心病，也称缺血性心脏病（ischemic heart disease），临床上分为五种类型即：隐匿型或无症状冠心病、心绞痛、心肌梗死、缺血性心肌病和猝死。其中最常见的是心绞痛，最严重的是心肌梗死和猝死两种类型。

心绞痛（angina pectoris）临床上可分为稳定型、不稳定型和变异型心绞痛。稳定型心绞痛是指反复发作的劳累型心绞痛，且疼痛的性质、次数、部位等在 1~3 个月内无明显变化。

不稳定型心绞痛和变异型心绞痛常因动脉粥样硬化形成冠脉血栓栓塞，或冠状动脉痉挛使管腔狭窄而引起，临床表现与稳定型心绞痛相似，通常程度更重，持续时间可长达数十分钟，休息时也可发生。心肌梗死是由于供给某部分心肌的血管突然闭塞，使血流急剧减少或完全中断，导致心肌细胞缺血、缺氧而坏死；疼痛的部位和性质类似心绞痛，持续时间可达数小时，休息和含服硝酸甘油不能缓解。

二、治疗药物

冠心病的治疗包括药物治疗和非药物治疗（介入治疗和外科手术）。目前治疗冠心病的药物主要有硝酸酯类、β 受体阻断药和钙通道阻滞药（CCB）。冠心病辅助治疗的药物有抗血小板药及抗血栓药、血管紧张素转化酶抑制药（ACEI）以及调血脂药。

（一）硝酸酯类

通过释放一氧化氮（nitric oxide，NO）松弛血管平滑肌，扩张外周静脉、动脉和冠状动脉。①扩张冠状动脉，增加冠脉血流量。②扩张外周静脉、动脉，减轻心脏前后负荷，降低心脏的耗氧量。硝酸酯类舌下或口服给药可用于心绞痛的治疗，静脉滴注给药用于心肌梗死的治疗。代表药物有硝酸甘油、硝酸异山梨酯、单硝酸异山梨酯。

1. 硝酸甘油　用于各种类型心绞痛的防治。①舌下含片，每次 0.3～0.6mg。②口腔气雾剂等短效制剂能迅速缓解急性心绞痛症状。③皮肤贴片，每片 5mg，每日 1 次，适用于预防夜间心绞痛的发作。

2. 硝酸异山梨酯　用于心绞痛的预防、冠心病的长期治疗及心肌梗死后持续心绞痛的治疗。舌下含服或口服，每次 5～10mg，舌下含服或口服，每日 2～3 次。

3. 单硝酸异山梨酯　口服在胃肠道完全吸收，无肝脏首关效应，生物利用度近 100%。不宜用于心绞痛急性发作，适用于冠心病的长期治疗和预防心绞痛发作。口服，20mg，每日 2～3 次。

（二）β 受体阻断药

通过阻断心脏 β₁ 受体，使心率减慢、心肌收缩力减弱，同时通过降低血压，使心室壁张力降低而明显减少心肌耗氧量。代表药物有普萘洛尔、阿替洛尔、美托洛尔、吲哚洛尔、索他洛尔、比索洛尔等。β 受体阻断药主要用于劳累型心绞痛，尤其是硝酸酯类不敏感或疗效较差的稳定型心绞痛，可减少心绞痛的发作次数。特别适合伴有高血压或心律失常的病人。β 受体阻断药用于心肌梗死，可缩小心肌梗死范围，降低心肌梗死的死亡率。

常用 β 受体阻断药的特点和用法用量见表 8-1。

表 8-1　常用 β 受体阻断药的特点和用法用量一览表

药物	主要特点	用法用量
普萘洛尔	血浆蛋白结合率高	口服，10～20mg，每日 2～3 次
阿替洛尔	主要以原型药物通过肾脏排泄	口服，25～75mg，每日 2 次
美托洛尔	肝脏代谢	口服，50～100mg，每日 3 次
吲哚洛尔	生物利用度高	口服，5mg，每日 2 次

（三）钙通道阻滞药

钙通道阻滞药（calcium channel blockers，CCB）主要通过阻断心肌和血管平滑肌细胞膜上电压依赖性 L 型钙通道，减少 Ca^{2+} 内流，降低胞内游离 Ca^{2+} 浓度而发挥作用。①减少

心肌 Ca^{2+} 内流，产生抑制心肌收缩力、减慢心率的作用；同时，通过抑制细胞外 Ca^{2+} 内流，减轻心肌细胞的 Ca^{2+} 超负荷而保护缺血心肌细胞。②减少血管平滑肌细胞 Ca^{2+} 内流，松弛血管平滑肌；降低血小板内 Ca^{2+} 浓度，抑制血小板聚集。代表药物有硝苯地平、尼卡地平、非洛地平、氨氯地平、维拉帕米、地尔硫䓬等。

1. 硝苯地平　属于二氢吡啶类钙通道阻滞药，对血管的选择性高，对痉挛的冠状动脉作用显著，故对变异型心绞痛最有效，伴高血压或窦性心动过缓的病人尤为适用；亦可用于慢性稳定型心绞痛和不稳定型心绞痛的防治。口服或舌下含服，每次 10 ~ 20mg，每日 3 次；缓释制剂每次 30 ~ 80mg，每日 1 次。

2. 维拉帕米　属于非二氢吡啶类钙通道阻滞药，对心脏的作用强于对血管的作用。可降低窦房结自律性，减慢房室结传导、减慢心率，抑制心肌收缩力，抑制血小板聚集。用于治疗稳定型心绞痛和不稳定型心绞痛，尤其适用于伴有心律失常的病人。口服，每次 80 ~ 120mg，每日 3 次；缓释制剂，口服，每次 240 ~ 480mg，每日 1 次。

其他钙通道阻滞药的特点和用法用量见表 8 - 2。

表 8 - 2　其他钙通道阻滞药的特点和用法用量一览表

药物	主要特点	用法用量
氨氯地平	长效药物	口服，5 ~ 10mg，每日 1 次
非洛地平	血浆蛋白结合率高、生物利用度低	口服，5 ~ 10mg，每日 1 ~ 2 次
地尔硫䓬	选择性扩张冠状动脉	口服，50 ~ 100mg，每日 3 次
尼卡地平	代谢产物无活性	口服，10 ~ 20mg，每日 3 次

（四）抗血小板药及溶栓药

1. 阿司匹林　通过抑制环氧酶减少血栓素（TXA_2）的合成，从而抑制血小板聚集，防止血栓的形成，用于预防心肌梗死，降低冠心病的死亡危险。推荐剂量为每日 75 ~ 150mg。不能耐受阿司匹林的病人可用氯吡格雷作为替代治疗，顿服，300mg，2 小时后即能达到有效血药浓度，维持剂量为每日 75mg。

2. 尿激酶　通过激活纤溶酶，溶解血栓。推荐剂量为 150 万单位，于 30 分钟内静脉滴注，配合使用肝素或低分子量肝素。

3. 重组组织型纤溶酶原激活剂（rt - PA）　通过激活纤溶酶，溶解血栓。50mg 溶于注射用水中，配成浓度为 1mg/ml，静脉注射。100mg 溶于 0.9% 氯化钠注射液 500ml 中，3 小时内滴完。

（五）血管紧张素转化酶抑制药

血管紧张素转化酶抑制药（angiotensin converting enzyme inhibitors，ACEI）通过抑制血管紧张素转化酶减少血管紧张素 II 的生成，从而产生扩张血管、预防和逆转心室重构、改善心功能作用，从而减少心绞痛的发作。代表药物有卡托普利、依那普利、雷米普利、贝那普利等。卡托普利推荐剂量为 12.5 ~ 50mg/次，每日 3 次。依那普利推荐剂量为 5mg/次，每日 2 次。雷米普利、贝那普利推荐剂量为 5 ~ 10mg，每日 1 次。

（六）调血脂药

常用他汀类（stains）药物，代表药物有洛伐他汀、辛伐他汀、普伐他汀、氟伐他汀、阿托伐他汀、瑞舒伐他汀等。常用他汀类药物的特点和用法用量见表 8 - 10。

三、治疗药物的应用原则

1. 稳定型心绞痛的药物治疗　在心绞痛急性发作时，主要选择硝酸酯类药物：①硝酸甘油：舌下含服，能迅速缓解心绞痛。每次 0.3 ~ 0.6mg，1 ~ 3 分钟起效，作用持续约 30 分钟；②硝酸异山梨酯：口服，每次 5 ~ 10mg，2 ~ 3 分钟起效，作用持续约 2 ~ 3 小时。对慢性稳定型心绞痛病人的治疗，可选用 β 受体阻断药治疗：①美托洛尔，口服，每次 25 ~ 100mg，每日 2 次；②阿替洛尔，口服，每次 12.5 ~ 25mg，每日 1 次。

2. 不稳定型心绞痛的药物治疗　硝苯地平是治疗不稳定型心绞痛（变异型心绞痛）的首选药。维拉帕米扩张冠状动脉作用较弱，不单独用于变异型心绞痛的治疗。

3. 心肌梗死的药物治疗　溶栓治疗可以选择链激酶、尿激酶和阿替普酶。其他药物如硝酸酯类、β 受体阻断药、ACEI、调血脂药、抗血小板药可改善心肌供血，保护尚存活力的心肌。

四、药物的不良反应

1. 硝酸甘油　主要与舒张血管作用有关，表现为皮肤潮红、搏动性头痛，也可增加颅内压和眼内压。剂量过大可使血压过度下降，反射性兴奋交感神经，从而增加心率、加强心肌收缩性，导致心肌耗氧量增加。连续用药可导致耐受性。初次用药需要预防直立性低血压。

2. β 受体阻断药　阻断心脏 $β_1$ 受体可引起窦性心动过缓、房室传导阻滞及心肌收缩力降低。非选择性 β 受体阻断药可致支气管痉挛，禁用于伴有支气管哮喘、慢性阻塞性肺疾病病人。长期应用 β 受体阻断药，突然停药可引起"反跳"现象，加重心绞痛症状、甚至诱发心肌梗死。

3. 硝苯地平　快速而强效的降压作用可能引起反射性心动过速，常见面部潮红、头痛、心悸、水肿等不良反应。

4. 维拉帕米　对心脏的抑制作用强，可抑制窦房结，减慢心率，降低心肌收缩力，减慢房室传导。

5. ACEI　常见有首剂低血压、刺激性干咳、血管神经性水肿、高血钾以及急性肾功能衰竭等。

拓展阅读
一氧化氮的生理作用

一氧化氮（nitric oxide，NO）是一种带有不成对电子的气体，化学性质不稳定，半衰期很短，仅有几秒钟。NO 在生理状态下对血液的流量、流速及血管阻力起调节作用，可阻止血小板聚集和黏附。适量的 NO 产生可以调节水钠排泄和肾小球毛细血管管压，控制肾乳头血流量。大量 NO 产生也可引起肾组织的损害。糖尿病性肾病、败血性肾病均与 NO 量的改变有关。NO 在调节胃肠分泌和胃肠运动中具有重要作用。NO 释放过多，可导致胃肠运动紊乱，产生各种胃肠溃疡。最近研究证明，NO 既是肿瘤免疫、微生物免疫的效应分子，又是多种免疫细胞的调节分子。NO 既可以抑制 T 淋巴细胞增生、抑制抗体应答反应、抑制肥大细胞反应，又能促进 NK 细胞活性、激活外周血单核细胞，调节 T 淋巴细胞。另外，NO 还与性激素调节、妊娠维持及分娩有关。

五、药物相互作用

药物相互作用见表8-3。

表8-3 抗心绞痛药物相互作用一览表

合用药物	相互作用结果
硝酸酯类 + β受体阻断药合用	具有协同作用
β受体阻断药 + 降糖药	掩盖糖尿病病人低血糖症状
他汀类药物 + 贝特类药物	横纹肌溶解症的风险增加

第二节 高血压

高血压（hypertension）是最常见的心血管疾病之一，是重要的心脑血管疾病危险因素，可导致多个内脏器官如心、脑、肾的结构和功能发生改变，并最终导致器官功能衰竭，严重危害人类健康。

案例导入

案例：张先生，38岁。主诉：头晕3年，加重一周，伴恶心，呕吐。间断服用普萘洛尔，近日改为口服依那普利，每日10mg，仍有头晕，同时自觉乏力，故来医院就诊。查体：BP 160/90mmHg；无胸痛，无发热，无活动时气短，无呕吐及腹泻。诊断：高血压。

讨论：1. 高血压的诊断标准是什么？
　　　2. 可选用哪些药物进行治疗？
　　　3. 高血压药物应用时如何根据并发症选药？

一、疾病概要

高血压是以体循环动脉压升高为主要临床表现的心血管综合征，在未使用降压药物的情况下收缩压≥140mmHg和（或）舒张压≥90mmHg，可诊断为高血压。分为原发性高血压和继发性高血压两大类，前者占高血压的90%以上。

知识链接

高血压的常见症状有头晕、头痛、项颈板紧、疲劳、心悸等。高血压会导致多种并发症如左心室肥厚、心绞痛和心肌梗死、心力衰竭、脑卒中、高血压脑病、动脉硬化、肾动脉硬化、肾小球纤维化、视网膜动脉狭窄、眼底出血等。

高血压的最终治疗目的是减少高血压病人心、脑血管和肾脏疾病的发生率和死亡率。其治疗原则包括改善生活行为（限制钠盐摄入、减轻体重、适量运动、调节饮食等）、抗高血压药物治疗、多重心血管危险因素协同控制。

二、治疗药物

（一）血管紧张素转化酶抑制药 （ACEI）

ACEI通过抑制ACE，减少AngⅡ的生成，同时减少缓激肽的降解，从而舒张小动脉而产生降压作用。AngⅡ的生成减少，还可降低血液循环的醛固酮水平，减轻水钠潴留。ACEI长期应用能抑制和逆转心血管重构。代表药物有卡托普利、依那普利、雷米普利、福辛普利等。

轻中度高血压病人单用 ACEI 可控制血压；对正常肾素型及高肾素型高血压疗效更好；改善心功能及肾血流量，对心、肾、脑等器官有保护作用；长期用药可减轻心肌肥厚，阻止或逆转心血管重构。

常用 ACEI 的特点和用法用量见表 8 - 4。

表 8 - 4 常用 ACEI 的特点和用法用量一览表

药物	主要特点	用法用量
卡托普利	含有巯基，食物影响其生物利用度，半衰期短	起始剂量 12.5 ~ 25mg，每日 2 ~ 3 次，饭前服药
依那普利	生物利用度不受食物的影响	口服，起始剂量 5 ~ 10mg，每日 1 次，根据血压调整剂量，最大剂量每日 40mg
雷米普利	半衰期长	口服，起始剂量 2.5mg，每日 1 次，维持量 2.5 ~ 5.0mg，每日 1 次
福辛普利	肾功能不全一般无需调整剂量	口服，起始剂量 10mg，每日 1 次，维持量 10 ~ 40mg，每日 1 次

（二）AT$_1$ 受体阻断药

血管紧张素 II 受体阻断药（ARB）对血管紧张素 II 1 型受体（AT$_1$ 受体）有高度选择性的阻断作用，通过阻断 Ang II 与其受体的结合而降低血压，作用与 ACEI 相似。ARB 具有明显的肾脏保护效应，对糖尿病肾病的恶化有逆转作用；也能抑制左室心肌肥厚和血管壁增厚。代表药物有氯沙坦、缬沙坦、厄贝沙坦、坎地沙坦与替米沙坦等。尤其适用于高血压伴左心室肥厚、糖尿病肾病者。常用 ARB 的特点和用法用量见表 8 - 5。

表 8 - 5 常用 ARB 的特点和用法用量一览表

药物	主要特点	用法用量
氯沙坦	代谢产物具有活性	口服，50 ~ 100mg，每日 1 次
缬沙坦	适用于轻、中度高血压	口服，80 ~ 160mg，每日 1 次
厄贝沙坦	妊娠初始 3 个月不宜使用	口服，150 ~ 300mg，每日 1 次
替米沙坦	妊娠初始 3 个月不宜使用	口服，40 ~ 80mg，每日 1 次
坎地沙坦	代谢产物有活性	口服，4 ~ 8mg，每日 1 次

（三）利尿药

利尿药是治疗高血压的常用药，可单独治疗轻度高血压，中、重度高血压常与其他药物合用。噻嗪类利尿药作为基础降压药应用最广，常用于原发性高血压，具有口服有效、降压作用温和、长期用药很少产生耐受性等优点。常用药物有氢氯噻嗪、螺内酯、氨苯蝶啶、阿米洛利等。常用利尿药的特点和用法用量见表 8 - 6。

表 8 - 6 常用利尿药的特点和用法用量一览表

药物	主要特点	用法用量
氢氯噻嗪	降压作用明确	口服，12.5 ~ 25mg，每日 1 次
氯噻酮	口服后容易吸收	口服，25 ~ 50mg，每日 1 次
螺内酯	低效，保钾	口服，20mg，每日 1 次

续表

药物	主要特点	用法用量
吲达帕胺	利尿和钙拮抗双重作用	口服，1.25~2.5mg，每日1次
呋塞米	高效利尿药	口服，20~40mg，每日3次

（四）β 受体阻断药

β 受体阻断药为常用降压药，通过阻断 β 受体减少去甲肾上腺素和肾素的释放，减弱心肌收缩力，减慢心率，从而减少心输出量产生降压作用。由于 β 受体阻断药降压强度有限，一般与其他降压药合用。对年轻高血压病人、心输出量或肾素活性偏高者疗效较好。特别适合心肌梗死病人、高血压伴有心绞痛或心率较快的病人。代表药物有普萘洛尔、美托洛尔、阿替洛尔等。

普萘洛尔是常用的抗高血压药。首关效应明显，生物利用度不高。降压作用起效慢，通常口服 2~3 周后才出现降压作用。个体差异大，需个体化给药。常用剂量5mg，每日4次。用量根据病人心率及血压变化及时调整，最大剂量可达100mg。其他 β 受体阻断药的特点和用法用量见表 8-7。

表 8-7　其他 β 受体阻断药的特点和用法用量一览表

药物	主要特点	用法用量
美托洛尔	体内代谢受遗传因素影响	口服，25~50mg，每日2~4次
阿替洛尔	选择性 β 受体阻断药	口服，12.5~50mg，每日1~2次
卡维地洛	首关效应明显、阻断 α、β 受体	口服，12.5~25mg，每日1次
拉贝洛尔	阻断 α、β 受体	口服，100mg，每日2~3次

（五）钙通道阻滞药

钙通道阻滞药（CCB）分为二氢吡啶类和非二氢吡啶类两大类，抗高血压常选用前者，药物有硝苯地平、尼莫地平、尼群地平、非洛地平、伊拉地平、尼卡地平、氨氯地平等。非二氢吡啶类的药物有维拉帕米、地尔硫䓬等。硝苯地平为第一代二氢吡啶类的短效钙通道阻滞药，对血管的选择性高，可显著扩张冠状动脉和外周小动脉，增加冠脉血流量、降低血压。口服20分钟产生降压作用、舌下含服5~10分钟产生降压作用，作用维持6~8小时。硝苯地平普通制剂10mg，每日3次。硝苯地平缓释片20~40mg，每日1~2次。常用钙通道阻滞药的特点和用法用量见表 8-2。

（六）其他抗高血压药物

其他抗高血压药物的特点和用法用量见表 8-8。

表 8-8　其他抗高血压药物的特点和用法用量一览表

药物	主要特点	用法用量
哌唑嗪	可导致首剂综合征	口服，0.5~1mg，每日2~3次
硝普钠	作用时间短、见光易分解	静脉滴注给药
米诺地尔	钾通道开放药	口服，2.5mg，每日2次，剂量逐渐增加至每次5~10mg

三、治疗药物的应用原则

高血压病因未明，不能根治，需要终生治疗。高血压药物治疗的目的不仅是降低血压，最终目标是最大限度地减轻或逆转病人的终末器官损伤，防止严重并发症的发生，从而提高生活质量，延长病人寿命。

1. 根据高血压程度选用药物 轻、中度高血压开始采用单药治疗，世界卫生组织推荐的一线降压药物是利尿药、β 受体阻断药、ACEI、AT$_1$ 受体阻断药、钙通道阻滞药、α$_1$ 受体阻断药。

2. 抗高血压药物的联合应用 单药治疗效果不佳时，可采用联合用药：ACEI 或 AT$_1$ 受体阻断药和小剂量利尿药；二氢吡啶类钙通道阻滞药和 ACEI 或 AT$_1$ 受体阻断药；二氢吡啶类钙通道阻滞药和小剂量 β 受体阻断药；二氢吡啶类钙通道阻滞药和小剂量利尿药。

3. 根据病人并发症选用药物 ①高血压合并支气管哮喘者，宜用利尿药、ACEI、钙通道阻滞药等，不宜用 β 受体阻断药；②高血压合并肾功能不全者，宜用 ACEI、钙通道阻滞药；③高血压合并窦性心动过速，年龄在 50 岁以下者，宜用 β 受体阻断药；④高血压伴潜在性糖尿病或痛风者，宜用 ACEI 和钙通道阻滞药，不宜用噻嗪类利尿药。

4. 注重平稳降压 降压过快、过强和血压不稳定可导致器官损伤，因此，降压药物一般宜从小剂量开始，逐步增加剂量，达到满意效果后改维持量以巩固疗效，避免降压过快、过剧，以免造成重要器官灌流不足等。因此，提倡使用长效降压药物以减小血压波动，在不得不使用短效药物时，建议一片药多次分服以取代维持治疗中的每天一片顿服。

四、药物的不良反应

1. ACEI 常见的不良反应有首剂低血压、刺激性干咳、急性肾功能衰竭、血管神经性水肿、高血钾；此外，含有巯基的卡托普利尚有皮疹、瘙痒、嗜酸性粒细胞增多、味觉缺失等不良反应，但都较短暂，可自行消失。

2. AT$_1$ 受体阻断药 不良反应较少，常见心悸、心动过速、妊娠毒性、水肿、类流感样综合征及高血钾等。

3. 硝普钠 扩张血管和降压可引起头胀痛、面部潮红、恶心、呕吐、出汗、不安和心悸等症状，调整滴速或停药后可消失。长期和大剂量应用时会出现硫氰化物蓄积中毒。

拓展阅读

高血压急症的治疗

高血压急症（hypertensive emergencies）是指短时期内（数小时或数天），患者血压急骤升高，舒张压 >130mmHg 和（或）收缩压 >200mmHg，伴有重要器官组织如心、脑、肾、眼底、大动脉的严重功能障碍或不可逆损害。必须及时正确处理，迅速降低血压，宜静脉给药。常用药物：①硝普钠：开始以每分钟 10～25μg 速率静脉滴注，根据血压变化情况调节滴速；②硝酸甘油：开始以 5～10μg 速度静脉滴注，可逐渐增至 20～50μg；③有高血压脑病者宜给予脱水药甘露醇快速静脉滴注，或快速静脉注射利尿药呋塞米。

五、药物相互作用

药物相互作用见表 8 - 9。

表 8 - 9　抗高血压药物相互作用一览表

合用药物	相互作用结果
噻嗪类利尿药 + 弱效利尿药	预防低血钾
ACEI + 利尿药	协同作用

续表

合用药物	相互作用结果
麻黄碱 + 降压药	拮抗，降低降压效果
维拉帕米 + β 受体阻断药	加重对心脏的抑制
高效利尿药 + ACEI	加重高血钾

第三节　高脂血症

　　血液中的脂类物质是形成细胞膜和维持细胞膜结构完整的基本物质，同时也是能量的来源、激素的前体物质以及信号分子。脂类难溶或微溶于水，必须与蛋白质结合成为水溶性的脂蛋白，才能在血液中溶解和运输。但如果血液循环中一些特定的脂蛋白浓度持续性过高，则为高脂血症（hyperlipidemia）。因高脂血症可直接引起一些严重危害人体健康的疾病，如动脉粥样硬化、冠心病、胰腺炎等，故需要进行有效治疗。

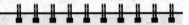

案例导入

　　案例：李女士，35 岁，体较胖。无明显症状体征。健康体检时化验血脂，结果如下：甘油三酯（TG）14mmol/L（正常值 0.56 ~ 1.70mmol/L），血清总胆固醇（TC）28.2mmol/L（正常值 < 5.2mmol/L），血清低密度脂蛋白 – 胆固醇（LDL – C）2.8mmol/L（正常值 2.1 ~ 3.1mmol/L），血清高密度脂蛋白 – 胆固醇（HDL – C）0.87mmol/L（正常值 1.20 ~ 1.65mmol/L）。诊断：高脂血症

　　讨论：1. 治疗高脂血症的药物有哪几类？
　　　　　　2. 如何选择药物治疗？

一、疾病概要

　　高脂血症是指血清总胆固醇（TC）、低密度脂蛋白（LDL）和甘油三酯（TG）升高，或伴血清高密度脂蛋白（HDL）低下，故又称高脂蛋白血症。血脂是血浆中所含脂类的总称，包括游离胆固醇（free cholesterol，FC），胆固醇酯（cholesterol ester，CE）、三酰甘油（triglyceride，TG，又叫甘油三酯）及磷脂（phospholipid，PL）等，它们在血浆中与载脂蛋白（apolipoprotein，apoprotein，Apo）结合形成脂蛋白。高脂血症的主要临床表现为脂质在真皮内沉积引起黄色瘤和脂质在血管内皮沉积引起动脉硬化。多数高脂血症病人早期没有临床表现，主要依据化验血脂确诊。

　　高脂血症按病因可分为原发性和继发性，后者主要继发于其他疾病如糖尿病、肾病综合征、甲状腺功能低下、肥胖症、酒精中毒、胰腺炎等。临床上血脂异常多数是由于环境所致，最常见的原因是高饱和脂肪及高胆固醇饮食所致。

　　高脂血症的治疗原则以饮食治疗为基础，包括减少饱和脂肪酸和胆固醇的摄入、增加体力活动、控制体重等。高脂血症患者经过严格饮食控制 3 ~ 6 个月后，血脂水平仍明显增高者，特别是对于中、老年人和有其他危险因素存在者如糖尿病、高血压等，必须给予药物治疗。

拓展阅读

脂蛋白的分类与功能

血浆中的甘油三酯、胆固醇、胆固醇酯、游离脂肪酸和磷脂能与血浆中的载脂蛋白结合成为脂蛋白复合物，是脂类在血液中存在、转运及代谢的形式。脂蛋白根据密度的不同可分为乳糜微粒（CM）、极低密度脂蛋白（VLDL）、低密度脂蛋白（LDL）、中间密度脂蛋白（IDL）和高密度脂蛋白（HDL）及脂蛋白（a）[LP（a）]。乳糜微粒主要含有外源性甘油三酯，是转运外源性甘油三酯和胆固醇到肝脏及外周组织的主要形式，而 VLDL、LDL、IDL 可将肝内合成的内源性脂质转运至肝外组织。极低密度脂蛋白在肝细胞内合成，是转运肝脏合成的 TG 进入血液循环的主要形式。LDL 由 VLDL 转变而来，富含胆固醇，主要功能是把胆固醇运输到全身各处细胞。HDL 是颗粒最小的血浆脂蛋白，主要功能是将外周的胆固醇转给 LDL 或 IDL，然后被肝脏利用，担负着将内源性胆固醇（以胆固醇酯为主）从组织往肝脏的逆向转运，因此具有保护血管的作用。

二、治疗药物

调血脂药包括他汀类药物、贝特类药物、胆汁酸结合树脂、烟酸、胆固醇吸收抑制剂和多烯脂肪酸等。

（一）他汀类

他汀类（statins）即羟甲戊二酸单酰辅酶 A（HMG-CoA）还原酶抑制剂，主要降低血浆 TC 和 LDL-C，也在一定程度上降低 TG 和极低密度脂蛋白（VLDL），轻度升高 HDL-C 水平，对动脉粥样硬化和冠心病的防治产生作用。他汀类在动脉粥样硬化的血管性疾病的一级和二级预防以及预防心血管事件的发生方面，都显示了良好的作用。

洛伐他汀和辛伐他汀为内酯型药物，须在肝脏中水解成为开环羟基酸型方有药理活性。其余他汀类均为开环羟基酸型，具有较高的吸收率，一般不受食物影响。他汀类药物的血浆峰浓度出现于服后 1~4 小时，除阿托伐他汀、瑞舒伐他汀的血浆半衰期约为 20 小时，给药时间不受限制之外，其余他汀类的半衰期较短，为 1~4 小时，适宜晚上给药。临床常用的药物有洛伐他汀、辛伐他汀、普伐他汀、氟伐他汀、阿托伐他汀、瑞舒伐他汀和匹伐他汀等。

他汀类药物适用于杂合子家族性高胆固醇血症、原发性高胆固醇血症等疾病，对糖尿病性和肾性高脂血症也有效。多数他汀类药物对纯合子家族性高脂血症无效，瑞舒伐他汀对该类型高胆固醇血症有效。常用他汀类药物的特点和用法用量见表 8-10。

表 8-10　常用他汀类药物的作用特点和用法用量一览表

药物	主要特点	用法用量
洛伐他汀	内酯型药物，代谢后具有活性	20~40mg，每日 1 次，睡前服药
普伐他汀	抗炎作用、抑制单核巨噬细胞向内皮的聚集和黏附等作用	10~40mg，每日 1 次，睡前服药
辛伐他汀	轻、中度肾功能不全，无需调整剂量	10mg，每日 1 次，睡前服药

（二）苯氧酸类

苯氧酸类又称贝特类，根据国际上对此类药物治疗后受益与风险的评价，认为除非病人有严重的高甘油三酯血症，又禁用他汀类或不能耐受他汀类，否则贝特类不应该作为一线治疗药物。临床常用药物有吉非贝齐、苯扎贝特、非诺贝特和环丙贝特等。

贝特类可使 TG 降低 20% ~ 50%，而对 TC 仅降低 6% ~ 15%，并使 HDL – C 升高 10% ~ 20%。其适应证为高 TG 血症或以高 TG 升高为主的混合型高脂血症。对高 TG 和（或）低 HDL – C 病人的获益较其他病人更为显著。常用贝特类的特点和用法用量见表 8 – 11。

表 8 – 11　常用贝特类药物的特点和用法用量一览表

药物	主要特点	用法用量
吉非贝齐	降低胆固醇作用弱，可使 HDL 升高 25%	300mg，每日 2 次，早、晚餐前 30 分钟口服
苯扎贝特	降低甘油三酯、升高 HDL，对 LDL 和总胆固醇影响较小	200mg，每日 3 次，口服
非诺贝特	单药或联合他汀类治疗伴糖尿病或代谢综合征的高 TG 血症者，有助于降低大血管、微血管事件发生率	100mg，每日 3 次，口服
环丙贝特	调血脂，抑制血小板聚集和溶解纤维蛋白原	100mg，每日 1 次，口服

（三）胆汁酸结合树脂

胆汁酸结合树脂为碱性阴离子交换树脂，不溶于水，不易被消化酶所破坏，与胆汁酸牢固结合阻滞胆汁酸的肝肠循环和反复利用。服药后可减少外源性胆固醇的吸收，促进内源性胆固醇在肝脏代谢成为胆汁酸，可使胆固醇的排泄量增加 10 倍之多。

胆汁酸结合树脂可降低 TC 和 LDL – C，ApoB 也相应降低，但 HDL 几乎无改变。主要用于治疗以 TC 和 LDL – C 升高为主，而 TG 水平正常不能使用他汀类的高胆固醇血症病人，如杂合子家族性 II a 型高脂血症。对纯合子家族性高脂血症无效。

常用的药物有考来烯胺，口服，每日 4 ~ 16g，分 3 ~ 4 次服用；考来替泊，每日 5 ~ 20g，分 3 ~ 4 次服用。

（四）烟酸类

烟酸属于 B 族维生素，是许多重要代谢过程的必需物质。大剂量则具有调血脂作用，属于广谱调血脂药。烟酸可减少游离脂肪酸向肝内转移，而使极低密度脂蛋白的生成减少，以及抑制肝内合成含载脂蛋白 B 的脂蛋白。通过脂蛋白酯酶途径增加 VLDL – C 清除率，引起甘油三酯的降低。通过抑制肝脏合成 TG 以及抑制 VLDL 的分泌，而间接降低 LDL 水平，同时增高 HDL 水平。在现有调节血脂药中，烟酸升高 HDL 的作用最强，也是唯一具有降低 Lp（a）作用的药物。

常用的药物有烟酸缓释制剂，推荐剂量为 1 ~ 2g，每晚 1 次；阿昔莫司，0.25g，每日 1 ~ 3 次。

（五）胆固醇吸收抑制剂

依折麦布是第一个被批准用于临床的选择性胆固醇吸收抑制剂。其选择性抑制位于小肠黏膜刷状缘的胆固醇转运蛋白的活性，有效减少肠道内胆固醇的吸收，从而降低胆固醇和相关植物甾醇的吸收，使肝脏胆固醇储存减少，可降低 LDL – C 和 TC 的水平。可用于原发性（杂合子家族性或非家族性）高胆固醇血症。治疗纯合子家族性高胆固醇血症时，可联合应用依折麦布与他汀类。常用剂量为 10mg，每天 1 次。

（六）其他药物

1. 普罗布考　具有较强的抗氧化作用，对动脉粥样硬化有较好防治效果。用于高胆固醇血症，尤其是纯合子家族型高胆固醇血症。常用剂量为 0.5g，每日 2 次。

2. 多不饱和脂肪酸 又称为多烯脂肪酸，分为 ω – 6 和 ω – 3 两类。可显著降低 TG，轻度升高 HDL – C、TC 和 LDL – C。用于高甘油三酯血症的治疗。常用剂量为 0.5 ~ 1g，每日 3 次。

三、治疗药物的应用原则

高脂血症经过严格的饮食控制 3 ~ 6 个月后，血脂水平仍明显增高者，特别是对中、老年人和有其他危险因素存在的患者如糖尿病、高血压和有心血管疾病家族史者，必须给予药物治疗。药物治疗期间仍需坚持饮食治疗。

1. 高胆固醇血症 首选 HMG – CoA 还原酶抑制剂，如单用不能使血脂达到治疗目标值时，可加用胆固醇吸收抑制剂或胆汁酸结合树脂，强化降脂作用。肝脏主要是在夜间合成血脂，半衰期短的药物如洛伐他汀、辛伐他汀、普伐他汀、氟伐他汀睡前服药；半衰期长的药物如阿托伐他汀每天固定时间服药。

2. 高甘油三酯血症 首选贝特类，也可选用烟酸类和多不饱和脂肪酸。对于重度高 TG 血症可联合应用贝特类和多不饱和脂肪酸。

3. 混合型高脂血症 一般首选 HMG – CoA 还原酶抑制剂，以降低 TC 与 LDL – C；但当血清 TG≥5.65mmol/L 时，首选贝特类，以降低 TG，避免发生急性胰腺炎的危险；单药效果不佳，可考虑联合用药。他汀类与贝特类或烟酸类联合使用可明显改善血脂谱，但肌毒性和肝脏毒性的可能性增加，尤其是吉非贝齐发生率最高。

4. 低 HDL – C 血症 目前升高 HDL – C 最强的药物是烟酸，升幅可达 15% ~ 35%。HMG – CoA 还原酶抑制剂升高 HDL – C 幅度约为 5% ~ 10%。贝特类升高 HDL – C 幅度约为 10% ~ 20%。HMG – CoA 还原酶抑制剂与烟酸类联合应用可显著升高 HDL – C，而不发生严重的不良反应。

四、药物的不良反应

1. 他汀类 包括胃肠道反应、皮肤潮红、头痛、肌痛、肌病、横纹肌溶解症、肝脏转氨酶 AST 及 ALT 升高、胰腺炎、史蒂文斯 – 约翰综合征、多形性红斑、血管神经性水肿、大疱型表皮坏死松解症。

2. 胆汁酸结合树脂 常见恶心、腹胀、消化不良、便秘等。血浆 TG 水平增加。长期应用，可干扰脂溶性维生素以及药物的吸收。大剂量应用可引起脂肪痢。

3. 贝特类 以胃肠道反应为主。典型不良反应有肌痛、肌病、胆石症、胆囊炎、肝脏转氨酶 AST 及 ALT 升高、史蒂文斯 – 约翰综合征、多形性红斑、大疱型表皮坏死松解症。

4. 烟酸类 具有强烈的扩张血管作用，初始服用或剂量增大后可致发热、瘙痒、皮肤干燥、面部潮红等；大剂量可引起血糖升高、血尿酸增高、肝脏转氨酶 AST 及 ALT 升高。

5. 依折麦布 口服后少数病人出现疼痛、痉挛和无力的肌肉失调症状、血清肌酸激酶升高、转氨酶升高、血小板减少等不良反应。

五、药物相互作用

药物相互作用见表 8 – 12。

表 8 – 12 高脂血症治疗药物相互作用一览表

合用药物	相互作用结果
他汀类 + 贝特类	可增加横纹肌溶解症的发生率或使其加重
洛伐他汀 + 红霉素	肌毒性的风险增加
贝丁酸类 + 香豆素类	抗凝作用增强
贝丁酸类 + 普伐他汀	可引起肌痛、横纹肌溶解症、血肌磷酸激酶增高

第四节　心力衰竭

许多因素均可促使心力衰竭（heart failure）的发生，如吸烟、肥胖、高脂血症、缺乏锻炼、病毒感染和遗传因素等，且几乎所有类型的心血管疾病均可引起心力衰竭，大约有80%~90%的慢性心力衰竭是在原有心脏疾病基础上诱发的。

案例导入

案例：胡女士，65岁，风湿性心脏病史20年。近日感冒后出现胸闷、气促、夜间不能平卧，腹胀，双下肢水肿。颈静脉怒张，肝颈静脉回流征阳性。双肺可闻及湿啰音。心界向两侧扩大，心音低钝，心尖部可闻及Ⅲ级舒张期隆隆样杂音。肝大，肋下三指。

诊断：心力衰竭。

讨论：1. 可用哪些药物治疗？
　　　2. 抗心力衰竭药物的应用原则有哪些？

一、疾病概要

心力衰竭简称心衰，是指由于心脏的收缩功能和（或）舒张功能发生障碍，不能将静脉回心血量充分排出心脏，导致静脉系统血液淤积，动脉系统血液灌注不足，表现为肺淤血、外周静脉瘀血。心力衰竭是多种病因所致的各类心脏疾病的终末阶段，心室充盈和（或）射血功能障碍，心排出量不能满足机体组织代谢对血流的需要，以肺循环和（或）体循环淤血，器官、组织血液灌注不足为临床表现的一组综合征，临床上也称为充血性心力衰竭（congestive heart failure，CHF）。主要症状有呼吸困难、体力活动受限、伴或不伴有肺、体循环瘀血、体液潴留等。

心力衰竭的治疗目的是缓解症状，防止或逆转心肌肥厚，提高生活质量，延长寿命，降低死亡率。

二、治疗药物

（一）正性肌力药

1. 强心苷类正性肌力药　强心苷类正性肌力药具有正性肌力、负性频率和负性传导等作用。常用药物有地高辛（digoxin）、去乙酰毛花苷等。

（1）地高辛　用于急慢性心力衰竭，控制心房颤动、心房扑动引起的心室频率加快以及室上性心动过速。地高辛不能与含钙注射液合用。在紧急情况下可以静脉给药，一般不采用肌内注射和皮下给药。常以每日0.125~0.25mg起始并维持，70岁以上、肾功能损害或体重低的病人应予更小剂量（0.125mg，每日1次或隔日1次）起始。

（2）去乙酰毛花苷　为快速起效的静脉注射用制剂，适用于急性心力衰竭、慢性心力衰竭急性加重，控制心房颤动、心房扑动引起的快心室率。去乙酰毛花苷0.4~0.6mg，用5%葡萄糖注射液20ml稀释后缓慢静脉注射，以后每2~4小时可再给0.2~0.4mg，总量为一日1~1.6mg。

拓展阅读

洋地黄

洋地黄为两年生或多年生草本，又称毛地黄，别称紫花洋地黄。全株被短毛，叶互生，卵形至卵状披针形。初夏开花，花多数成顶生的长总状花序，花冠钟状唇形，上唇紫红色，下唇内部白色，有紫色斑点。原产欧洲西部，现我国各地均有栽培，为观赏植物和药用植物。叶含强心苷，用作强心药，能加强心肌收缩力和减慢心率，用以治疗心力衰竭。

2. 非强心苷类正性肌力药

（1）氨力农　通过抑制心肌磷酸二酯酶，增加心肌 cAMP 的含量而发挥正性肌力作用。具有明显增强心肌收缩性和舒张血管作用。主要用于治疗严重及对强心苷和利尿药不敏感的心功能不全患者。静注：首剂 0.75mg/kg 缓慢注射，然后静脉滴注 5~10μg/（kg·min）。口服：开始每日 100mg，渐增至每日 400~600mg。

（2）米力农　作用比氨力农强，且不良反应较少。仅限于短期使用，长期使用可增加死亡率。短期静脉注射用药，开始用量 25~75μg/kg，5~10 分钟缓慢静脉注射，继之以静脉滴注 0.25~1.0μg/（kg·min）。

（3）多巴酚丁胺　用于器质性心脏病时心肌收缩力下降引起的心力衰竭。用药前，应先补充血容量、纠正血容量。静脉滴注：将多巴酚丁胺加入到 5% 葡萄糖注射液或氯化钠注射液中稀释后使用。一次 250mg，以 2.5~10μg/（kg·min）给予，速度在 15μg/（kg·min）以下。

（二）利尿药

1. 强效利尿药　对轻度心衰病人从小剂量（呋塞米 20mg 或托拉塞米 10mg，每日 1 次）起始，逐渐加量；重度慢性心力衰竭者可增至 100mg，每日 2 次；静脉注射效果优于口服。但须预防低血钾，必要时补钾或合用保钾利尿药。

2. 噻嗪类利尿剂　轻度心力衰竭可首选氢氯噻嗪 25mg，每日 1 次起始，逐渐加量，一般控制体重每天下降 0.5~1.0kg，常与保钾利尿剂合用。症状缓解后，可间歇给药，每周 2~4 次。

3. 保钾利尿剂　多与上述两类利尿剂联用以加强利尿效果并预防失钾。常用药物有氨苯蝶啶、阿米洛利和依普利酮。氨苯蝶啶 50~100mg，每日 2 次，维持阶段可改为隔日疗法；阿米洛利 5~20mg，每日 1 次。螺内酯常用剂量为 20mg，每日 3 次。本类药物长期使用可导致血钾升高，需注意血钾的监测。

（三）肾素 - 血管紧张素 - 醛固酮系统抑制药

肾素 - 血管紧张素 - 醛固酮系统抑制药：ACEI、AT_1 受体阻断药（ARB）详见本章第二节。

（四）β 受体阻断药

常用的 β 受体阻断药分为非选择性 β 受体阻断药（普萘洛尔、噻吗洛尔等、吲哚洛尔、索他洛尔等）、选择性 β 受体阻断药（美托洛尔、比索洛尔、醋丁洛尔等）和 αβ 受体阻断药（卡维地洛等）三类。应从小剂量开始，逐渐增加致使病人既能够耐受又不致引起 CHF 的剂量。初始量：一般美托洛尔 6.25mg，每日 2 次；比索洛尔 1.25mg，每日 1 次；卡维地洛 3.125mg，每日 1 次。如病人能够耐受，可每隔 2~4 周将剂量加倍，最终达到目标剂量，维持给药。目标剂量分别为：美托洛尔每日 100mg，比索洛尔每日 10mg，卡维地洛每日 50mg。

（五）血管扩张药

血管扩张药扩张静脉（容量血管）可减少静脉回心血量，降低前负荷，缓解肺部症状。扩张小动脉（阻力血管）可降低外周阻力，降低后负荷，进而改善心功能，增加心排出量，增加动脉供血，缓解组织缺血症状。血管扩张药仅能改善心衰的症状，不能阻止心衰的进展。常用扩血管药物的特点和用法用量见表 8 - 13。

表 8 - 13 常用扩血管药物的特点和用法用量一览表

药物	主要特点	用法用量
硝酸甘油	半衰期短，反复给药易产生耐受性	静脉滴注，初始速度5μg/min，每5～10分钟提高速度，维持速度10～100μg/min
硝酸异山梨酯	反复给药易产生耐受性	口服，10～40mg，每日2次，必要时也可增至每日3次，饭后服用
肼屈嗪	明显增加肾血流量	口服，每次10mg，每日3～4次，每2～5日增量，不宜超过每日200mg
硝普钠	作用快，见光分解	静脉滴注，50mg溶于5%葡萄糖注射液500ml，滴速0.5～3μg/（kg·min）
哌唑嗪	易引起直立性低血压	口服，一次0.5～1mg，每日2～3次（首剂为0.5mg，睡前服）。逐渐按疗效调整为每日6～15mg，分2～3次服

三、治疗药物的应用原则

1. 强心苷类 速效类药物适用于慢性心力衰竭急性加重，常用去乙酰毛花苷、毒毛花苷；中效类和慢效类适用于中度心力衰竭或维持治疗，常用地高辛。

2. 利尿药 心力衰竭出现水肿时，首选噻嗪类利尿药。重度心功能不全或伴有肾功能不全病人可选用强效利尿药。长期使用中、强效利尿药可导致低血钾，低钾血症可诱发强心苷中毒，必要时应补充钾盐或合用留钾利尿药。

3. ACEI 可降低心脏的前后负荷，消除心衰的症状。无症状的左心功能不全的病人，可首选 ACEI 治疗。

4. β受体阻断药 对扩张型心肌病、冠心病伴心力衰竭以及急性心肌梗死合并心力衰竭的病人，在充分使用利尿药、ACEI 和地高辛基础上，加用小剂量β受体阻断药。对扩张型心肌病心力衰竭的疗效最好。一般心功能改善的平均奏效时间为 3 个月。

5. 扩血管药 前负荷升高，肺部症状明显者，宜用扩张静脉为主的硝酸酯类；若后负荷升高，心排出量明显减少者，宜用扩张动脉为主的肼屈嗪等；对前、后负荷均升高，则选用扩张动、静脉药硝普钠，或联合应用肼屈嗪和硝酸酯类。

四、 药物的不良反应

1. 强心苷类 主要有胃肠道反应，可表现为厌食、恶心、呕吐、腹泻；中枢神经系统反应，可有眩晕、头痛、疲倦、失眠、谵妄等；还有视觉障碍，如黄视、绿视、视物模糊等；心脏毒性，各种心律失常都有可能出现，常见室性早搏、房室传导阻滞、窦性心动过缓。

2. 肼屈嗪 常见不良反应有头痛、恶心、呕吐、腹泻、心悸、心动过速等；少见便秘、低血压、脸潮红、流泪、鼻塞；罕见皮疹、瘙痒、胸痛、淋巴结肿大、周围神经炎、水肿、红斑性狼疮综合征。

五、药物相互作用

药物相互作用见表 8 – 14。

表 8 – 14　抗心力衰竭药物相互作用一览表

合用药物	相互作用结果
强心苷 + 噻嗪类、袢利尿剂	后者诱发强心苷中毒
ACEI + 留钾利尿药	引起高血钾
地高辛 + 普罗帕酮	前者浓度增加 30% ~40%
地高辛 + 螺内酯	前者浓度增加 25% 以上

第五节　心律失常

心律失常（arrhythmia）是常见的心脏疾病之一，是心脏节律性紊乱的表现，因为心脏所有的部位都能引起搏动，所以心肌的任何部位都能产生干扰性电活动或者掩盖窦性心律，引起了心肌的异常搏动和心律失常。

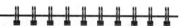

案例导入

案例：李先生，60 岁。3 天前突感胸闷、心悸，自觉心律不齐，伴有头晕、恶心，平地稍活动时胸闷加重，伴气促，无持续性胸痛、无端坐呼吸，无黑矇、晕厥，无头痛、呕吐，持续 2 小时无好转，心电图示快速心房颤动（HR160 次/分），完全性右束支传导阻滞，心肌酶正常，给予去乙酰毛花苷治疗后，收入心内科进一步治疗。诊断：心房颤动。

讨论：1. 心房颤动可选择药物进行治疗？
　　　2. 如何选择抗心律失常药物？

一、疾病概要

心律失常是指心跳频率、节律、起源部位、传导速度或激动次序的异常。心律失常由于心脏冲动形成异常和冲动传导异常所致。其临床症状表现不一，轻者可无自觉症状，严重者可引起心脏泵血功能障碍，甚至危及生命。根据心律失常时心率的快慢，分为快速型、缓慢型心律失常。

心律失常的治疗方式有药物治疗和非药物治疗（如起搏器、电复律、导管消融和手术等）两种。快速型心律失常常见的有窦性心动过速、房性期前收缩、房性心动过速、心房颤动、心房扑动、过早搏动、室上性阵发性心动过速、室性心动过速等，缓慢型心律失常常见的有窦性心动过缓、房室传导阻滞等。治疗缓慢心律失常的治疗药物较少，主要有阿托品和异丙肾上腺素等，本节重点讨论快速型心律失常的治疗药物。

二、治疗药物

（一）Ⅰ类—钠通道阻滞药

1. ⅠA 类适度阻滞钠通道药　主要影响传导速度，延长动作电位时程。属于广谱抗心律失常药物。常用药物有奎尼丁、普鲁卡因胺、丙吡胺。

(1) 奎尼丁 主要用于心房颤动与心房扑动的复律、复律后窦律的维持和危及生命的室性心律失常。用于心房颤动与心房扑动的复律时首先给 0.1g 试服剂量，观察 2 小时如无不良反应，首日口服每次 0.2g，每 2 小时 1 次，连续 5 次；如无效而又无明显毒性反应，第 2 日增至每次 0.3g、第 3 日每次 0.4g，每 2 小时 1 次，连续 5 次。每日总量一般不宜超过 2g。恢复正常心律后，改给维持量，每日 0.2 ~ 0.4g。若连服 3 ~ 4 日无效或有毒性反应者，应停药。

(2) 普鲁卡因胺 主要用于治疗室性心动过速，作用比奎尼丁快，静脉注射或滴注用于抢救危急患者。口服应用每次 0.25 ~ 0.5g，每隔 4 小时给予 1 次。静脉注射应用每次 0.1g，静脉注射时间 5 分钟，必要时每隔 5 ~ 10 分钟重复 1 次，总量不得超过 10 ~ 15mg/kg；或者 10 ~ 15mg/kg 静脉滴注 1 小时，然后以 1.5 ~ 2mg/(kg·h) 维持。

2. I B 类轻度阻滞钠通道药 抑制 4 相 Na^+ 内流，降低自律性；促进 K^+ 外流，缩短动作电位复极过程，相对延长 ERP，主要作用于心室肌和希－浦肯野纤维系统，主要用于室性心律失常。常用的药物有利多卡因、苯妥英钠、美西律等。

(1) 利多卡因 主要用于各种室性心律失常的治疗，是急性心肌梗死导致室性心律失常的首选药。也可用于强心苷中毒所致室性心动过速或室颤。静脉注射，按体重 1mg/kg（一般用 50 ~ 100mg）作为首次负荷量，3 ~ 5 分钟内静脉注射，负荷量后可继续以 1 ~ 2mg/min 静滴维持；如无效，5 ~ 10 分钟后可重复负荷量，一小时内最大量不超过 300mg。

(2) 苯妥英钠 主要适用于强心苷中毒引起的室性心律失常。成人 100 ~ 300mg，一次服或分 2 ~ 3 次服用，或第 1 日 10 ~ 15mg/kg，第 2 ~ 4 日 7.5 ~ 10mg/kg，维持量 2 ~ 6mg/kg。小儿开始按体重 5mg/kg，分 2 ~ 3 次口服，根据病情调整每日量不超过 300mg，维持量 4 ~ 8mg/kg，或按体表面积 250mg/m^2，分 2 ~ 3 次口服。

(3) 美西律 主要用于室性心律失常，特别对强心苷中毒、心肌梗死后室性心律失常有效。口服首次 200 ~ 300mg，必要时 2 小时后再服 100 ~ 200mg。一般维持量每日约 400 ~ 800mg，分 2 ~ 3 次服。

3. I C 类重度阻滞钠通道药 明显阻滞心肌细胞钠通道，减慢心房、心室和浦肯野纤维的传导；抑制钾通道，延长心肌细胞动作电位时程和有效不应期。常用的药物有普罗帕酮、氟卡尼。

(1) 普罗帕酮 适用于室上性和室性心律失常的治疗，口服每次 100 ~ 200mg，每日 3 ~ 4 次。维持量，每日 300 ~ 600mg，分 2 ~ 4 次服用。静脉注射：每次 70mg，加 5% 葡萄糖溶液稀释，于 10 分钟内缓慢注射，必要时 10 ~ 20 分钟重复 1 次，总量不超过 140mg。

(2) 氟卡尼 适用于室上性心动过速、房室结或房室折返心动过速、心房颤动、儿童顽固性交界性心动过速及伴有应激综合征者。

拓展阅读

导管射频消融术

导管射频消融术是治疗心律失常的方法之一，该手术是在 X 光血管造影机的监测下，通过穿刺血管，把电极导管插入心脏，先检查确定引起心动过速的异常结构的位置，然后在该处局部释放高频电流，在很小的范围内产生很高的温度，通过热效能，使局部组织内水分蒸发，干燥坏死，达到治疗目的。射频电流对心肌局部造成损伤非常局限，约 3 ~ 4mm 直径范围及深度，不会影响周围正常心肌组织，故病人术中一般无明显不适。手术大多于1小时左右完成，病人一般2~3天即可出院。

（二）Ⅱ类—β受体阻断药

β受体阻断药能阻断心肌的 $β_1$ 受体，同时具有阻滞钠通道和缩短复极过程的作用，从而降低自律性，减慢传导。适用于室上性及室性心律失常。常用的药物有普萘洛尔、阿替洛尔和美托洛尔等。

普萘洛尔主要用于室上性心律失常，包括窦性心动过速、房颤、房扑。对于心肌梗死病人，可减少心律失常的发生，缩小心肌梗死范围，降低病死率。也可用于运动或情绪变动所引发的室性心律失常。成人一次 10~30mg，每日 3~4 次，应根据需要及耐受程度调整用量。

常用 β受体阻断药的特点和用法用量见表 8-15。

表 8-15　常用 β受体阻断药的特点和用法用量一览表

药物	主要特点	用法用量
美托洛尔	选择性 $β_1$ 受体阻断药	口服，每次 25~50mg，每日 2~3 次
阿替洛尔	选择性 $β_1$ 受体阻断药	口服，开始每次 6.25~12.5mg，每日 2 次，按需要及耐受量渐增至 50~200mg
艾司洛尔	半衰期 9 分钟	负荷量 0.5mg/kg，1 分钟内静脉注射，继以维持量 0.05mg/（kg·min）持续静滴，若无效，4 分钟后，静脉负荷量不变，维持量递增，直至 0.2mg/（kg·min）

（三）Ⅲ类—延长动作电位时程药

延长动作电位时程药又称为钾通道阻滞药，可抑制 K^+ 外流，延长心房肌、心室肌和浦肯野纤维细胞动作电位时程和有效不应期。常用药物有胺碘酮、索他洛尔等。

1. 胺碘酮　抑制心肌细胞膜钾通道，钠通道及钙通道，此外，非竞争性阻断 α、β 肾上腺素能受体。属于广谱抗心律失常药，对心房扑动、心房颤动、室上性心动过速和室性心动过速有效。口服 0.2g，每日 3 次，1 周后减至 0.2g，每日 2 次，部分病人可减至 0.2g，每日 1 次维持。

2. 索他洛尔　阻断 β 受体，降低窦房结自律性，减慢房室结传导。抑制 K^+ 外流，延长心房肌、心室肌和浦肯野纤维细胞动作电位时程和有效不应期，用于各种严重程度的室性心律失常，也可治疗心房颤动，维持心房颤动病人的窦性心率。初始剂量 80mg，每日 2 次。可根据需要逐步增至每日 320mg。

（四）Ⅳ类——钙通道阻滞药

钙通道阻滞药通过阻滞 L-型钙通道，抑制钙内流，从而降低窦房结、房室结细胞的自律性，减慢房室结传导速度，延长窦房结、房室结的有效不应期。常用的药物有维拉帕米、地尔硫䓬。

1. 维拉帕米　口服吸收迅速而完全首关效应明显，生物利用度仅 10%~30%。主要用于减慢心房颤动、心房扑动和持续性房性心动过速的心室率，为阵发性室上性心动过速的首选药。口服 40~80mg，每日 3 次，或服缓释片 120~240mg，每日 1 次。

2. 地尔硫䓬　主要用于心房颤动和心房扑动时的心室率控制及室上性心动过速。

（五）腺苷

腺苷激动腺苷受体，激活与 G 蛋白偶联的 K^+ 通道，促进 K^+ 外流，从而缩短心房肌的动作电位时程，使膜电位超极化而降低自律性，此外还能抑制房室传导，延长房室结不应期。临床主要用于迅速终止折返性室上性心律失常。初次用量 3～6mg 于 2 秒内迅速静脉注射，2 分钟内不终止，可再以 6～12mg，2 秒内静脉注射。

三、治疗药物的应用原则

1. 一般用药原则 ①减少用药种类，先单独用药，后联合用药；②明确治疗目的；③个体化给药；④密切观察药物的不良反应，特别是致心律失常作用。

2. 消除心律失常的诱发因素 低钾血症、低镁血症、心肌缺血缺氧、药物中毒及甲状腺功能亢进都是临床诱发心律失常的因素，采取措施纠正或消除诱发因素有利于控制心律失常。

3. 根据心律失常类型和药物作用特点选药 ①窦性心动过速，注意对因治疗，必要时选用 β 受体阻断药。②心房颤动、心房扑动的转律选择奎尼丁、胺碘酮、普罗帕酮；减慢心室率选择强心苷、维拉帕米、β 受体阻断药。③阵发性室上性心动过速药物治疗首选维拉帕米，也可选用腺苷、胺碘酮、普罗帕酮等。④室性早搏：急性心肌梗死导致的室性早搏选择利多卡因；强心苷中毒导致的室性早搏选择苯妥英钠。⑤阵发性室性心动过速可选择利多卡因、普鲁卡因胺、胺碘酮等。

四、药物的不良反应

1. 奎尼丁 可引起恶心、呕吐、腹泻等胃肠道反应，腹泻是最常见不良反应。可引起"金鸡纳反应"，表现为头痛、头晕、耳鸣、腹泻、恶心、视力模糊等症状。奎尼丁心脏毒性表现为室内传导阻滞、Q-T 间期延长和尖端扭转型心动过速。

2. 普鲁卡因胺 口服引起恶心、呕吐、腹泻等胃肠道反应。大剂量长期用可致白细胞减少，少数病人出现红斑狼疮综合征。

3. 利多卡因 主要表现为头晕、嗜睡或激动不安。眼球震颤是利多卡因毒性反应的早期信号。大剂量可引起心率减慢、房室传导阻滞、血压下降和惊厥等。

4. 美西律 主要有眩晕、震颤、运动失调、语音不清、视物模糊等，少数病人出现复视、眼球震颤、感觉异常、窦性心动过缓、精神失常等。

5. 普罗帕酮 常见有眩晕、头痛、运动失调、味觉异常，可使充血性心力衰竭恶化、直立性低血压等。

6. 胺碘酮 可引起肺毒性，表现为肺炎或肺间质纤维化。还可引起甲状腺功能紊乱、心律失常、光敏反应和角膜褐色微粒沉着等。

7. 维拉帕米 可出现便秘、腹胀、腹泻等不良反应。静脉给药的主要不良反应为低血压，给药过快还可引起暂时窦性停搏、传导阻滞及心力衰竭。

五、药物相互作用

药物相互作用见表 8-16。

表 8-16 抗心律失常药与其他药物相互作用一览表

合用药物	相互作用结果
美西律 + 其他抗心律失常药	协同作用
西咪替丁 + 普罗帕酮	西咪替丁增加普罗帕酮血清药浓度
胺碘酮 + β 受体阻断药	加重不良反应
维拉帕米 + β 受体阻断药	加重负性肌力作用

第六节　深静脉血栓形成

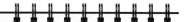

案例导入

案例：张女士，58 岁。职业为会计，长期坐位工作。在坐飞机后感觉小腿肿胀，疼痛，前来就诊。经过超音检查，在病人左小腿静脉里发现了一块血栓，给予抗凝治疗。诊断：深静脉血栓。

讨论：1. 影响深静脉血栓形成的因素有哪些？
　　　2. 如何选择药物治疗？

一、疾病概要

深静脉血栓（deep venous thrombosis，DVT）形成是指血液中的有形成分在静脉管腔内由于各种原因形成血凝块的过程，其造成的局部血液循环障碍所引起的一系列病理改变，称为血栓性疾病，好发于下肢。DVT 可表现为下肢肿胀、疼痛，血栓部位压痛和足背屈性疼痛，活动后加重。部分病人在血栓形成早期没有明显症状。致病因素有静脉血液淤滞、静脉系统内皮损伤和血液高凝状态。血栓形成后，部分病人可能并发肺栓塞，造成极为严重的后果。

二、治疗药物

1. 肝素　静脉注射，5000～10 000IU，之后每小时给予 1000～1500IU 持续静脉滴注，滴速以活化部分凝血酶时间 1.5～2.5 倍于对照值为佳。用药时间一般不超过 10 天。

2. 华法林　初始剂量为 3.0～5.0mg，之后调整华法林的剂量，使凝血酶原国际标准化比值（INR）维持在 2.0～3.0。

3. 达比加群酯　直接抑制凝血酶而发挥抗凝血作用，出血发生率低。每次 150mg，每日 2 次。

4. 利伐沙班　为 Xa 因子抑制剂，具有较强的抗凝血作用，发生出血率低，不需要常规监测，可作为华法林的替代药物。每次 10mg，每日 1 次。

5. 溶栓药物　有链激酶、尿激酶和阿替普酶。

三、治疗药物的应用原则

1. 配伍用药的原则　华法林与肝素至少重叠应用 4～5 天，在华法林达到治疗标准 2 天后停用肝素，继续口服华法林效果更佳。

2. 注意并发症　溶栓药物的主要并发症为出血，尤其是颅内出血，死亡率高。因此溶栓治疗仅限于某些较严重的髂股静脉血栓病人。

3. 合理溶栓的原则　溶栓制剂最好在形成血栓后的 1～2 天内使用。急性病例可用 1～3 天，多至 1 周，否则易致出血。

四、药物的不良反应

本类药物最常见的不良反应为出血。华法林还会使男性病人发生骨质疏松性骨折的危险增加。

五、药物相互作用

药物相互作用见表 8 – 17。

表 8 – 17　治疗深静脉血栓形成药物相互作用一览表

合用药物	相互作用结果
肝素 + 华法林	可导致严重的因子Ⅸ缺乏而出血
肝素 + 糖皮质激素	易诱发胃肠道溃疡出血
利伐沙班 + 非甾体抗炎药、抗凝血药	出血风险增加

重点小结

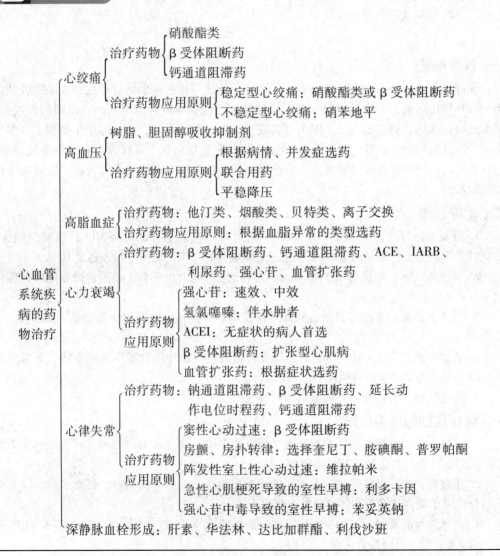

（王世全）

目标检测

一、A 型题（单项选择题）

1. 卡托普利降压作用机制是（　　）

    A. 激动 α_2 受体　　　　　　B. 阻断 α_2 受体　　　　　　C. 阻断 Ca^{2+} 通道

    D. 抑制血管紧张素转换酶　　E. 阻断血管紧张素受体

2. 具有预防和逆转血管平滑肌增厚及左心室肥厚的抗高血压药物是（　　）

    A. 利尿剂　　　　　　　　　B. 钙通道阻滞剂　　　　　　C. 血管紧张素转换酶
抑制剂

    D. β 肾上腺素受体阻断剂　　E. α 肾上腺素受体阻断剂

3. 血管扩张药治疗心衰的主要药理依据是（　　）

    A. 扩张冠脉，增加心肌供氧

    B. 减少心肌耗氧

    C. 减轻心脏的前、后负荷

    D. 降低血压，反射性兴奋交感神经

    E. 降低心输出量

4. 适用于稳定型心绞痛，对伴有高血压、快速型心律失常者更适宜的药物是（　　）

    A. 硝普钠　　　　　　　　　B. 普萘洛尔　　　　　　　　C. 硝酸异山梨醇酯

    D. 硝酸戊四醇酯　　　　　　E. 硝苯地平

5. 易诱发或加重哮喘发作的药物是（　　）

    A. 维拉帕米　　　　　　　　B. 普萘洛尔　　　　　　　　C. 胺碘酮

    D. 奎尼丁　　　　　　　　　E. 利多卡因

6. 治疗急性心肌梗死所致室性心动过速的首选药物是（　　）

    A. 奎尼丁　　　　　　　　　B. 胺碘酮　　　　　　　　　C. 美托洛尔

    D. 利多卡因　　　　　　　　E. 维拉帕米

二、B 型题（共用备选答案）

    A. 依折麦布　　　　　　　　B. 洛伐他汀　　　　　　　　C. 考来烯胺

    D. 非诺贝特　　　　　　　　E. 阿昔莫司

1. 抑制羟甲戊二酰辅酶 A 还原酶（　　）

2. 胆固醇吸收抑制剂（　　）

3. 作用较全面的调血脂药（　　）

    A. 利多卡因　　　　　　　　B. 奎尼丁　　　　　　　　　C. 普萘洛尔

    D. 胺碘酮　　　　　　　　　E. 维拉帕米

4. 属于 Ⅰ B 类抗心律失常药（　　）

5. 属于 Ⅱ 类抗心律失常药（　　）

6. 属于 Ⅲ 类抗心律失常药（　　）

三、X 型题（多项选择题）

1. 硝酸甘油可用于治疗（　　）

    A. 稳定型心绞痛　　　　　　B. 不稳定型心绞痛　　　　　C. 变异型心绞痛

    D. 心力衰竭　　　　　　　　E. 急性心肌梗死

2. 羟甲戊二酰辅酶 A 还原酶抑制剂可降低 (　　)

    A. TC   B. TG   C. HDL – C

    D. VLDL   E. LDL – C

3. 室性心律失常可选用的药物是 (　　)

    A. 利多卡因   B. 美西律   C. 苯妥英钠

    D. 地尔硫䓬   E. 普鲁卡因胺

4. 强心苷导致的快速型心律失常可用哪些药物治疗 (　　)

    A. 地尔硫䓬   B. 利多卡因   C. 苯妥英钠

    D. 阿托品   E. 异丙肾上腺素

5. 高血压合并支气管哮喘可选用的药物 (　　)

    A. 卡托普利   B. 氢氯噻嗪   C. 普萘洛尔

    D. 拉贝洛尔   E. 硝苯地平

四、简单题

1. 抗高血压药物有哪几类，代表药物分别是什么？

2. 抗心律失常药有哪几类，代表药物有哪些？

3. 调血脂药分为几类，调血脂机制分别是什么？

4. 治疗心力衰竭的药物有哪几类，代表药物有哪些？

呼吸系统疾病的药物治疗

PPT

1. **掌握** 急性上呼吸道感染、肺炎、支气管哮喘、肺结核、慢性阻塞性肺疾病的临床表现、药物治疗原则、治疗药物合理选用。
2. **熟悉** 呼吸系统各类疾病的治疗目的、药物作用和相互作用。
3. **了解** 呼吸系统各类疾病的一般治疗方法。

第一节　急性上呼吸道感染

急性上呼吸道感染（acute upper respiratory tract infection）是常见的呼吸道传染病，全年皆可发病，但冬、春季节多发，可通过含有病毒的飞沫或被污染的手和用具传播，其发病无年龄、性别、职业和地区差异。一般病情较轻，病程较短，预后良好。但由于发病率高，具有一定的传染性，不仅影响工作和生活，有时还可产生严重并发症，应积极防治。

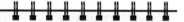

案例导入

案例：李先生，21岁，职员。因淋雨后出现发热、咽痛、咳嗽、鼻塞、喷嚏、流清涕2天。自服抗感冒药效果不佳。查体：T38.1℃，咽喉部红肿，扁桃体无肿大，双肺呼吸音清。血常规白细胞正常，淋巴细胞稍高，余正常。

讨论：1. 应诊断为何种疾病？主要病因是什么？
　　　　2. 如何选择治疗药物？

一、疾病概要

急性上呼吸道感染简称上感，为外鼻孔至环状软骨下缘包括鼻腔、咽或喉部急性炎症的概称。急性上呼吸道感染有70%～80%由病毒引起；包括鼻病毒、冠状病毒、腺病毒、流感和副流感病毒、呼吸道合胞病毒、埃可病毒、柯萨奇病毒等。20%～30%由细菌引起。主要有鼻咽部卡他症状如喷嚏、鼻塞、流清水样鼻涕、咽痛、声嘶、轻度干咳、发热、全身酸痛、畏光、流泪以及咽喉部充血、水肿，甚至腭扁桃体肿大、咽后壁淋巴滤泡增生等。临床上依据症状学特征，将其分为：①普通感冒（俗称"伤风"，又称急性鼻炎或上呼吸道卡他）；②病毒性咽炎、喉炎；③疱疹性咽峡炎；④咽结膜热；⑤细菌性咽－扁桃体炎等类型。

流行性感冒（流感）是由流感病毒引起的急性呼吸道传染病。可见寒颤、高热、浑身肌肉酸痛等全身中毒症状，呼吸道卡他症状相对较轻。对流感病人应进行隔离，抗病毒治疗及对症治疗。

二、治疗药物

1. 抗病毒治疗 目前尚无有效的特异性抗病毒药物，可选用下列药物：①利巴韦林对流感及腺病毒、呼吸道合胞病毒、疱疹、麻疹病毒有效，成人每次 0.15g，每日 3 次，疗程 7 天；②金刚烷胺或金刚乙胺 0.1g，口服，每日 2 次，适用于甲型流感；③奥司他韦，每次 75mg，口服，每日 2 次，对流感病毒有效。

2. 对症治疗 ①发热、头痛、肢体酸痛者，可给予解热镇痛药，如对乙酰氨基酚，成人每次 0.25g ~ 0.5g，口服，每日 1 ~ 3 次；②鼻痒、打喷嚏可用抗过敏药，如氯苯那敏每次 4mg，口服，每日 3 次；③鼻塞流涕者，用 1% 的麻黄碱滴鼻；④咳嗽者，可给予镇咳药，如右美沙芬每次 15 ~ 30mg，每日 3 次；⑤声嘶、咽喉肿痛者，可口含西地碘含片等。

3. 抗细菌感染治疗 如继发细菌感染，可选择抗菌药物治疗。经验用药常选：①头孢氨苄 0.25g ~ 0.5g，口服，每日 4 次；②阿莫西林 0.5g，口服，每日 3 ~ 4 次。一般感染者给予口服，重症感染可静脉途径给药。

4. 中医中药治疗 具有清热解毒和抗病毒作用的中药亦可选用，有助于改善症状、缩短病程。如双黄连口服液、板蓝根颗粒、小柴胡冲剂、银翘片等应用较为广泛。

5. 治疗流感常用药物特点和用法用量 见表9-1。

表 9-1 治疗流感常用药物的特点和用法用量一览表

药物	主要特点	用法用量	不良反应
美扑伪麻片	适用发热、头痛、四肢酸痛、咳嗽和咽痛等严重感冒症状，起效快	口服，成人及12岁以上儿童，每次1片，每6小时服1次，24小时内不超过4次	主要有困倦，有时有轻度头晕、乏力、恶心、上腹不适、口干、食欲缺乏和皮疹等
复方氨酚烷胺胶囊	适用于流行性感冒	口服，成人每次1粒，每日2次	轻度头晕、乏力、恶心、上腹不适、口干、食欲缺乏和皮疹等
双黄连口服液	用于外感风热所致的感冒，症见发热，咳嗽，咽痛	口服，每次2支，每日3次。小儿酌减或遵医嘱	尚不明确
板蓝根颗粒	用于咽喉肿痛、口咽干燥、急性扁桃体炎，预防流感	开水冲服，每次（5~10g），每日3~4次	尚不明确

三、治疗药物的应用原则

1. 目前无特效抗病毒药物，以对症治疗为主。
2. 避免同时服用成分相似的抗感冒药。
3. 心脏病、高血压、甲状腺功能亢进（简称甲亢）、青光眼、前列腺肥大伴排尿困难、肺气肿等病人，应慎用抗感冒药。

四、药物的不良反应

1. H_1 受体阻断 可引起困倦、头晕、嗜睡，汽车驾驶员等从事高危职业和精密仪器职业的病人，避免服用含氯苯那敏或苯海拉明的感冒药。H_1 受体阻断兼有轻度阿托品样作用，可升高眼压，加重青光眼病情，青光眼病人使用含抗组胺药的感冒药应格外慎重。

2. 阿司匹林 易诱发消化道出血及过敏反应，消化性溃疡或支气管哮喘病人，慎用含阿司匹林的感冒药。儿童发热也应慎用阿司匹林等水杨酸类药物，因为后者可诱发 Reye 综合征并导致病人死亡。

3. 麻黄碱 能兴奋心脏、收缩血管，故甲状腺功能亢进、糖尿病、缺血性心脏病、高血压、前列腺肥大病人，应避免使用含麻黄碱成分的感冒药。

拓展阅读

流行性感冒

流行性感冒（influenza，简称流感）是流感病毒引起的急性呼吸道感染，是一种传染性强、传播速度快的疾病。其主要通过空气中的飞沫、人与人之间的接触或与被污染物品的接触传播。典型临床症状：急起高热、全身疼痛、显著乏力和轻度呼吸道症状。其高发期多在秋冬季节，严重者可引起并发症和死亡。一般单纯性流感可不住院，按照以下方法进行家庭护理：①将病人安置在单人房间，以防止飞沫传播；②要求房间通风良好，并定时用食醋熏蒸消毒空气，照料病人时应戴口罩，对病人呼吸道分泌物、污物（如咳出的痰等）应进行消毒；③对有高热者，应指导家属运用物理降温的方法和正确使用退热药物；④给予富有营养、易消化的清淡饮食，应鼓励病人多饮水以减轻中毒症状和缩短病程；⑤如有高热不退、咳嗽、脓痰、呼吸困难等应及时送医院。

五、药物相互作用

药物相互作用见表 9-2。

表 9-2　治疗急性上呼吸道感染药物的相互作用一览表

合用药物	相互作用结果
解热镇痛药 + 同类药物	增加肝、肾毒性危险
麻黄碱 + 降压药、支气管舒张药	影响降压药、解痉药效果
美扑伪麻 + 镇静药、催眠药	镇静效果增强，导致嗜睡
头孢拉定 + 藿香正气水	导致双硫仑样反应

第二节　肺炎

案例导入

案例：王先生，29 岁。发热、咳嗽咳痰 3 周。因贪凉感冒后出现发热、咳嗽、咳痰症状，期间自行服用感冒药及阿莫西林胶囊，未见好转。今出现高热、咳嗽，咳铁锈色痰，量多黏稠，右侧胸痛。查体：T：39℃，P：106 次/分，R：36 次/分，BP：120/75mmHg。神志清楚，精神萎靡。听诊右肺可闻及湿啰音。胸片示：右肺大片阴影。血白细胞计数 12.0×10^9/L，中性粒细胞 85%。

诊断为肺炎。为控制感染，住院医师给予左氧氟沙星 0.4g 加入 5% 葡萄糖注射液 250ml，静脉滴注，每日 1 次。

讨论：1. 应诊断为何种疾病？导致此病的主要原因是什么？

2. 如何选择药物治疗？

一、疾病概要

肺炎（pneumonia）是由病原微生物（如细菌、病毒、真菌、支原体、衣原体、立克次体、寄生虫等）或其他因素（如放射线、化学损伤、免疫损伤、过敏及药物等）引起的肺部感染性疾病，其中细菌性肺炎是最常见的肺部感染性疾病。①根据解剖部位，可分为大叶性肺炎、小叶性肺炎、间质性肺炎；②根据病因，可分为细菌性肺炎、非典型病原体所致肺炎、病毒性肺炎、肺真菌病、其他病原体如立克次体、弓形体、寄生虫等所致肺炎、理化因素所致的肺炎等；③根据患病环境分类，分为社区获得性肺炎和医院获得性肺炎，这种分类更有利于经验性治疗，社区获得性肺炎常见病原体为肺炎链球菌、支原体、衣原体、流感嗜血杆菌和呼吸道病毒等。医院获得性肺炎常见病原体为金黄色葡萄菌、肺炎克雷伯杆菌、铜绿假单胞菌、肠杆菌属等。主要临床表现是寒战、高热、胸痛、咳嗽、咳痰、呼吸困难等；肺部听诊可闻及湿啰音；影像学显示肺部有片状、斑片状阴影等。

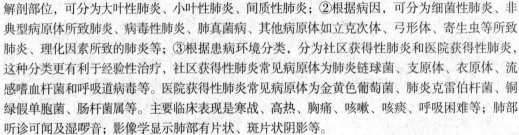
知识链接

肺炎的治疗包括药物治疗、对症治疗、支持疗法和并发症治疗。及早应用有效抗生素是治疗的关键。

二、治疗药物

临床使用的主要抗菌药物包括以下几类。

1. β – 内酰胺类　①青霉素 G 钠是肺炎链球菌感染性肺炎的首选药物。轻症：每次 80 万 U，每日 2 次，肌内注射；重症：每次 1000 万 ~ 3000 万 U，每日 1 次，静脉滴注。②阿莫西林对大多数致病的 G$^+$ 菌和 G$^-$ 菌（包括球菌和杆菌）均有强大的抑菌和杀菌作用。成人口服，每次 0.5g，每 6 ~ 8 小时 1 次，每日剂量不超过 4g。③头孢菌素类特点和用法用量见表 9 – 3。

表 9 – 3　头孢类菌素药物的特点和用法用量一览表

药物	主要特点	用法用量
头孢拉定	为第一代半合成头孢菌素，对革兰阳性及阴性菌均有杀菌作用	口服：成人每次 0.25 ~ 0.5g，每日 3 ~ 4 次；肌注或静注：成人每次 0.25g ~ 0.5g，每日 3 ~ 4 次
头孢克洛	为第二代头孢菌素，对多种革兰阳性菌和革兰阴性均具有很强的杀灭作用	口服：成人每次 0.25g，每日 3 次
头孢呋辛	为第二代头孢菌素，适用于敏感细菌引起的各种感染	口服：成人每次 0.25g，每日 2 次；静滴：每次 0.75g ~ 1.5g，每日 3 次
头孢克肟	第三代头孢菌素，对革兰阴性杆菌产生的 β – 内酰胺酶高度稳定	口服：成人每次 0.1g，每日 2 次
头孢曲松	第三代头孢菌素类抗生素，对大多数革兰阳性菌和阴性菌都有强大抗菌活性	每次 0.5 ~ 2g，每日 1 次，静脉滴注
头孢他啶	头孢他啶为半合成的第三代头孢菌素，对革兰阳性或阴性菌均具有较强作用	成人：每日 1.5 ~ 6g，小儿：每日 50 ~ 100mg/kg，分 3 次静脉滴注或肌内注射

续表

药物	主要特点	用法用量
头孢哌酮	第三代广谱半合成头孢菌素，能对抗多种 β - 内酰胺酶的降解作用，抗菌谱广，对革兰阳性菌及阴性菌均有作用	成人：每日 2 ~ 4g，小儿：每日 50 ~ 150mg/kg，分 2 ~ 3 次静脉滴注、静脉注射或肌内注射
头孢吡肟	第四代半合成头孢菌素，抗菌谱与抗菌活性与第三代头孢菌素相似	每次 1 ~ 2g，每日 2 次，静脉滴注或肌内注射

2. 大环内酯类 ①阿奇霉素是第二代大环内酯药物，能抑制多种革兰阳性球菌、支原体、衣原体及嗜肺军团菌。成人：每日 500mg；儿童：每日 10mg/kg，每日 1 次，口服，连用 3 天。②罗红霉素适用于化脓性链球菌、肺炎支原体或肺炎衣原体所致的肺炎。成人每次 150mg，空腹口服，每日 2 次；也可每次 300mg，每日 1 次。一般疗程为 5 ~ 12 日。

3. 氨基糖苷类 ①阿卡米星适用于用于铜绿假单胞菌及其他假单胞菌属等感染的治疗。肌注或静滴，每日 15mg/kg，分 2 ~ 3 次给药，成人每日量不超过 1.5g。②依替米星为半合成水溶性抗生素，对大部分革兰阳性菌及阴性菌有良好抗菌作用。静脉滴注，成人每次 0.1 ~ 0.15g，每日 2 次，一般疗程 5 ~ 10 天。

4. 喹诺酮类 ①左氧氟沙星为氧氟沙星的左旋体，对多数肠杆菌科细菌有较强的抗菌活性。成人常用量为每日 0.3 ~ 0.4g，分 2 ~ 3 次服用。②环丙沙星可用于敏感革兰阴性杆菌所致支气管感染急性发作及肺部感染。成人的每日用量为 0.5 ~ 1.5g，分 2 次口服，静脉滴注每日 0.2 ~ 0.6g，分 2 次滴注。

三、治疗药物的应用原则

1. 社区获得性肺炎 主要致病菌为革兰阳性球菌，应选用能覆盖肺炎链球菌、流感嗜血杆菌的药物，需要时加用对肺炎支原体、肺炎衣原体、军团菌属等细胞内病原体有效的药物；有肺部基础疾病的病人病原菌亦可为需氧革兰阴性杆菌、金黄色葡萄球菌等。

2. 医院获得性肺炎 主要致病菌为革兰阴性杆菌，要求病人入院 4 小时或感染发生 4 小时内即开始正确的经验性抗生素治疗，根据实验室检查及细菌培养，尽早将经验性治疗转为针对性治疗。

四、药物的不良反应

1. 大环内酯类 胃肠道反应多见，表现为恶心、呕吐、腹痛等，饭后服用可以减轻症状。

2. 青霉素类 过敏反应多见，轻者表现为皮疹、药热等，停药后症状可消失。严重者可出现过敏性休克。

3. 氨基苷类 多见耳、肾毒性，用药期必须定期检查肾功能、听力等。

4. 喹诺酮类 可诱发癫痫，有癫痫病史者慎用，且本类药物可影响软骨发育，孕妇、未成年儿童应慎用。

拓展阅读

社区获得性肺炎与医院获得性肺炎

社区获得性肺炎临床诊断依据：①新近出现的咳嗽、咳痰或原有呼吸道疾病症状加重并出现脓性痰，伴或不伴胸痛；②发热；③肺实变体征和（或）闻及湿啰音；④WBC > 10×10^9/L 或 < 4×10^9/L，伴或不伴中性粒细胞核左移；⑤胸部 X 线检查示片状、斑片状浸润性阴影或间质性改变，伴或不伴胸腔积液。以上1~4项中任何1项加第5项，除外肺结核、肺部肿瘤、非感染性肺间质疾病、肺水肿、肺不张、肺栓塞、肺血管炎等后，可建立临床诊断。

医院获得性肺炎临床诊断依据：X 线检查出现新的或进展的肺部浸润影加上下列三个临床症状中的两个或以上可诊断：①发热超过38℃；②血白细胞增多或减少；③脓性气道分泌物。但医院获得性肺炎的临床表现、实验室和影像学检查特异性低，应注意与肺不张、心力衰竭、基础疾病肺侵犯、药物性肺损伤、肺栓塞和急性呼吸窘迫综合征等相鉴别。

五、药物相互作用

药物相互作用见表9-4。

表9-4 治疗肺炎药物的相互作用一览表

合用药物	相互作用结果
β-内酰胺类抗生素 + 大环内酯类	抗菌效果降低
大环内酯类 + 盐水	药物体外配伍禁忌
氨基糖苷类 + 多肽抗生素、两性霉B、第一代头孢、祥利尿剂	加重肾、耳毒性
喹诺酮类 + 碱性药物、抗胆碱药、H_2受体阻断药	影响前者吸收

第三节 支气管哮喘

全球约有 3 亿支气管哮喘病人，我国的患病率为 1% ~ 4%，儿童患病率高于青壮年，发达国家高于发展中国家，城市高于农村。哮喘死亡率为 1.6 ~ 36.7/10 万，与多数哮喘长期控制不佳、最后一次发作时治疗不及时有关，其中大部分是可预防的。

案例导入

案例：刘先生，31 岁，工人。食用海鲜后出现呼吸困难 1 小时，伴胸闷、汗出，无胸痛，休息后无缓解，遂来就诊。查体：T：36.4℃，P：93 次/分，R：22 次/分，BP：95/70mmHg。HR：93 次/分，律齐。神志清楚，体型中等，面色较白，唇略发绀。双肺闻及哮鸣音，呼气时间延长。余未见异常。

讨论：1. 应诊断为何种疾病？导致该病的主要原因是什么？
2. 如何选择药物治疗？

一、疾病概要

支气管哮喘（bronchial asthma，简称哮喘），是由多种炎性细胞和细胞组分参与的气道慢性炎症性疾病。哮喘发病因素复杂，目前认为是在遗传基础上，接触环境中某些激发因素诱发气道高反应性而发作，如吸入物（花粉、尘螨、油烟、粉尘等）、感染（细菌、病毒）、食物（鱼、虾、蟹等）、药物（阿司匹林等）、剧烈运动、精神因素等。主要临床表现为反复发作的喘息、气促、胸闷和（或）咳嗽等症状，多在夜间和（或）凌晨发生，如不及时处理，胸闷进一步加重，并出现以呼气为主的呼吸困难伴喘鸣，重度者可有口唇发绀、大汗、极度呼吸困难，可危及生命。病人被迫取坐位或端坐呼吸，发作持续几十分钟至数小时，可自行或经治疗后缓解。根据临床表现哮喘可分为急性发作期、慢性持续期和临床缓解期。哮喘急性发作期是指喘息、气促、咳嗽、胸闷等症状突然发生，或原有症状急剧加重，常有呼吸困难，常因接触变应原、刺激物或呼吸道感染诱发。慢性持续期是指在相当长的时间内，每周均不同频度和（或）不同程度地出现症状，如喘息、气急、胸闷、咳嗽等。临床缓解期是指经过治疗或未经治疗症状、体征消失，肺功能恢复到急性发作前水平，并维持 3 个月以上。

支气管哮喘的治疗包括药物治疗、预防治疗和对症治疗，其中主要是药物治疗。通过药物治疗可迅速消除病因，缓解症状，提高患者生活质量。对症治疗主要是根据病情，因人而异地采取综合措施。由于支气管哮喘大多是过敏原引起的，因此寻找和避免接触过敏原是关键。

二、 治疗药物

治疗哮喘药物分为控制性药物和缓解性药物。前者指需要长期使用的药物，主要用于治疗气道慢性炎症，亦称抗炎药，如泼尼松和孟鲁司特钠等。后者指按需使用的药物，通过迅速解除支气管痉挛从而缓解哮喘症状，亦称解痉平喘药，如沙丁胺醇、特布他林等。

1. 糖皮质激素 是目前控制哮喘最有效的抗炎药物。吸入型激素由于其局部抗炎作用强、全身不良反应少，已成为目前哮喘长期治疗的首选药物。常用药物有布地奈德、氟替卡松。通常需规律吸入 1 ~ 2 周以上才能起效。口服药物常用泼尼松和泼尼松龙。重度或严重哮喘发作时应及早静脉给予激素，如甲泼尼龙。

2. β₂受体激动剂 为解痉平喘药，分快速起效和缓慢起效两种。快速起效类为治疗哮喘急性发作的首选药物，如沙丁胺醇、特布他林。应按需间歇使用，不宜长期、单一使用。缓慢起效的有沙美特罗和福莫特罗。目前常用糖皮质激素与缓慢起效的联合制剂，如氟替卡松加沙美特罗吸入干粉剂、布地奈德加福莫特罗吸入干粉剂。

拓展阅读

指导哮喘病人正确使用吸入器

1. 吸药前先缓慢呼气至最大量。

2. 将喷口放入口内，双唇含住喷口，经口慢慢吸气，在深吸气的过程中按压驱动装置，继续吸气至最大量。

3. 屏气10秒，使较小的雾粒在更远的外周气道沉降。

4. 缓慢呼气。

若需要再次吸入，应等待至少数分钟后再重复上述步骤。

---

3. 白三烯调节剂 为抗炎药，同时可以舒张支气管平滑肌，可单独应用控制哮喘，如孟鲁司特。

4. 茶碱类药物 可舒张支气管和气道抗炎。口服常用药物有氨茶碱和缓释茶碱，常用剂量每日 6 ~ 10mg/kg。静脉用氨茶碱主要用于重症哮喘。不论静脉与口服每日最大用量不超过 1.0g。

5. 抗胆碱药 为解痉平喘药，分短效和长效制剂。异丙托溴铵效用维持时间 4 ~ 6 小时，多与 β_2 受体激动剂联合使用，用于哮喘急性发作的治疗。噻托溴铵作用时间维持可达 24 小时，主要用于哮喘合并慢性阻塞性肺疾病以及慢性阻塞性肺疾病病人的长期治疗。

三、治疗药物的应用原则

1. 支气管哮喘的治疗应长期、持续、规范，并按个体制定分级治疗方案。

2. 哮喘急性发作时应给予缓解性药物治疗及时缓解症状，如短效 β_2 受体激动剂、短效茶碱、短效抗胆碱能药物、全身性糖皮质激素。

3. 非急性发作期则应长期规范化地给予控制性药物治疗，如吸入型糖皮质激素、长效 β_2 受体激动剂、缓释茶碱、白三烯调节剂等或联合给药。

4. 避免接触能引起哮喘发作的过敏原或者非特异性刺激因素，可有效地防治哮喘的发作。

四、药物的不良反应

1. 糖皮质激素类 ①长期应用出现医源性肾上腺皮质功能亢进症，表现为满月脸、水牛背、多毛、痤疮、向心性肥胖等；②突然停药出现撤药反应，表现为四肢酸痛、心悸、乏力及原有疾病加重等反应。

2. β_2 受体激动剂 少数病人应用后可出现头痛、头晕、心悸、手指颤抖等副作用，停药或坚持用药一段时间后可消失。

3. 白三烯调节剂 不良反应少而轻微。

4. 茶碱类 ①刺激反应，口服可出现胃肠道反应，表现为恶心、呕吐、腹痛等，饭后服用可减轻；②急性中毒，表现为血压骤降、心律失常、惊厥等，应用时必须稀释后缓慢静脉注射。

5. 抗胆碱类 少数病人有口苦或口干等不良反应。

五、药物相互作用

药物相互作用见表 9 – 5。

表 9 – 5　治疗支气管哮喘药物的相互作用一览表

合用药物	相互作用结果
异丙托溴铵 + β 受体激动药、磷酸二酯酶抑制药及糖皮质激素	可增强支气管扩张作用
茶碱类 + 沙丁胺醇	有协同作用，同时也增强不良反应

第四节　肺结核

肺结核（pulmonary tuberculosis）是由结核杆菌引起的慢性呼吸道传染病。其他脏器的结核菌感染均称肺外结核。肺结核在 21 世纪仍是严重危害人类健康的主要传染病之一，是全球关注的公共卫生和社会问题。绝大多数新发肺结核出现在 15 ~ 49 岁的年龄群，以发展中国家为主。

案例导入

案例：马女士，20 岁。低热伴咳嗽 2 月，并日渐消瘦、疲乏无力。查体：体温 37.8℃。双肺呼吸音粗。心率 95 次/分。实验室检查：痰结核杆菌培养为阳性。X 线摄片显示：右上肺野见斑片高密影。

诊断为肺结核。为控制病情，住院医师给予：①利福平 0.45g，每日 1 次；②异烟肼 0.3g，每日 1 次；③吡嗪酰胺 0.5g，每日 3 次；④乙胺丁醇 0.75g，每日 1 次。

讨论：1. 导致此病的主要原因是什么？

2. 如何选择药物治疗？

一、疾病概要

肺结核是由结核杆菌引起的慢性呼吸道传染病。目前肺结核分为四型：原发性肺结核（Ⅰ型）、血型播散型肺结核（Ⅱ型）、继发型肺结核（Ⅲ型）、结核性胸膜炎（Ⅳ型）。结核杆菌是引起肺结核的病原菌，属分枝杆菌。结核杆菌对干燥、冷、酸、碱等抵抗力较强，对紫外线比较敏感，对热的耐受力弱。主要临床表现为午后低热、乏力、食欲不振、体重减轻、盗汗等全身症状以及咳嗽、咯血、胸痛甚至呼吸困难等呼吸系统症状。

肺结核的治疗包括药物治疗、对症治疗和心理疗法，其中抗结核药物治疗（化疗）是当前治疗结核病的主要手段。

二、治疗药物

肺结核的治疗以化学药物治疗为主。不同化学药物的作用机制不一样，主要有杀菌、抑菌、防止耐药菌三种作用。因结核杆菌易产生耐药性，因此强调在联合用药的条件下，全程督导化疗。

（一）常用药物

1. 异烟肼（isoniazid，INH，H） 异烟肼是单一抗结核药物中杀菌力，特别是早期杀菌力最强者，空腹服用为宜。成人每日剂量 300mg，顿服，儿童每日 5 ~ 10mg/kg，最大剂量每日不超过 300mg。

2. 利福平（rifampidn，RFP，R） 为杀菌药，与 INH 联用可显著缩短抗结核疗程。顿服。成人剂量为每日 8 ~ 10mg/kg；体重在 50kg 及以下者为 450mg；50kg 以上者为 600mg；儿童每日 10 ~ 20mg/kg。

3. 吡嗪酰胺（pyrazinamide，PZA，Z） 是短期治疗方案的必要成分，在治疗时间小于 6 个月的方案中必须使用吡嗪酰胺。成人用药为每日 1.5g，儿童每日 30 ~ 40mg/kg，每周 2 ~ 3 次。

4. 乙胺丁醇（ethambutol，EMB，E） 不能清除菌株，主要与其他药联用以阻止耐药菌的出现。成人剂量为每日 0.75 ~ 1.0g，每日 1 次。

5. 链霉素（streptomychi，SM，S） 具有杀菌作用。肌内注射。每日 0.75g，每周 5 次；间歇用药每次 0.75 ~ 1.0g，每周 2 ~ 3 次。

（二）标准化学治疗方案

我国结核病规划采用下列标准化学治疗方案，分为强化和巩固两个阶段。

1. 初治活动性肺结核治疗方案 涂阳（痰直接涂片法检出结核杆菌）和涂阴（痰直接涂片法未检出结核杆菌）的治疗方案如下。

（1）每日用药方案 ①强化期：异烟肼、利福平、吡嗪酰胺和乙胺丁醇，顿服，2 个月；②巩固期：异烟肼、利福平，顿服，4个月。

（2）间歇用药方案 ①强化期：异烟肼、利福平、吡嗪酰胺和乙胺丁醇，隔日1次或每周3次，2个月；②巩固期：异烟肼、利福平，隔日1次或每周3次，4个月。

2. 复治涂阳肺结核治疗方案 复治涂阳肺结核病人应做药敏试验，耐药者纳入耐药方案治疗，敏感者按下列方案治疗。

（1）复治涂阳敏感用药方案 ①强化期：异烟肼、利福平、吡嗪酰胺、链霉素和乙胺丁醇，每日1次，2个月；②巩固期：异烟肼、利福平和乙胺丁醇，每日1次，6~10个月。巩固期治疗4个月，痰菌未阴转，继续延长治疗期6~10个月。

（2）间歇用药方案 ①强化期：异烟肼、利福平、吡嗪酰胺、链霉素和乙胺丁醇，隔日1次或每周3次，2个月；②巩固期：异烟肼、利福平和乙胺丁醇，隔日一次或每周3次，6个月。

（三）其他治疗

肺结核的一般症状在合理化疗下很快减轻或消失，无需特殊处理。咯血是肺结核的常见症状，一般少量咯血，多以安慰病人、消除紧张、卧床休息为主，可用酚磺乙胺、氨基己酸等药物止血。大咯血时可用垂体后叶素缓慢静脉注射，高血压、冠心病、心衰病人和孕妇禁用。糖皮质激素仅用于结核毒性症状严重者，主要是利用其抗炎、抗毒作用。对于结核性脓胸、支气管胸膜瘘和大咯血保守治疗无效者，可考虑外科手术治疗。

三、治疗药物的应用原则

1. 结核病化疗的原则 早期用药、联用用药、适量用药、规律用药和全程监督用药。

2. 结核病化疗成功的关键 关键在于对肺结核病人实施有效治疗管理。目前推行在医务人员直接面视下督导化疗，确保肺结核病人在全疗程中规律、联合、足量和不间断地实施规范化疗，减少耐药性的产生，最终获得治愈。

拓展阅读

肺结核的记录方式

按结核病分类、病变部位、范围、痰菌情况、化疗史顺序书写。如：原发型肺结核右中涂（＋），初治；继发型肺结核双上涂（－），复治。如有必要，可在类型后加括号详加说明，如血行播散型肺结核可注明急性或慢性；继发型肺结核可注明浸润性、干酪样肺炎等。其他如并发症、并发病、手术等可在化疗史后按顺序书写。

四、药物的不良反应

1. 异烟肼 偶可发生药物性肝炎，肝功能异常者慎用，需注意观察。

2. 利福平 及其代谢物为橘红色，服后大小便、眼泪等为橘红色是正常现象。用药后如出现一过性转氨酶升高可继续用药，加护肝治疗观察，如出现黄疸应立即停药。妊娠3个月内者忌用，3个月以上慎用。

3. 吡嗪酰胺 常见不良反应为高尿酸血症、肝损害、食欲不振、关节痛和恶心。

4. 乙胺丁醇 不良反应为视神经炎，治疗中密切观察，提醒病人发现视力异常应及时就医。

5. 链霉素 主要为耳毒性、前庭功能损害和肾毒性等，严格掌握使用剂量，儿童、老人、孕妇、听力障碍和肾功能不良者等慎用或不用。

五、药物相互作用

药物相互作用见表9-6。

表9-6　抗结核药物相互作用一览表

合用药物	相互作用结果
异烟肼 + 利福平	加重肝损害
利福平 + 氢化可的松、双香豆素、甲苯磺丁脲、口服避孕药	降低药物疗效
利福平 + 洋地黄毒苷、奎尼丁、普萘洛尔、氯贝丁酯	降低药物半衰期

第五节　慢性阻塞性肺病

慢性阻塞性肺病（chronic obstructive pulmonary disease，COPD）简称慢阻肺，是一种严重危害人类健康的常见病、多发病。引起慢阻肺的危险因素包括个体易感因素和环境因素。个体易感因素有遗传因素、哮喘及气道高反应性；环境因素有吸烟、空气污染、职业粉尘、感染、社会经济地位等。

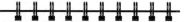

案例导入

案例：刘先生，61岁。因反复咳嗽咳痰10余年，气憋4年，再发加重1月余入院。咳痰量多，不易咳出，活动后气憋，伴食欲差、轻度乏力。查体：两肺呼吸音弱，可闻及干、湿啰音。血常规：白细胞 $10.12 \times 10^9/L$，中性粒细胞百分比 78.9%。胸部X线摄片提示：肺气肿改变。肺功能提示通气功能障碍（阻塞性，重度）。

讨论： 1. 诊断为何种疾病？导致此病的主要原因是什么？

2. 如何选择药物治疗？

一、疾病概要

慢性阻塞性肺病是指具有气流受限特点的慢性支气管炎和肺气肿。目前通常将慢阻肺的病程分为急性加重期和稳定期。每年咳嗽、咳痰3个月以上并连续2年可诊断为慢性支气管炎。肺气肿则是指肺部终末细支气管远端气腔出现异常持久的扩张，并伴有肺泡壁和细支气管的破坏。当慢性支气管炎、肺气肿病人肺功能检查出现持续气流受限，通气功能障碍时，则能诊断为慢阻肺。临床表现为慢性咳嗽、咳痰，活动后气短或呼吸困难，这是慢阻肺的标志性症状。晚期病人有体重下降，食欲减退。因感染等因素诱发，病人出现短期内咳嗽、咳痰、气短和（或）喘息加重，痰量增多，脓性或黏液脓性痰，可伴有发热等炎症明显加重的表现，可判断进入急性加重期。

COPD的治疗包括药物治疗、对症治疗、心理治疗和康复锻炼等，其中药物治疗是关键，心理治疗可缓解患者焦虑、紧张精神状态。

二、治疗药物

（一）稳定期的药物治疗

1. 支气管扩张剂　包括 β_2 受体激动剂、抗胆碱药、茶碱类药物。可松弛支气管平滑肌、扩张支气管、缓解气流受限，是控制慢阻肺症状的主要治疗措施。

2. 糖皮质激素　稳定期主要应用吸入型糖皮质激素，目前常用与长效 β_2 受体激动剂的联合制剂，如沙美特罗加氟替卡松、福莫特罗加布地奈德。

3. 祛痰药　对痰不易咳出者可选用，常用药物有氨溴索 30mg，口服，每日 3 次；$N-$乙酰半胱氨酸，0.2g，口服，每日 3 次。

（二）急性加重期的药物治疗

1. 支气管扩张剂　药物同稳定期，有严重喘息症状者，可给予较大剂量雾化吸入治疗，如应用沙丁胺醇 500μg 或联合异丙托溴铵 500μg 通过小型雾化器给病人吸入以缓解症状。

2. 抗生素　当病人出现咳嗽增多、痰黏量多、喘息加重等急性加重期表现时，应依据当地常见病原菌谱及药敏情况积极选用抗生素治疗。门诊治疗可选用下列方案：①阿莫西林/克拉维酸 0.25g，每日 3 次；②头孢呋辛 0.5g，每日 2 次；③左氧氟沙星 0.5g，每日 1 次；④莫西沙星 0.4g，每日 1 次。较重者可应用第三代头孢菌素，如头孢曲松 2.0g，每日 1 次。住院病人一般建议静脉给药，给予 $\beta-$内酰胺类/$\beta-$内酰胺酶抑制剂，可联合大环内酯类或喹诺酮类。

3. 糖皮质激素　可口服泼尼松龙每日 30~40mg，也可以静脉给予甲泼尼龙 40~80mg，每日 1 次，连续 5~7 天。

4. 祛痰药　氨溴索 30mg，每日 3 次，可静脉给药。溴己新 8~16mg，每日 3 次。

三、治疗药物的应用原则

（1）对于慢阻肺急性加重期病人可针对性使用抗菌药物，积极使用支气管扩张剂。首选短效 β_2 受体激动剂、抗胆碱药吸入，或茶碱类静脉应用，必要时可短期加用口服或静脉糖皮质激素；促进排痰。

（2）稳定期慢阻肺病人根据肺功能进行严重程度分级后，按推荐方案治疗。应规律应用 β_2 受体激动剂、抗胆碱能药物等支气管舒张剂，可有效改善生活质量。存在重度肺通气功能障碍且有临床症状及反复加重的慢阻肺病人可长期规律吸入激素，并推荐联合应用 β_2 受体激动剂为宜。稳定期不主张应用口服或静脉给予糖皮质激素。

四、药物的不良反应

1. 支气管扩张剂　β_2 受体激动剂、抗胆碱药、茶碱类药物不良反应参见第九章第三节。

2. 糖皮质类激素　不良反应参见第九章第三节。

3. 祛痰药　氨溴索不良反应较少，仅少数病人出现轻微的胃肠道反应如胃部不适、胃痛、腹泻等。偶见皮疹等过敏反应，出现过敏症状应立即停药。$N-$乙酰半胱氨酸偶可引起支气管痉挛、恶心、呕吐、胃炎等不良反应，一般减量即可缓解。

4. 抗生素　不良反应参见第九章第二节。

拓展阅读

慢性阻塞性肺疾病的预防措施

COPD 的早期发现和早期干预十分重要。戒烟是预防慢阻肺的最重要措施，在疾病的任何阶段戒烟都有助于防止慢阻肺的发生和发展。控制职业和环境污染，减少有害气体或有害颗粒的吸入。坚持腹式呼吸等呼吸操锻炼，增强体质，可考虑注射疫苗如流感疫苗、卡介苗多糖核酸等。长期家庭氧疗可提高其生活质量和生存率。高蛋白、高营养饮食有利于改善病人一般情况。定期进行肺功能监测，以尽早发现慢阻肺并及时干预治疗。

五、药物相互作用

药物相互作用见表9－7。

表9－7　治疗慢性阻塞性肺病药物相互作用一览表

合用药物	相互作用结果
沙丁胺醇＋茶碱类药	可增加松弛支气管平滑肌的作用，也可能增加不良反应
茶碱＋红霉素、普萘洛尔、β受体阻断药、H_2受体阻断药、钙通道阻滞药	使茶碱消除速度减慢，易导致中毒出现，严重中毒表现为心动过速等，甚至呼吸、心跳停止
β受体激动药＋黄嘌呤类制剂	增强支气管扩张作用
甲泼尼龙＋环孢菌素	会相互抑制对方的代谢，引起惊厥

📊 **重点小结**

呼吸系统疾病的药物治疗
- 急性上呼吸道感染
  - 临床表现
  - 治疗药物：利巴韦林、金刚烷胺、奥司他韦；对乙酰氨基酚、氯苯那敏、右美沙芬
- 肺炎
  - 临床表现
  - 治疗药物：β－内酰胺类、大环内酯类、氨基糖苷类、喹诺酮类
- 支气管哮喘
  - 临床表现
  - 治疗药物：糖皮质激素、$β_2$受体激动剂、白三烯调节剂、茶碱类、抗胆碱药
- 肺结核
  - 临床表现
  - 治疗药物：异烟肼、利福平、吡嗪酰胺、乙胺丁醇、链霉素
- 慢性阻塞性肺疾病
  - 临床表现
  - 治疗药物：支气管扩张剂、糖皮质激素、祛痰药、抗生素

（兰智慧）

📋 **目标检测**

一、A 型题（单项选择题）

1. 下列哪种药物可诱发支气管哮喘（　　　）

　　A. 阿莫西林　　　　　　　B. 阿司匹林　　　　　　　C. 氨茶碱

　　D. 青霉素钠　　　　　　　E. 噻托溴铵

2. 下列属于抗胆碱药的是（　　）
    A. 氨茶碱   B. 沙丁胺醇   C. 孟鲁司特
    D. 噻托溴铵   E. 甲泼尼龙

3. 金刚烷胺适用于治疗（　　）
    A. 肺结核   B. 甲型流感   C. 鼻塞流涕
    D. 细菌引起的肺炎   E. 高热不退

4. 社区获得性肺炎主要致病菌为（　　）
    A. 支原体   B. 革兰阳性球菌   C. 革兰阴性杆菌
    D. 衣原体   E. 真菌

5. 常与异烟肼联用可显著缩短抗结核疗程（　　）
    A. 链霉素   B. 吡嗪酰胺   C. 乙胺丁醇
    D. 利福平   E. 异烟肼

二、B型题（共用备选答案）

    A. 西地碘含片   B. 氯苯那敏   C.1% 的麻黄碱
    D. 右美沙芬   E. 对乙酰氨基酚

对急性上呼吸道感染患者的对症治疗中
1. 发热者宜用（　　）
2. 鼻痒、打喷嚏宜用（　　）
3. 鼻塞流涕宜用（　　）
4. 声嘶、咽喉肿痛宜用（　　）
5. 咳嗽者可用（　　）

    A. 链霉素   B. 吡嗪酰胺   C. 乙胺丁醇
    D. 利福平   E. 异烟肼

6. 不良反应为视神经炎的药物是（　　）
7. 不良反应主要为耳毒性、前庭功能损害和肾毒性的药物是（　　）
8. 常见不良反应为高尿酸血症、肝损害、食欲不振、关节痛和恶心的药物是（　　）
9. 服后大小便、眼泪等为橘红色的药物是（　　）
10. 偶可发生药物性肝炎，肝功能异常者慎用，需注意观察（　　）

    A. 耳、肾毒性   B. 软骨发育不完全   C. 牙齿黄染
    D. 过敏反应   E. 恶心、呕吐、腹痛

抗生素常见不良反应对应的是
11. 阿奇霉素使用可出现（　　）
12. 青霉素钠可出现（　　）
13. 阿米卡星可出现（　　）
14. 左氧氟沙星可出现（　　）
15. 四环素可出现（　　）

    A. 沙丁胺醇   B. 氨茶碱   C. 异丙托溴铵
    D. 孟鲁司特   E. 甲泼尼龙

16. 属于糖皮质激素药物的是（　　　）

17. 属于 $β_2$ 受体激动剂的是（　　　）

18. 属于白三烯调节剂的是（　　　）

19. 属于茶碱类药物的是（　　　）

20. 属于抗胆碱药的是（　　　）

三、X 型题（多项选择题）

1. 支气管扩张剂包括（　　　）

   A. $β_2$ 受体激动剂　　　　　　B. 白三烯调节剂　　　　　　C. 糖皮质激素

   D. 茶碱类药物　　　　　　　　E. 抗胆碱药

2. 常用的祛痰药物有（　　　）

   A. 氨溴索　　　　　　　　　　B. N – 乙酰半胱氨酸　　　　C. 溴己新

   D. 糖皮质激素　　　　　　　　E. 茶碱类药物

3. 支气管哮喘常用治疗药物有（　　　）

   A. 糖皮质激素　　　　　　　　B. $β_2$ 受体激动剂　　　　　　C. 白三烯调节剂

   D. 抗胆碱药　　　　　　　　　E. 抗生素

4. 用于治疗病毒感染上感药物有（　　　）

   A. 奥司他韦　　　　　　　　　B. 利巴韦林　　　　　　　　　C. 金刚烷胺

   D. 金刚乙胺　　　　　　　　　E. 恩替卡韦

5. 结核病化疗的原则是（　　　）

   A. 早期　　　　　　　　　　　B. 联用　　　　　　　　　　　C. 适量

   D. 规律　　　　　　　　　　　E. 全程

四、简答题

1. 结核病的治疗原则是什么？初治活动性肺结核的每日用药标准治疗方案是什么？

2. 支气管哮喘的治疗药物有哪几类？简述应用原则。

第十章

消化系统疾病的药物治疗

PPT

消化系统疾病是威胁人类健康的常见病和多发病，包括食管、胃、肠、胆、胰等器官的器质性和功能性疾病，如胃食管反流病、消化性溃疡、各种感染和炎症、营养障碍、胆石症、胆囊炎和胰腺炎等。本章主要介绍胃食管反流病、消化性溃疡、胆石症和胆囊炎的药物治疗。

第一节 胃食管反流病

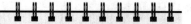

案例导入

案例：罗先生，66 岁。平时每天吸一包烟，每周饮白酒 2~3 次。近三个月来出现餐后胃灼热及胃食管反流发作越来越频繁，且频繁的夜间觉醒和续发的上腹部不适，已严重影响生活质量，感到忧虑，到医院就诊。查体：生命体征正常，内视镜检查显示远端食道多处糜烂。诊断:胃食管反流病。

讨论：1. 什么症状和检查表明该病人是胃食管反流病？
　　　　2. 哪类药物治疗胃食管反流病最有效？为什么？
　　　　3. 该胃食管反流病病人的药物治疗目的是什么？
　　　　4. 鉴于病人现状，针对性进行宣教，哪些非药物治疗是有效的？

一、疾病概要

胃食管反流病（gastroesophageal reflux disease，GERD）是我国的常见病，其发病率达 5.77%。胃食管反流病是以胃、十二指肠内容物反流入食管引起胃灼热、反酸、吞咽困难、胸痛、咽部异物感为主要临床症状的疾病。严重者可影响病人生活质量，并伴有明显的精神和心理障碍。其主要的病因是下食管括约肌压力低下、食管体部清除功能下降和心理障碍等，如长期饮酒刺激、反复呕吐、服用钙拮抗剂等均可使食管括约肌压力低下，导致疾病发生。反酸、胃灼热或胸骨后烧灼痛是 GERD 的典型症状，多在饱餐后出现。症状在平卧时加重，站立时减轻。反流物如吸入咽喉部和支气管可引起咽炎、喉炎、哮喘发作或吸入性肺炎等。

GERD 病人治疗的目标是控制症状和防止复发，对伴有糜烂性食管炎病人还要使糜烂或溃疡愈合和防止并发症的产生。

二、 治疗药物

（一）抑酸剂

抑酸是最主要的治疗措施，酸度降低，H^+ 的反渗减少则有利于食管炎症的愈合；酸分泌受抑制时，胃内容物量减少，反流量减少（包括胆汁反流）。常用药物如下。

1. 质子泵抑制剂（PPIs） 质子泵即 H^+，K^+ – ATP 酶，存在于胃壁细胞的分泌小管膜上，通过与胃腔中的 K^+ 交换，将 H^+ 从细胞内转移至胃腔，产生胃酸（HCl），这是胃酸分泌的最终步骤。PPIs 口服经小肠吸收，分布到胃壁细胞的分泌小管膜上，在酸性的环境中分解成活性次磺酰胺，次磺酰胺与 H^+，K^+ – ATP 酶的巯基（—SH）结合，使 H^+，K^+ – ATP 酶不可逆失活，抑制了胃酸分泌的最终步骤，任何对胃壁细胞的刺激均不能产酸，抑制了胃酸的分泌。待新的 H^+，K^+ – ATP 酶生成后，壁细胞才恢复泌酸功能，故 PPIs 是最强的抑酸剂，对 GERD 的症状缓解和溃疡的愈合，效果明显优于其他抗酸药。临床常用的 PPIs 的用途和用法用量见表 10 – 1。

表 10 – 1 临床常用的 PPIs 的用途和用法用量一览表

药物	用途	用法用量
奥美拉唑	主要用于消化性溃疡、GERD 的治疗；静脉注射可用于消化性溃疡急性出血的治疗	口服：每次 20mg，每日 2 次，治疗消化性溃疡的疗程为 2～4 周，治疗 GERD 疗程 4～8 周。静脉注射：每次 40mg，每 12 小时 1 次，连用 3 天
兰索拉唑	主要用于消化性溃疡、GERD 的治疗	口服：每次 30mg，每日 2 次，治疗胃溃疡、GERD 疗程 8 周。治疗十二指肠溃疡的疗程为 6 周
埃索美拉唑	为奥美拉唑的 S – 异构体，主要用于 GERD 的治疗和根除幽门螺杆菌	口服：每次 20～40mg，每日 1 次，治疗 GERD 疗程 4～8 周
雷贝拉唑	效果更快，主要用于活动性消化性溃疡、弥散性或溃疡性 GERD	口服：每次 20mg，每日 1～2 次，治疗活动性消化性溃疡的疗程为 4～6 周，治疗 GERD 疗程 6～10 周。均早晨服用，必须整片吞服

2. H_2 受体拮抗剂（H_2RA） 口服吸收后能拮抗胃壁细胞上的组胺受体（H_2R），从而抑制胃酸的分泌。常用 H_2 受体阻断药的作用特点和用法用量等见表 10 – 2。

表 10 – 2 常用 H_2 受体阻断药作用特点和用法用量一览表

药物	作用特点	用法用量
西咪替丁	口服吸收迅速，1 小时左右血药浓度达峰值，作用持续 5～6 小时。抑制组胺、胰岛素、五肽胃泌素、M 受体激动剂等引起的胃酸分泌。停药后溃疡易复发，延长用药时间，可降低复发率	800mg，睡前服；或 400mg，每日 2 次
雷尼替丁	具有速效、高效、长效等特点，抑酸作用强度是西咪替丁的 4～10 倍，作用持续 12 小时	300mg，睡前服；或 150mg，每日 2 次

药物	作用特点	用法用量
法莫替丁	为强效、长效 H_2 受体阻断药，抗酸作用比西咪替丁强 20～50 倍，作用维持 12 小时	40mg，睡前服；或 20mg，每日 2 次
尼扎替丁	抑制胃酸分泌作用比西咪替丁强 9 倍，抗溃疡作用比西咪替丁强 3～4 倍，作用持续 12 小时	300mg，睡前服；或 150mg，每日 2 次
罗沙替丁	抑制胃酸分泌作用是西咪替丁强 3～4 倍、雷尼替丁的 2 倍，抗溃疡作用比西咪替丁强 3～4 倍，作用持续 12 小时	150mg，睡前服；或 75mg，每日 2 次

（二）胃动力促进药

在不抑制胃酸分泌的情况下，通过增强胃肠运动、增加下食管括约肌张力、增强胃窦与十二指肠运动协调性途径等，可减少胃食管反流，从而消除症状。常用药物有多潘立酮、西沙必利等。

1. 多巴胺受体拮抗剂 多潘立酮（domperidone）又名吗丁啉，为选择性外周多巴胺受体（DA_2）拮抗剂，通过阻断胃壁平滑肌上的 DA_2 受体，可中等程度地增加下食管括约肌张力、增强胃窦收缩、改善胃窦与十二指肠协调运动，促进胃排空，从而减轻或消除胃食管反流症状。口服，每次 10mg，每日 3 次，餐前半小时服用。同类药物还有甲氧氯普胺，现已少用。

2. 5－HT_4 受体拮抗剂 莫沙必利（mosapride）又名贝络纳，为强效选择性 5－HT_4 受体拮抗剂，仅对上消化道、食管、胃、十二指肠促动力有效，对小肠、结肠作用轻微。通过激动胃肠道胆碱能中间神经元及肌间神经丛的 5－HT_4 受体，促进乙酰胆碱的释放，产生胃肠道的促动力作用，从而改善 GERD 的临床症状。口服，每次 5～10mg，每日 3 次，餐前 10～30 分钟服用。同类药物还有西沙必利（cisapride），又名普瑞博思。

3. 胃动素受体激动剂 胃动素（motilin）是含有 22 个氨基酸的多肽类激素，是上消化道最强的促收缩物质，其受体存在于平滑肌细胞上。红霉素（erythromycin）可作用于胃动素受体，口服小剂量即可促进胃排空。由于具有抗菌作用，并可产生快速耐受性，临床很少应用。

（三）胃黏膜保护药

本类药物通过吸收胃蛋白酶和胆盐，以缓冲胃酸，使胃内 pH 值达 3～5，故可用于 GERD 的治疗。但对 GERD 的疗效有限，不宜作为常规治疗用药。临床常选用的药物有铝碳酸镁（又名达喜）、枸橼酸铋钾（又名果胶铋）、藻酸盐（又名盖胃平）、硫糖铝等，可在胃内形成黏液胶质，构成屏障，阻止胃内容物反流。

三、治疗药物的应用原则

（1）无论是糜烂性食管炎或无糜烂性食管炎的病人，PPIs 比 H_2RA、促动力药和黏膜保护剂效果更好，能迅速控制症状，快速治愈食管炎，是临床治疗胃食管反流病的首选药物，一般疗程 2～4 周。

（2）PPIs 具有量效关系，开始用双倍剂量，可迅速控制症状，再减量一半维持。如奥美拉唑，开始治疗时，每次 20mg，每日 2 次。症状缓解后，每次 20mg，每日 1 次。最终的维持量为 10mg，每日 1 次。

3. PPIs 和 H_2RA 应在晚上睡前服用，抑制胃酸分泌作用好。

4. 多数病人停药后症状反复发作，对食管炎反复出现者，需长期服用抑酸药维持，每日1次（为治疗量的一半）。

四、药物的不良反应

1. PPIs 主要有腹泻、头痛、恶心、皮疹等，长期使用可使胃窦 G 细胞产生促胃液素增加，血清中促胃液素浓度升高。

2. H₂受体阻断药 不良反应较少，发生率低于3%。常见有心血管反应如心动过速或过缓、低血压、房室传导阻滞等，罕见有心跳骤停。其他有乏力、头痛、嗜睡、腹泻、白细胞减少、转氨酶升高等。西咪替丁可通过血 - 脑屏障，偶有精神异常；对雄激素受体有亲和力，产生抗雄激素作用，可引起男性乳房发育、阳痿。服药期间应注意病人肾功能，根据肌酐清除率调整服用剂量。

3. 多巴胺受体拮抗剂 常见不良反应有头痛、头晕、嗜睡、倦怠等，大剂量或长期使用，可因拮抗多巴胺受体而导致锥体外系症状，出现肌肉震颤、流涎、共济失调、头向后倾、斜颈等。也可出现非哺乳期泌乳，更年期妇女和男性病人出现乳房胀痛现象。

4. 5 - HT₄受体拮抗剂 主要表现为腹泻、腹痛、口干、倦怠、头晕、心悸等。西沙必利可引起心电图 Q - T 间期延长、昏厥和严重的心律失常。

五、药物相互作用

药物相互作用见表10 - 3。

表 10 - 3 治疗 GERD 药物相互作用一览表

合用药物	相互作用结果
奥美拉唑或兰索拉唑 + 地西泮、苯妥英钠、华法林、硝苯地平	后者经肝脏代谢减慢，应减少用量
雷贝拉唑 + 酮康唑	因胃酸分泌减少，后者生物利用度减少约30%
雷贝拉唑 + 地高辛	后者的吸收量和最大药物浓度增加
雷尼替丁 + 普萘洛尔、利多卡因、普鲁卡因胺、维生素 B₆	可延缓后者的作用；减少维生素 B₆ 的吸收
法莫替丁 + 丙磺舒	抑制前者从肾小管排泄
多潘立酮 + 溴丙胺太林、山莨菪碱、PPIs、H₂RA	减弱前者的作用
多潘立酮 + 对乙酰氨基酚、左旋多巴、氨苄西林、四环素	增加后者的吸收速度
多潘立酮 + 锂盐、地西泮	引起锥体外系症状
莫沙必利 + 抗胆碱药（阿托品、东莨菪碱）	前者作用减弱

第二节　消化性溃疡

消化性溃疡（peptic ulcer disease，PUD）是我国的多发病和常见病，是最常见的消化道疾病之一，其发病率约为10%。近年来，由于根除幽门螺杆菌治疗方法的普及，治疗效果明显提高，复发率明显降低。

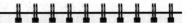

案例导入

案例：麦先生，42 岁。近二个月来出现"心口疼痛"，呈非发散性，集中在右上腹，强度不定，在晚上和两餐之间加剧。摄食或用抗酸药后症状缓解。胃镜检查发现，十二指肠顶部有一个 7cm 的溃疡。活组织取出检查有大量类似 Hp 有机体。诊断：十二指肠溃疡。

讨论：1. 该病人有哪些十二指肠溃疡的典型临床症状？
　　　2. 请为病人开出根除 Hp 的治疗方案。
　　　3. 消化性溃疡的药物治疗目的是什么？

一、疾病概要

消化性溃疡主要是指发生在胃和十二指肠球部的慢性溃疡，分别称为胃溃疡（gastric ulcer，GU）和十二指肠溃疡（duodenal ulcer，DU），如两者同时发生，称为复合溃疡，见图 10 - 1。目前认为幽门螺杆菌（*helicobacter pylori*，Hp）感染、胃酸分泌过多和服用 NSAIDs 是其主要病因。临床表现为：①反复发作的节律性上腹部疼痛如刺痛、钝痛、烧灼样痛等，DU 疼痛约在餐后 2~3 小时出现，即餐前疼痛，或称空腹痛，进食或服用抗酸药后可缓解；GU 多在餐后 0.5~1 小时出现疼痛，进食不缓解反而加重，为饱腹痛；②发作呈周期性，病程中发作和缓解交替出现，发作有季节性，多在秋冬和冬春之交发病，病程长达数周或数月；③并发出血，15%~25% 的病人可并发出血，十二指肠溃疡比胃溃疡更多，出血少量表现为黑便，大量则呈现呕血或血便。其他并发症有溃疡穿孔、幽门梗阻、溃疡癌变等。

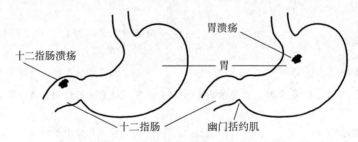

图 10 - 1　消化性溃疡常见剖部位示意图

治疗溃疡的目的是缓解症状、促进愈合、防止复发和避免并发症。其治疗方法有：一般治疗、手术治疗和药物治疗。①一般治疗包括指导病人保持乐观生活态度，生活有规律，避免过度劳累和精神紧张，注意劳逸结合；合理饮食，定时进餐，少量多餐，避免辛辣过咸食物、浓茶、咖啡等，戒烟酒；尽量避免服用 NSAIDs、糖皮质激素类药物等。②当消化性溃疡大量出血经内科紧急处理无效、伴有急性溃疡穿孔、瘢痕性幽门梗阻或溃疡疑似癌变则采取外科手术治疗。③药物治疗。

二、治疗药物

消化性溃疡的发生是侵袭因素和防御因素之间的失衡所导致，即侵袭因素相对过强，而防御因素相对减弱。侵袭因素包括盐酸 – 胃蛋白酶、胆盐、胰液、Hp 感染和服用 NSAIDs 药物等；防御因素包括黏膜屏障、黏液、重碳酸盐、细胞更新、前列腺素和表皮生长因子等。临床常用治疗药物主要如下。

（一）抑酸药

目前，抑酸药是治疗消化性溃疡的最主要的药物，包括 PPIs 和 H_2RA。

1. PPIs 常用药物有奥美拉唑、兰索拉唑、埃索美拉唑和雷贝拉唑等。奥美拉唑、兰索拉唑为第一代 PPIs，有起效慢，不能迅速缓解症状，药动学个体差异大等缺点。而埃索美拉唑和雷贝拉唑等新一代 PPIs 在临床的使用越来越广泛。奥美拉唑等药物的用途、用法和用量见表 10 - 1。

2. H_2RA 常用药物有雷尼替丁、法莫替丁、尼扎替丁、罗沙替丁等，其作用特点、常规治疗剂量见表 10 - 2。

（二）抗酸药

抗酸药为弱碱性化合物，可中和胃酸、抑制胃蛋白酶的活性，缓解疼痛，促进溃疡愈合。常用药物有铝碳酸镁、氧化镁、氢氧化铝、碳酸钙等。本类药物的疗效以液体（如凝胶溶液）最好，粉剂次之，片剂较差。

（三）胃黏膜保护药

主要通过增加碳酸氢盐分泌、改善黏膜血流或在黏膜表面形成保护层以增强黏膜抵抗力。常用药物包括铋剂、硫糖铝、前列腺素衍生物等。

1. 胶体次枸橼酸铋 又名胶体果胶铋，主要作用是在酸性条件下（pH < 5）与黏蛋白、溃疡面渗出的蛋白质相结合，沉积于溃疡面，阻断胃酸、胃蛋白酶及胆盐的侵蚀，促使溃疡愈合。并具有促进前列腺素合成、使上皮组织分泌黏液和重碳酸盐增多等作用，以加强黏膜屏障。胶体铋剂的另一个特点是对 Hp 杀灭作用。120mg，每日 4 次，饭前 1 小时及睡前服用，8 周为一个疗程。

2. 硫糖铝 是一种含 8 个硫酸根的蔗糖碱性铝盐，在胃内酸性条件下（pH < 3 ~ 4），$Al(OH)_3$ 离子从硫酸蔗糖分子中解离出来，残余的八硫酸蔗糖分子带阴电荷，凝聚成糊状黏稠物，黏附在黏膜表面。pH < 7 时，硫糖铝带阴电荷，易与溃疡底带阳电荷的渗出蛋白质结合，形成保护膜，减少 H^+ 反弥散，降低胃蛋白酶活性，吸附胆酸，有利于溃疡的愈合。还具有增加胃及十二指肠黏液量和黏膜血流量、促进表皮生长因子释放等保护黏膜的作用。口服，1g，每日 4 次，饭前 1 小时及睡前服用，3 ~ 4 周为一个疗程。

3. 前列腺素 E 具有抑制胃酸和胃蛋白酶的分泌，促进黏液和 HCO_3^- 的分泌，增加胃黏膜屏障的作用，用以防止 NSAIDs 对胃黏膜的损伤。合成的前列腺素类药物有米索前列醇、恩前列素。前者剂量 200μg，每日 4 次；后者 35μg，每日 2 次。

（四）治疗 Hp 感染药

胃溃疡病人的 Hp 检出率达 60% ~ 75%，十二指肠溃疡病人 Hp 检出率高达 85% ~ 100%。几乎所有十二指肠溃疡病人均有 Hp 感染的慢性胃窦炎存在，因此，彻底治愈消化性溃疡，需治疗或根除 Hp。具有抗 Hp 感染作用的药物有抗菌药、铋剂、PPIs 等，单一药物治疗效果较差，临床提倡联合用药治疗。

主要药物有阿莫西林、四环素、甲硝唑、克拉霉素、左氧氟沙星等，这些药物在酸性的环境中比较稳定，其作用特点等见表 10 - 4。

拓展阅读

幽门螺杆菌的发现

1983 年，澳大利亚学者巴里·马歇（Barry Marshall）和罗宾·沃伦（Robin

Warren）从慢性活动性胃炎病人胃黏膜中，分离得到了幽门螺杆菌（*helicobacter pylori*，*Hp*），在国际消化病学界引起了巨大轰动。现已清楚，*Hp* 是慢性胃炎、消化性溃疡、胃癌等发生发展过程中的重要致病因子，*Hp* 的发现为消化性溃疡的药物治疗和彻底治愈溃疡开辟了崭新途径。

2005年10月，巴里·马歇和罗宾·沃伦获得了诺贝尔生理学或医学奖。

表 10-4　抗 Hp 感染抗菌药物类别及作用特点一览表

类别	药物	作用特点
β-内酰胺类	阿莫西林	在体内外均有良好的抗 Hp 作用，在胃内酸性环境中较稳定，在 pH 接近中性时疗效最佳
大环内酯类	克拉霉素	口服易吸收，抗 Hp 效果较好，但单独使用易产生耐药，在中性条件下的活性强于酸性条件下
四环素类	四环素	Hp 对其比较敏感，耐药菌株少
氟喹诺酮类	左氧氟沙星	有较强抗 Hp 活性，临床使用逐步增多
氨基糖苷类药	庆大霉素	口服直接作用于胃黏膜，定期规则治疗，能彻底消除 Hp
硝基咪唑类	甲硝唑	对非耐药菌株非常敏感，但耐药菌株多见；一旦耐药，感染治愈率明显下降
硝基呋喃类	呋喃唑酮	对甲硝唑耐药菌株可用本药治疗

选用单一抗菌药物治疗 Hp 感染，其杀灭 Hp 的效果不到 20%，需要在抑制胃酸分泌的基础上，选用两种抗菌药联合治疗，才能提高抗菌药物杀灭 Hp 的效果。治疗方案分为两大类，一类是以 PPIs 为基础加两种抗菌药，另一类是以胶体铋为基础加两种抗菌药的三联方案。根除 Hp 治疗方案表 10-5。

表 10-5　根除 Hp 治疗方案一览表

类别	基础药	抗菌药	用法和疗程
以 PPIs 为基础的三联治疗方案	选用 PPIs 中的一种（奥美拉唑 20mg、兰索拉唑 40mg、埃索美拉唑 20mg、雷贝拉唑 10mg）	加用其中两种抗菌药（阿莫西林 1000mg、克拉霉素 500mg、甲硝唑 400mg）	均为每日 2 次，7~14 天为一个疗程
以胶体铋为基础的三联治疗方案	枸橼酸铋钾（胶体果胶铋）240mg	加用其中两种抗菌药（阿莫西林 1000mg、克拉霉素 500mg、甲硝唑 400mg）	均为每日 2 次，7~14 天为一个疗程

根据病人个体情况，可对根除 Hp 治疗方案进行适当调整：①可用 H_2RA 代替 PPIs，可降低药品费用，但疗效也下降；②如 Hp 对甲硝唑耐药，可用呋喃唑酮 100mg，每日 2 次，代替甲硝唑；③初次治疗失败者，可在铋三联的基础上加上 PPIs 的四联疗法。

（五）促胃肠动力药

本类药物可促进胃动力，加速胃排空，减少促胃液素分泌，减轻对胃黏膜的损害，可用于消化性溃疡伴消化不良或胃潴留病人。常用药物包括多潘立酮、甲氧氯普胺、莫沙必利、西沙必利等。

三、治疗药物的应用原则

（一）活动期溃疡的药物治疗

1. 首选 PPIs 消化性溃疡的愈合与抑制胃酸分泌药物治疗的强度和时间呈正相关。治疗消化性溃疡时，应力争使一天中胃液 pH > 3 的时间超过 18 小时。PPIs 由于抑酸作用强、疗效肯定、使用方便、安全性好，是临床上治疗活动期消化性溃疡的首选药物。

2. 联合用药 大多数胃溃疡病人胃酸分泌正常，而胃黏膜屏障功能下降，故胃溃疡单用抑酸剂治疗效果不如十二指肠溃疡，可与胃黏膜保护药联合应用。如伴有 Hp 感染的消化性溃疡病人，可合用铋剂。米索前列醇作为二线用药，对于防治 NSAIDs 导致的溃疡有一定疗效。

3. 迅速止痛 对伴有强烈疼痛的消化性溃疡病人，可选用抗酸药如铝碳酸镁，可中和胃酸、迅速缓解疼痛症状，多作为加强止痛的辅助治疗。铝碳酸镁还兼具有抗酸药和黏膜保护药的优点。

4. 根除 Hp 根除 Hp 可使消化性溃疡病人的复发率明显降低。因此，对 Hp 检测阳性的病人，应在应用 PPIs 或铋剂的基础上，加用两种抗菌药物组成的三联方案。二线的治疗方案主要是含有 PPIs、铋剂和两种抗菌药的四联疗法。明确 Hp 是否被根除的复查，应在根除治疗结束至少 4 周后进行。方法有非侵入性的尿素呼气试验，或是胃黏膜活检标本检测 Hp。

拓展阅读

NSAIDs 溃疡的药物治疗

服用 NSAIDs 后如出现溃疡，应立即停用 NSAIDs，并给予常规剂量常规疗程的 H₂RA 或 PPIs 治疗；如不允许停用 NSAIDs，可换用对黏膜损伤小的药物，如特异性 COX-2 抑制药塞来昔布或罗非昔布，并选用 PPIs 治疗，H₂RA 疗效差。溃疡愈合后，如不能停用 NSAIDs，应给予 PPIs 长程维持治疗。

（二）维持期溃疡的药物治疗

有效根除 Hp 及彻底停服 NSAIDs 是消除消化性溃疡的两大常见病因，能有效减少溃疡的复发。对于 Hp 阴性或根除后仍反复发作、伴出血或穿孔等严重并发症的消化性溃疡、重度吸烟、需要长期服用 NSAIDs 或抗凝血药物的消化性溃疡病人，应给予维持治疗。长程维持治疗一般以 H₂RA 常规量的半量睡前顿服，NSAIDs 溃疡复发的预防可选用 PPIs 或米索前列醇。

四、药物的不良反应

1. 抗酸药 多为含有金属的盐类，不良反应主要有便秘、头晕、口干等。选用新一代抗酸药铝碳酸镁不良反应可减轻。

2. 铋剂 短时间服用过程中可使齿、舌变黑，吸管直接吸入可避免，停药后自行消失。长期服用因铋在体内蓄积，引起中毒，可引起尿毒症、记忆力变差等。

3. 米索前列醇 不良反应较多，主要有腹痛、腹泻。因可引起子宫收缩，孕妇禁用。
PPIs 和 H₂RA 类药物的不良反应见第一节【药物的不良反应】内容。

五、药物相互作用

药物相互作用见表10-6。

表10-6 抗消化性溃疡药物相互作用一览表

合用药物	相互作用结果
抗酸药 + 乳制品	形成络合物，两者作用减弱
硫糖铝 + 抗酸药、抑酸药	前者作用减弱
硫糖铝 + 雷尼替丁、地高辛、喹诺酮类	后者吸收减少
铝碳酸镁 + 四环素类、喹诺酮类、抗凝剂	后者吸收减少
枸橼酸铋钾 + 四环素	后者吸收减少
米索前列醇 + NSAIDs	可能发生胃肠道出血、溃疡和穿孔，1周内避免同服

第三节 胆石症和胆囊炎

胆石症（cholelithiasis）是一种世界性临床常见病，我国也不例外，随着生活水平的提高，胆石症的发生率有逐年增高的趋势，尤其是胆囊结石的发生率显著增高。胆囊结石又常引起慢性胆囊炎，发病率达85%～95%，称为慢性结石性胆囊炎，非结石性胆囊炎较少见。

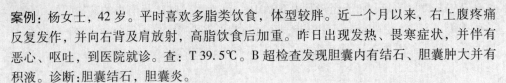

案例导入

案例：杨女士，42岁。平时喜欢多脂类饮食，体型较胖。近一个月以来，右上腹疼痛反复发作，并向右背及肩放射，高脂饮食后加重。昨日出现发热、畏寒症状，并伴有恶心、呕吐，到医院就诊。查：T 39.5℃。B超检查发现胆囊内有结石、胆囊肿大并有积液。诊断：胆囊结石，胆囊炎。

讨论：1. 胆石症的临床典型症状有哪些？
2. 该病人入院后可选择哪些药物进行治疗？

一、疾病概要

胆石症是胆囊或是肝内胆管、胆总管内有结石形成，并引起剧烈的腹痛、黄疸、发烧等症状的疾病。结石在胆囊、胆管和肝管内形成后，随着胆汁的流动，结石有时可卡在胆囊颈部或十二指肠乳头处，引起疼痛等临床症状。①按解剖部位分为胆囊结石、肝外胆管结石和肝内胆管结石。②按胆石所含成分为胆固醇结石（胆固醇含量达70%～90%）、胆红素结石（主要含胆红素）和混合结石（由胆固醇、胆红素、钙盐等多种成分组成）。其中胆囊结石发病率约占人群的10%，且90%以上为胆固醇结石。随着年龄的增加、进食肉脂类食物增多可使胆囊中胆固醇增多，或胆酸和卵磷脂减少，则胆固醇以结晶状态析出，再与钙盐等结合，形成胆固醇结石。

胆石症的治疗目的是缓解症状、减少复发、消除结石，避免并发症的发生。其治疗方法有手术治疗、溶石治疗、排石治疗等，其中手术治疗是当前治疗胆囊结石的首选方法。

二、治疗药物

1. 熊去氧胆酸　可促进胆汁分泌，提高胆汁中磷脂含量，使胆固醇在胆汁中的溶解度增加，防止胆固醇结石的形成。对早期含钙少的胆固醇结石有一定疗效。条件是：①胆囊结石直径 <0.6cm，数量少，胆囊内尚有较多的胆汁；②胆囊功能较好，溶石剂能进入胆囊并达到一定浓度；③肝功能较好，能耐受半年以上的持续用药，在此期间宜用低脂多纤维饮食。溶胆石：口服，每日 450～600mg，分 3 次服用，饭后服。连续服用 6～12 个月。

鹅去氧胆酸为熊去氧胆酸的异构体，作用与其基本相同，但服药量较大，耐受性较差，腹泻发生率高，且对肝脏有一定毒性，已少用。

2. 羟甲香豆素　又名爱活胆通，为香豆素衍生物，能松弛 Oddi 括约肌，具有较强的解痉、镇痛作用，同时也能温和、持续地促进胆汁分泌，加强胆囊收缩和抗菌作用，具有明显的利胆作用，有利于结石排出，对胆总管结石具有一定的排石效果。口服：每次 0.4g，每日 3 次，饭前服。

3. 苯丙醇　又名利胆醇。能促进胆汁分泌，促进消化，降低血中胆固醇，排除结石。服后可减轻腹胀、腹痛、恶心、厌油等症状。口服，每次 0.1～0.2g，每日 3 次，饭后服。

4. 曲匹布通　又名舒胆通。为非胆碱能阻断的解痉药，对胆道平滑肌具有强烈的选择性松弛作用，能直接抑制胆道口括约肌的收缩，产生解痉止痛作用。同时，能促进胆汁和胰液的分泌，使胆汁和胰腺的分泌量明显增加。口服：每次 40mg，每日 3 次，饭后服。2～4 周为一个疗程。

5. 硫酸镁　口服有松弛 Oddi 括约肌的作用，使滞留的胆汁易于排出，产生良好的利胆作用。口服，50% 硫酸镁溶液 10～15ml，每日 3 次，于餐后口服。因 Mg^{2+} 有导泻作用，有严重腹泻者不宜采用。

6. 解痉药　主要选用阿托品、山莨菪碱肌内注射，以松弛胆囊平滑肌，缓解疼痛。

7. 镇痛药　诊断明确且腹痛剧烈者，必要时可用哌替啶 50～100mg，肌内注射。

8. 抗菌药　一般可用第二代、三代头孢菌素类、第三代喹诺酮类和抗厌氧菌药（如甲硝唑）。

三、治疗药物的应用原则

1. 治疗胆结石（溶石或排石）过程中，如出现反复胆绞痛发作，症状无改善甚至加重，或出现明显结石钙化，则宜中止药物治疗，并进行外科手术。

2. 诊断明确且腹痛剧烈者只适宜用哌替啶镇痛，不宜选用吗啡，因其可使胆道平滑肌张力增加。

3. 胆囊感染的细菌可能为大肠埃希菌、肺炎杆菌等革兰阴性菌和厌氧菌。抗感染治疗宜选用在胆汁中浓度高的药物，如头孢哌酮、头孢曲松、司氟沙星等。治疗厌氧菌感染选用甲硝唑和替硝唑。

4. 熊去氧胆酸和鹅去氧胆酸只能溶解胆固醇结石，对胆色素结石、混合结石无溶解作用。

四、药物的不良反应

本类药物常见的不良反应为恶心、腹胀、头痛、皮疹等。熊去氧胆酸和鹅去氧胆酸的胃肠道反应以腹泻为主。

五、药物相互作用

药物相互作用见表 10 - 7。

表 10 - 7　治疗胆石症和胆囊炎药物相互作用一览表

合用药物	相互作用结果
熊去氧胆酸 + 考来烯胺、氢氧化铝	前者吸收减少
熊去氧胆酸 + 环孢素	后者吸收增加

📊 重点小结

消化系统疾病的药物治疗

- 胃食管反流病
  - 临床表现
  - 治疗药物
    - 抑酸药：PPIs、H_2RA
    - 胃动力促进药：多潘立酮、莫沙必利
    - 胃黏膜保护药：铝碳酸镁、枸橼酸铋钾
- 消化性溃疡
  - 临床表现
  - 治疗药物
    - 抑酸药：PPIs、H_2RA
    - 抗酸药：铝碳酸镁、氢氧化铝
    - 胃黏膜保护药：铝碳酸镁、枸橼酸铋钾
    - 治疗 Hp 感染药：抗菌药、PPIs、铋剂
    - 促胃动力药：多潘利酮、莫沙必利
  - 治疗药物的应用原则
    - 活动期溃疡的药物治疗：首选 PPIs、联合用药、迅速止痛、根除 Hp
    - 维持期的药物治疗：PPIs、H_2RA
- 胆石症和胆囊炎
  - 临床表现
  - 治疗药物
    - 利胆药：熊去氧胆酸、羟甲香豆、硫酸镁
    - 解痉药：阿托品、山莨菪碱
    - 镇痛药：哌替啶
    - 抗菌药：头孢哌酮、司氟沙星

（方士英）

📋 目标检测

一、A 型题（单项选择题）

1. 治疗糜烂性食管炎最有效的药物是（　　　）

A. 法莫替丁　　　　　　　　B. 阿莫西林　　　　　　　　C. 奥美拉唑

D. 铝碳酸镁　　　　　　　　E. 前列腺素 E

2. 与消化性溃疡有关的细菌是（　　）

    A. 葡萄球菌　　　　　　　　　B. 幽门螺杆菌　　　　　　　C. 大肠埃希菌

    D. 伤寒杆菌　　　　　　　　　E. 铜绿假单胞菌

3. 对治疗 Hp 感染无效的药物是（　　）

    A. 庆大霉素　　　　　　　　　B. 阿莫西林　　　　　　　　C. 克拉霉素

    D. 链霉素　　　　　　　　　　E. 甲硝唑

4. 具有抗酸和保护胃黏膜作用的药物是（　　）

    A. 雷尼替丁　　　　　　　　　B. 兰索拉唑　　　　　　　　C. 铝碳酸镁

    D. 四环素　　　　　　　　　　E. 多潘立酮

5. 胆结石明确诊断后，如出现绞痛可选用（　　）

    A. 阿司匹林　　　　　　　　　B. 吗啡　　　　　　　　　　C. 阿托品

    D. 阿托品＋哌替啶　　　　　　E. 哌替啶

二、B 型题（共用备选答案）

    A. 熊去氧胆酸　　　　　　　　B. 奥美拉唑　　　　　　　　C. 尼扎替丁

    D. 胶体果胶铋　　　　　　　　E. 甲硝唑

1. 属于胃黏膜保护剂（　　）

2. 抗菌药（　　）

3. PPIs（　　）

4. H$_2$RA（　　）

5. 利胆药（　　）

三、X 型题（多项选择题）

1. 可用于治疗 GERD 的药物有（　　）

    A. 雷贝拉唑　　　　　　　　　B. 雷尼替丁　　　　　　　　C. 多潘立酮

    D. 莫沙必利　　　　　　　　　E. 果胶铋

2. 消化性溃疡的临床表现包括（　　）

    A. 反复发作的节律性上腹部疼痛　B. 发作呈周期性　　　　　　C. 反复反流

    D. 咽部异物感　　　　　　　　E. 并发出血

3. 消化性溃疡药物治疗的目的包括（　　）

    A. 缓解症状　　　　　　　　　B. 促进愈合　　　　　　　　C. 防止复发

    D. 避免并发症　　　　　　　　E. 杀灭 Hp

4. 具有利胆作用的药物是（　　）

    A. 熊去氧胆酸　　　　　　　　B. 硫酸镁　　　　　　　　　C. 山莨菪碱

    D. 苯丙醇　　　　　　　　　　E. 羟甲香豆素

5. 胆石症的临床表现包括（　　）

    A. 剧烈腹痛　　　　　　　　　B. 黄疸　　　　　　　　　　C. 发热、畏寒

    D. 恶心、厌油　　　　　　　　E. Hp 检查阳性

四、简单题

1. 简述胆石症的治疗目的和治疗方法。

2. 简述活动期消化性溃疡的药物治疗原则。

第十一章

血液系统疾病的药物治疗

PPT

1. **掌握** 缺铁性贫血、巨幼细胞贫血、再生障碍性贫血、白血病的临床表现、药物治疗原则和治疗药物合理选用。
2. **熟悉** 缺铁性贫血、巨幼细胞贫血、再生障碍性贫血、白血病的治疗药物作用和相互作用。
3. **了解** 缺铁性贫血、巨幼细胞贫血、再生障碍性贫血、白血病的一般治疗方法。

血液系统疾病 (diseases of the blood system) 指原发或主要累及血液和造血器官的疾病。临床常见的血液系统疾病有贫血 (缺铁性贫血、巨幼细胞贫血、再生障碍性贫血)、白细胞减少症和粒细胞缺乏症、白血病等。血液病的临床症状和体重常无特异性，其诊断的重要依据是实验室检查，如血常规、骨髓穿刺涂片等。血液病的治疗手段有：补充造血所需营养、刺激造血、切脾、化疗和放疗、免疫抑制等，造血干细胞移植是一种可能根治血液系统恶性肿瘤的综合性治疗方法。

第一节 缺铁性贫血

贫血 (anemia) 是指外周血单位容积内红细胞数量或血红蛋白以及红细胞比容低于可比人群正常值，其中以血红蛋白量为主要指标。我国海平面地区，成人男性 Hb < 120g/L、RBC < 4.5×10^{12}/L 及（或）HCT < 0.42；成人女性 Hb < 110g/L、RBC < 4.0×10^{12}/L 及（或）HCT < 0.37 则为贫血。按红细胞的形态贫血可分为小细胞低色素性贫血（如缺铁性贫血）、大细胞性贫血（如巨幼细胞贫血）和正常细胞性贫血（如再生障碍性贫血、溶血性贫血），其中小细胞低色素性贫血最常见。

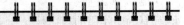

案例导入

案例：王女士，35 岁，因胃溃疡八年而导致慢性失血，近几日一直有头晕、无力、注意力不集中等状况。体检：Hb < 75g/L；诊断为缺铁性贫血。为迅速改善贫血，住院医师给予右旋糖酐铁 100mg 臀部肌内注射，每日 1 次，2 日后发现病人双侧臀部青紫，考虑到是铁剂未吸收，故改为口服。

讨论：1. 为何诊断缺铁性贫血？导致此病的主要原因是什么？
　　　2. 如何选择药物治疗？

一、疾病概要

缺铁性贫血（iron deficiency anemia，IDA）又称小细胞低色素性贫血，是由于机体对铁的需求与供给失衡，导致体内贮藏的铁不足，近一步引发红细胞合成减少。铁元素参与了体内血红蛋白及某些酶的合成，红细胞内缺铁，血红素合成障碍，大量原卟啉不能与铁结合成为血红素，以游离原卟啉（FEP）形式积累在红细胞内或与锌原子结合成为锌原卟啉（ZPP），血红蛋白生成减少，红细胞胞浆少、体积小，发生小细胞、低色素性贫血。缺铁性贫血各年龄段均会发病。主要表现为面色苍白、疲乏、困倦、黏膜苍白、心悸、头晕、头痛、耳鸣、眼花等。有些特殊的神经系统症状表现为精神行为异常，如注意力不集中、易激动、精神迟滞和异食癖等。

知识链接

引起缺铁性贫血的病因主要有：①铁的需要量高而摄入不足主要见于小儿生长发育期及妊娠和哺乳期妇女；②铁的丢失增加失血，尤其是慢性失血，是缺铁性贫血最多见、最重要的病因，如溃疡病、痔疮、女性月经期出血过多等；③ 铁的吸收不良、胃及十二指肠切除、慢性胃肠炎、长期严重腹泻也可引起缺铁性贫血。

拓展阅读

血红蛋白

血红蛋白（hemoglobin，HB）是高等生物体内负责运载氧的一种蛋白质，是使血液呈红色的蛋白。血红蛋白由四条链组成，两条 α 链和两条 β 链，每一条链有一个包含一个铁原子的环状血红素。氧气结合在铁原子上，被血液运输。血红蛋白中的铁在二价状态时，可与氧呈可逆性结合（氧合血红蛋白），如果铁氧化为三价状态，血红蛋白则转变为高铁血红蛋白，就失去了载氧能力。血红蛋白的特性是：在氧含量高的地方，容易与氧结合；在氧含量低的地方，又容易与氧分离。血红蛋白的这一特性，使红细胞具有运输氧的功能。平均每1g 血红蛋白可结合1.34ml 的氧气，是血浆溶氧量的70倍。

缺铁性贫血的治疗原则主要是补充铁剂。治疗的关键是去除原发性原因，如改善饮食、调理月经、驱虫和抗溃疡等。

二、治疗药物

（一）铁剂

1. 口服铁剂

（1）硫酸亚铁　无机铁的代表，适用于因红细胞大量遭到破坏、长期慢性失血及胃肠吸收发生障碍而引起的缺铁性贫血。每片含铁元素60mg。成人剂量为每次0.3～0.6g，每日 3 次。

（2）富马酸亚铁　为有机铁代表，主要用于慢性失血、营养不良、妊娠、儿童发育期等引起的缺铁性贫血。每次 200mg，每日 3 次。

2. 注射铁剂　右旋糖酐铁适用于不宜口服铁剂、口服铁剂无效或者需迅速纠正其缺铁状况的病人。铁元素含量为每毫升 50mg。

常用铁剂的特点和用法用量见表 11 -1。

表 11 - 1　常用铁剂的特点和用法用量一览表

药物	主要特点	用法用量
葡萄糖酸亚铁	胃肠道刺激小，作用温和，起效快，铁利用率高	用于预防成人 0.3g，每日 1 次；儿童，0.1g，每日 2 次
乳酸亚铁	口服后容易吸收	成人 0.15～0.6g，每日 3 次，饭后服用
枸橼酸亚铁	无刺激性，适用于儿童，不适用于重度贫血病例	10% 溶液，成人 10～20ml，每日 3 次；小儿，1～2ml/（kg·d）
琥珀酸亚铁	含铁量高，口服吸收率高，胃肠刺激性轻	成人 0.1～0.2g，每日 3 次；儿童 0.05～0.1g，每日 1～2 次，饭后服用
注射铁剂山梨醇铁	吸收较快，局部反应少	1.5～2ml 深部肌内注射，隔 1～3 日 1 次
右旋糖酐铁	可肌注、静脉注射和静脉滴注	可引起过敏反应，建议初次可给予 25mg，如 60 分钟后无不良反应，再给予剩余剂量。每次100～200mg，每周 2～3 次

（二）造血生长因子

重组人红细胞生成素　是促进骨髓造血细胞分化增殖和定向成熟的一系列活性蛋白。可促使红细胞生长和分化、生成增多，促进红母细胞成熟、红细胞数和血红蛋白含量增多，减慢贫血进程。每周 3 次，一般开始剂量为 50～100U/kg，皮下注射，共 4 周。

三、治疗药物的应用原则

1. 查明并去除贫血病因，应根据不同病因采用不同的治疗手段。病因未明的贫血暂时不用铁剂治疗以免干扰诊断。

2. 首选口服铁剂，安全且疗效可靠。应选择含铁量高、容易吸收、胃肠道反应小的铁剂作为首选。口服铁剂后，5 日外周血中网织细胞计数升高，7～10 日达高峰；2 周后血红蛋白浓度升高，一般在 2 个月左右恢复正常；在血红蛋白恢复正常后，应剂量减半继续服药 3～6 个月，待铁蛋白恢复正常后停药。

3. 补充铁剂应坚持"小量、长期"的原则。口服铁剂每日剂量应含铁元素 150～200mg，分 2～3 次服用。餐后服用可减轻胃肠道反应。如仍有不适可将剂量减半，待症状消失后再逐渐恢复原剂量。

4. 铁剂注射不良反应多，价格昂贵，必须严格掌握适应证，不应滥用。其指征为：不能耐受口服铁剂者；吸收障碍者，如慢性腹泻、胃大部切除；需迅速获得疗效者，如晚期妊娠、择期手术病人。常用注射铁剂为右旋糖酐铁及山梨醇铁。注射用铁的总量按公式计算：铁的总剂量（mg）=［需达到的血红蛋白浓度（g/L）－病人的血红蛋白浓度（g/L）］×30＋500（mg）。给药途径是臀部深位肌内注射。右旋糖酐铁亦可缓慢静脉注射或稀释后作静脉滴注。

四、药物的不良反应

1. **口服铁剂**　①对胃肠道有刺激性，可引起恶心、腹痛、腹泻。饭后服用可以减轻。②服用铁剂后可引起黑便和便秘，因铁与肠腔中硫化氢结合，生成黑色硫化铁沉淀物，同时减少了硫化氢对肠壁的刺激作用所致。③小儿误服 1g 以上铁剂可引起急性中毒，表现为坏死性胃肠炎、呕吐、腹痛、血性腹泻、休克、呼吸困难、死亡。急救措施为以磷酸盐或碳酸盐溶液洗胃，并以特殊解毒剂去铁胺注入胃内以结合残存的铁。

2. 注射铁剂 5%患者可出现全身反应，表现为头痛、面部潮红、关节肌肉疼痛、荨麻疹、发热等变态反性症状，偶有过敏性休克。注射局部可出现疼痛甚至肌肉坏死。

五、药物相互作用

药物相互作用见表11-2。

表11-2 治疗缺铁性贫血药物相互作用一览表

合用药物	相互作用结果
铁剂+抗酸药、磷酸盐、鞣酸蛋白、含鞣酸的食物	影响吸收
铁剂+考来烯胺、考来替泊	络合作用影响吸收
铁剂+氯霉素	影响铁剂疗效
铁剂+四环素类、氟喹诺酮类、青霉胺、锌制剂	影响后者药物吸收
铁剂+维生素 C	促进铁剂吸收

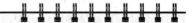

第二节 巨幼细胞贫血

案例导入

案例：李女士，45岁。经常头晕、腹泻、乏力、消化不良，面色萎黄，身材消瘦。经血液检查发现外周血中平均红细胞体积（MCV）和平均血红蛋白含量（MCH）高于正常人，诊断为巨幼细胞贫血。给予补充叶酸治疗，但效果不佳。追溯原因病人有胃溃疡史，加服维生素 B_{12} 后症状好转。

讨论：1. 该病人诊断为巨幼细胞贫血的依据是什么？

2. 巨幼细胞贫血补充叶酸治疗效果不好的原因是什么？

一、疾病概要

巨幼细胞贫血（megaloblastic anemia）是指叶酸、维生素 B_{12} 缺乏或其他原因引起 DNA 合成障碍所致的一类贫血。外周血中的平均红细胞体积（MCV）和平均血红蛋白（MCH）均高于正常。四氢叶酸和维生素 B_{12} 是 DNA 合成过程中的重要辅酶。这两种物质缺乏导致幼红细胞内的 DNA 合成速度减慢，细胞处于 DNA 合成期的时间延长，但细胞浆内的 RNA 合成不受影响，因此 DNA 和 RNA 的比例失常，形成细胞体积大而核发育较幼稚的状态（巨幼细胞），这种细胞大部分在骨髓内未及成熟即被破坏。巨幼细胞贫血的起病大多缓慢。除贫血的一般表现外，还有消化道症状，表现为舌痛、舌面光滑、舌乳头萎缩等，亦可发生口角炎和口腔黏膜溃疡；食欲不振、食后腹胀、腹泻或便秘均为常见症状。

巨幼细胞贫血的病因有：①摄入不足：常见于营养不良、偏食、挑食或喂养不当的婴幼儿中；②吸收障碍：影响空肠黏膜吸收的各类疾病使小肠吸收叶酸受影响；③影响叶酸代谢或吸收的药物：如甲氨蝶呤、乙胺嘧啶、异烟肼等，乙醇也影响叶酸代谢；④需要量增加而引起相对缺乏：妊娠、哺乳、婴幼儿、感染、发热、甲状腺功能亢进、白血病、溶血性贫血、恶性肿瘤和血液透析时叶酸需要量也增高，若不增加叶酸的摄入量则引起缺乏。

巨幼细胞贫血的治疗原则是：①积极治疗原发病，如胃肠道疾病、自身免疫性疾病等；②去除病因，如婴儿喂养不当、偏食、摄入不足等；③用药后继发者可酌情停药；④补充叶酸和维生素 B_{12}。

二、治疗药物

1. 叶酸 用于各种巨幼细胞贫血，口服，成人每次 5～10mg，每日 5～30mg，每一疗程 14 日。儿童 5mg，每日 3 次。肌内注射，成人每次 15～30mg，每日 1 次。20～30 日为一疗程。

2. 维生素 B_{12} 恶性贫血需用维生素 B_{12} 治疗。因引起缺乏的原因大多与吸收障碍有关，故给药方式为肌内注射。开始以 $100\mu g$，每日 1 次，2 周后改为 $100\mu g$，每周 2 次，连续应用 4 周，至血红蛋白恢复正常后，每月注射 1 次，维持治疗。恶性贫血及胃切除后的病人需长期接受维持治疗。伴有神经系统症状者，用量应稍大，维持治疗需 2 周 1 次。巨幼细胞贫血病人，每次 25～100μg，每周 2 次或 50～200μg 隔日肌内注射。小儿常用量：25～50μg，隔日 1 次，共用 2 周。维持量 25～50μg，每月 1 次。

3. 亚叶酸钙 用于治疗巨幼细胞贫血，肌内注射，每次 1mg，每日 1 次。

三、治疗药物的应用原则

（1）未做骨髓检查前，不宜给予叶酸或维生素 B_{12} 治疗，以免影响检查结果。因给药治疗 24 小时后骨髓细胞的巨型变可消失。

（2）应明确诊断巨幼细胞贫血的病因是由叶酸还是由维生素 B_{12} 缺乏引起，以便有针对性地选择治疗药物。

（3）当叶酸与维生素 B_{12} 联合应用时，要注意叶酸的使用会更多地消耗维生素 B_{12} 而加重神经系统症状。

四、药物的不良反应

1. 叶酸 不良反应较少。长期服用叶酸，部分患者可出现恶心、厌食、腹胀等胃肠道反应，可改为肌注亚叶酸钙。大剂量时还可出现黄色尿。罕见过敏反应。静脉注射易致不良反应，不宜采用。

2. 维生素 B_{12} 偶有过敏反应，甚至过敏性休克，出现时应立即停药，并用抗过敏药物。维生素 B_{12} 可促进恶性肿瘤生长，故禁用。

3. 其他 严重巨幼细胞贫血用药治疗后，可出现血钾突然下降，应监测血钾。

五、药物的相互作用

药物相互作用见表 11-3。

表 11-3 治疗巨幼细胞贫血药物相互作用一览表

合用药物	相互作用结果
叶酸 + 维生素 C	促进活性四氢叶酸的形成
叶酸 + 维生素 B_{12}	治疗作用增强
叶酸 + 甲氨蝶呤、乙胺嘧啶、甲氧苄啶	前者利用受阻，疗效减弱或消失
维生素 B_{12} + 维生素 C	两者不宜混合给药。后者可使前者血清浓度降低

第三节 再生障碍性贫血

案例导入

案例：张女士，38 岁。放射科医生，因皮肤淤斑、头晕乏力 1 周，发热、咳嗽、咳痰 2 天就诊。检查：T 39.2℃，P 80 次/分，R 18 次/分，Bp 100/70mmHg，贫血貌，四肢多个散在淤斑，压之不褪色，无痛。实验室检查显示：血常规：WBC 1.59×10^9/L、N 0.01×10^9/L、L 1.56×10^9/L，PLT 4×10^9/L。骨髓检查：红系、粒系增生减低，全片见巨核细胞 1 个。

讨论：1. 应诊断为何种疾病？导致此病的主要原因是什么？
　　　　2. 如何选择药物治疗？

一、疾病概要

再生障碍性贫血（aplastic anemia）简称再障，是一种原发性骨髓造血功能衰竭症。主要表现为骨髓造血功能低下，全血细胞减少和贫血、出血、感染综合征。再障根据发病的严重程度、缓急情况可分为急性型和慢性型。急性型再障发病急，病情重，进展迅速，常以出血和感染为早期症状；病人表现为高热、畏寒、口腔和咽部溃疡、严重者可因败血症而死亡、皮肤出现淤点、淤斑、消化道出血、颅内出血亦不少见。慢性再生障碍性贫血发病较缓，多以贫血发病，表现倦怠无力，劳累后气促，心慌，头晕，面色苍白，出血轻，多见于皮肤、黏膜，很少内脏出血，青年女性可有不同程度的子宫出血。慢性再生障碍性贫血的病程持续多年，不少病例经治疗可获得缓解或治愈，少数可出现急性，呈急性型而加重。半数以上再障患者无明确病因，称为原发性再障；另一部分可找到明确的病因，称继发性再障。

再生障碍性贫血的病因有：①药物及化学因素：药物是引起再障的最常见原因。可引起再障的各种药物及化学物质为苯、甲氨喋呤、巯嘌呤、氯霉素、保泰松、阿司匹林及染发剂等。②物理因素：高能射线如 X 射线、γ 射线等。③生物因素：甲、乙型病毒性肝炎均可致病。

再障的治疗原则包括：①一般治疗。预防感染；避免出血；避免接触任何可能对骨髓有抑制作用的物质；②对症治疗。纠正贫血、控制感染、控制出血。③对因治疗。针对发病机制的治疗，如免疫抑制治疗、刺激造血治疗、造血干细胞移植等。对于 40 岁以下、无感染及其他并发症、有合适代体的重型再障患者，可考虑造血干细胞移植。

拓展阅读

药物引起的再生障碍性贫血

药物是引起再障的最常见原因，可分为两类：第 I 类，与药物剂量有关，药物达到一定剂量时可引起骨髓抑制，如抗肿瘤药、苯妥英钠、吩噻嗪类等，这种抑制一般是可逆的；第Ⅱ类，与个体敏感性有关，与药物剂量关系不大，所致再障一般呈持续性，药物有 ①抗微生物药：氯霉素、磺胺类药、两性霉素 B、异烟肼等；②解热镇痛抗炎药：阿司匹林、吲哚美辛、保泰松等；③抗甲状腺药：甲巯咪唑、卡比马唑；④口服降糖药：氯磺丙脲、甲苯磺丁脲等。

二、 治疗药物

1. 免疫抑制剂 抗胸腺细胞球蛋白（ATG）和抗人 T 细胞免疫球蛋白（ALG）可抑制 T 淋巴细胞，干扰细胞免疫，其与淋巴细胞的结合掩盖了淋巴细胞表面的受体，使受体失去识别抗原的能力而无法与抗原结合。环孢素 A 能选择性地抑制 T 淋巴细胞的分化、增殖，抑制其产生淋巴因子白介素 – 2（IL – 2）和 γ – 干扰素（IFN – γ），但其有肝肾毒性。小剂量长期服用对维持疗效、减少疾病复发非常有利，不损伤造血系统功能。ATG 3～5mg/（kg·d）或 ALG 10～15mg/（kg·d），静脉滴注，连续 5 天。环孢素 3～6mg/（kg·d），口服，疗程长于 1 年，维持剂量 2～5mg/（kg·d）。

2. 雄激素 通过刺激产生某些造血因子如促红细胞生成素（EPO）而促进红细胞系造血。临床应用最早且较为有效的有丙睾酮、司坦唑醇等，具有疗效高、副作用少等优点。丙睾酮 100～200mg 肌内注射，每日或隔日 1 次。司坦唑醇每天 6～12mg，分次口服。十一酸睾酮每天 120～160mg，分 3 次口服。

3. 造血生长因子 集落刺激因子（CSF）可刺激骨髓多功能造血干细胞向粒细胞 – 单核细胞集落分化，使其发育为成熟的粒细胞和单核细胞。EPO 能促进红细胞生长和分化，增加红细胞数量和血红蛋白含量。造血生长因子一般在应用免疫抑制剂后使用，剂量可酌减，维持治疗 3 个月以上为宜。GM – CSF 或 G – CSF 5μg/（kg·d），静脉注射，根据中性粒细胞恢复情况调整用量或停药。

4. 糖皮质激素 能刺激骨髓造血，增加红细胞和血红蛋白含量，并抑制细胞免疫，降低自身免疫水平，也可防治药物的过敏反应。泼尼松 1mg/（kg·d），口服，共 3 个月。

三、治疗药物的应用原则

（1）联合免疫抑制药是治疗重型再障的主要选择，常用抗胸腺细胞球蛋白（ATG）和抗人细胞免疫球蛋白（ALG），适用于无条件施行骨髓移植的患者，可与环孢素组成强化免疫抑制方案，作为儿童重型再障的首选治疗手段。

（2）非重型再障首选治疗药物为雄激素，也可选用中药、环孢素、造血生长因子等治疗。雄激素联合糖皮质激素、环孢素可提高疗效。

（3）对雄激素治疗缓解的患者应继续维持治疗，否则复发率较高。应逐渐减量维持治疗 3～5 个月后停药。

（4）糖皮质激素对刺激骨髓增生无确切疗效，故只用于有免疫因素的再障，或有出血倾向，或有溶血现象，无高血压、高血脂及潜在精神疾病的患者。如糖皮质激素治疗无效，可选用 ATG／ALG 治疗。

（5）造血生长因子适用于全部再障，特别是重型再障。

四、药物的不良反应

1. ATG／ALG 主要不良反应表现为类过敏反应，即输注过程中出现的发热，多样性皮疹，关节和肌肉酸痛等。血清病反应多发生在 ATG／ALG 治疗后 7～14 日，发生率约为 30%。也有病人出现血清病样反应，主要表现为高热、皮疹、关节酸痛和蛋白尿等，严重者可出现喉头水肿。因此 ATG/ALG 应用前应做过敏试验。另外少数情况下病人可引起肝、肾功能损害。

2. 重组 EPO 主要是血压升高，偶可诱发脑血管意外或癫痫发作。其他不良反应如瘙痒、发热、恶心、头痛、关节痛、血栓等较少见，有时尚可见气急或流感样症状。

3. 环孢素 用药剂量过大、时间过长有可逆性肝、肾损害，故初始剂量宜小[35mg/(kg·d)]，以后逐渐递增剂量。用药期间应监测血常规、肝、肾功能。

4. 雄激素 常见雄性化作用，此外还有局部刺激、肝脏毒性等。注射给药要注意更换部位。

五、药物相互作用

药物相互作用见表 11 – 4。

表 11 – 4　治疗再生障碍性贫血药物相互作用一览表

合用药物	相互作用结果
环孢素 + 雄激素	疗效高于单用雄激素，血液学恢复更完全
环孢素 + 其他免疫抑制剂	产生协同效应，提高疗效；联合用药可减少各类药物的剂量，提高病人的耐受力
环孢素 + 雄激素	加重肝损害
糖皮质激素 + 雄激素	导致水钠潴留，加重高血压
造血生长因子 + 环孢素	可致发热

第四节　白血病

白血病（leukaemia）是我国常见的恶性肿瘤之一，约占癌症总发病率的 5%。其病因至今不完全清楚，病毒感染可能是主要因素。在我国其分布具有如下特点：男性发病率略高于女性；急性白血病比慢性白血病多见；成人以急性骨髓细胞白血病多见，儿童以急性淋巴细胞白血病多见，20～50 岁的成年人多见慢性粒细胞白血病，50 岁以上及老年人多见慢性淋巴性白血病。

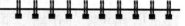

案例导入

案例： 张先生，29 岁。油漆工，近日出现发热，出血 5 天后，到医院就诊。经查：全身淋巴结肿大，肝脾肿大，贫血。血小板减少，白细胞增高，骨髓增生活跃，原始细胞占 0.80，过氧化物酶染色阴性，非特异性酯酶阴性。

讨论： 1. 应诊断为何种疾病？导致此病的主要原因是什么？
　　　　2. 选择何种治疗方案？

一、疾病概要

白血病（leukaemia）是一类累及造血干细胞的恶性肿瘤性疾病，白血病细胞异常增生伴成熟、分化障碍、凋亡受阻而停滞在不同发育阶段，在骨髓和其他造血组织中大量增殖累积，并浸润其他组织和器官，而正常造血受到抑制。根据白血病细胞的成熟程度和自然病程，将白血病分为急性白血病和慢性白血病。急性白血病可分为急性淋巴细胞性白血病（ALL）和急性非淋巴细胞性白血病（ANLL）；慢性白血病分为慢性粒细胞性白血病（CML）和慢性淋巴细胞性白血病（CLL）及一些少见类型。各型白血病的临床表现大致相同，是因正常血细胞减少和白血病细胞浸润某些器官组织引起，导致患者出现贫血、出血、感染发热；同时由于白细胞浸润，引起肝、脾、淋巴结肿大和全身组织器官的病变。儿童及青少年急性白血病多起病急骤。常见的首发症状包括发热、进行性贫血、显著的出血倾向或骨关节疼痛等。起病缓慢者以老年及部分青年病人居多，病情逐渐进展。慢性白血病多系老年人，起病十分缓慢，早期往往无自觉症状，偶因实验室检查而确诊。随着病情发展可出现乏力、低热、贫血、不明原因的肝、脾无痛性肿大。贫血常为白血病的首发症状。慢性期一般 1~4 年。

引起白血病的主要因素有病毒因素 、化学因素（化学因素是白血病的重要致病因素之一，如接触苯及其衍生物的人群白血病发生率高于一般人群）、放射因素 、遗传因素、其他血液病等。

白血病的主要治疗措施有化学治疗、造血干细胞移植、支持疗法和放疗。化疗的目的是消灭尽可能多的白血病细胞或是控制其大量增殖，以解除因白血病细胞浸润引起的各种临床表现，并为正常造血功能恢复创造条件。支持疗法是治疗白血病的重要环节。

二、治疗药物

1. 干扰核酸合成的药物　此类药物属于抗代谢药，可干扰核酸尤其是 DNA 的合成，作用于细胞周期中的 S 期，属细胞周期特异性药物。常用药物有甲氨蝶呤（MTX）、巯嘌呤（6 – MP）、阿糖胞苷（Ara – c）等。

2. 影响 DNA 结构和功能的药物

（1）烷化剂　如氮芥（CLB）、环磷酰胺（CTX）、白消安（BUS）等可与 DNA 发生烷化作用，为细胞周期非特异性药物。

（2）DNA 嵌入剂　多为抗生素，如柔红霉素（DNR）、多柔比星（ADM）等，是细胞周期非特异性药物，其对处于细胞增殖周期的细胞作用更强。

3. 影响蛋白质合成的药物　门冬酰胺（L – ASP）主要作用于 G_1 期。

4. 抑制有丝分裂的药物　如长春新碱（VCR）、长春碱（VLB）、依托泊苷（VP – 16）等。主要作用于 M 期，属细胞周期特异性药物。

5. 诱导白细胞分化成熟的药物

（1）维 A 酸（ATRA）　维 A 酸可诱导白血病细胞分化成熟，抑制白血病细胞的分化增殖。

（2）亚砷酸（二氧化二砷）　可诱导白血病细胞分化、诱导细胞凋亡。

三、治疗药物的应用原则

急性白血病治疗原则是：一旦确诊，即应按照早期、联合、充分、间歇及个体化的原则积极进行化疗，尽快杀灭白血病细胞；然后可进入缓解后治疗（主要有化疗、理疗和中草药治疗）或选择造血干细胞移植，以杀灭残留的白血病细胞，防止复发，延长无病生存期，争取治愈。①及早治疗是因为白血病细胞浸润轻，化疗效果好，骨髓造血功能在化疗后易恢复；②联合化疗可提高疗效，减少不良反应，延缓耐药性的产生；③充分的化疗时间和剂量有利于最大限度地杀灭白血病细胞。白血病细胞增殖周期约 5 日，一个化疗疗序为 7 ~ 10 日，可使处于各增殖期的白血病细胞都有机会被杀灭；④间歇性化疗是指一个疗程结束后，应间歇23周再进行下一个疗程；⑤个体化治疗是指应根据患者的年龄、体质、病情、有无并发症及外周血象、骨髓象情况进行有针对性的治疗。常用的治疗方案如下。

1. 急性淋巴细胞性白血病的药物治疗

（1）诱导缓解治疗 基本方案是由长春新碱（VCR）和泼尼松（Pred）组成的VP方案。即VCR 1.4mg/（m² · d）静脉注射，第1、8、15、22日；Pred 40～60mg/（m² · d），口服，第1～28日。85%～90%的儿童可在4～6周内缓解，成人应用该方案缓解率低，可在此基础上加用柔红霉素（DNR）组成VDP方案或加门冬酰胺（L-ASP）组成VLP方案，也可将四者联合组成VDLP方案。急性淋巴细胞性白血病的化疗方案见表11-5。

表11-5 急性淋巴细胞性白血病的化疗方案一览表

方案	药物	剂量 mg/（m² · d）	用法	给药时间
VDP	VCR	1.4	静脉注射	第1、8、15、22天
	DNR	40～60	静脉注射	第1～3天
	Pred	40～60	口服	第1～28天
VLP	VCR	1.4	静脉注射	第1、8、15、22天
	L-ASP	1000U	静脉滴注	第1～10天
	Pred	40～60	口服	第1～28天
VDLP	VCR	1.4	静脉注射	第1、8、15、22天
	DNR	40～60	静脉注射	第1～3天
	L-ASP	5000～10 000U	静脉滴注	第19～28天
	Pred	40～60	口服	第1～28天

（2）缓解后治疗 强化巩固治疗：①高剂量阿糖胞苷（1～3g/m²），12小时1次，持续静脉滴注，3～6日为一疗程。②高剂量甲氨蝶呤（0.5～5g/m²），持续静脉滴注24小时，大剂量MTX化疗在增高细胞毒作用的同时，病人会出现严重的骨髓抑制、消化道反应、肾功能障碍等毒副作用，及时给予甲酰四氢叶酸（CF）解救。

维持治疗：甲氨蝶呤和巯嘌呤联合治疗。6-MP（75mg/m²）每日一次口服；MTX（20mg/m²）每周1次口服，时间为3年左右或更长。

2. 急性非淋巴细胞性白血病的药物治疗

（1）诱导缓解治疗 标准方案为DA方案，即柔红霉素40～60mg/（m² · d），静脉注射第1～3日；阿糖胞苷100～200mg/（m² · d），静脉注射，静脉注射第1～7日。还有DAT方案等。

（2）缓解后治疗 ①原诱导方案巩固4～6个疗程；②以中等剂量的阿糖胞苷为主，联合柔红霉素等早期治疗；③用与原诱导方案无交叉耐药的新方案（如米托蒽醌联合依托泊苷），每1～2个月化疗一次，共1～2年。强化巩固治疗之后不再进行维持疗法。

3. 慢性粒细胞性白血病的药物治疗

（1）羟基脲（HU） 是目前治疗慢性粒细胞性白血病的首选药。口服，每日20～60mg/kg，每周2次，6周为一疗程。

（2）白消安（BUS） 慢性粒细胞白血病，每日总量4～6mg/m²，每日1次。如白细胞数下降至20×10⁹/L则需酌情停药。或给维持量每日或隔日1～2mg，以维持白细胞计数在

10×10^9/L 左右。

(3) 阿糖胞苷（Ara - c） 成人 50 ~ 150mg，每日 1 次，连用 8 ~ 15 日。

(4) α - 干扰素 一般剂量多用一次(3 ~ 9) × 10^6U/d，皮下注射或肌注，每周 3 次，可连用数月或更长。可根据病情逐渐增减剂量。该药有时间依赖性，长时间保持有效浓度，治疗效果较好。

4. 慢性淋巴细胞性白血病的药物治疗

(1) 苯丁酸氮芥（CLB） 是治疗慢性淋巴细胞性白血病的首选药物。口服，4 ~ 8mg/(m^2 · d)，每日 1 次或分 3 ~ 4 次口服，连用 3 ~ 6 周，一疗程总量可达 300 ~ 500mg。

(2) 环磷酰胺（CTX） 用于对 CLB 不敏感病人，单药静脉注射按体表面积每次 500 ~ 1000mg/m^2，加生理盐水 20 ~ 30ml，静脉注射，每周 1 次，连用 2 次，休息 1 ~ 2 周重复。联合用药 500 ~ 600mg/m^2。

四、药物的不良反应

1. 骨髓抑制 绝大多数抗肿瘤药物对造血系统都有不同程度的毒性作用。骨髓抑制毒性较明显的药物有蒽环类药物、氮芥、甲氨蝶呤、丝裂霉素、替尼泊苷、卡铂、环磷酰胺等。

2. 消化道反应 主要临床表现为恶心、呕吐、厌食、急性胃炎、腹泻、便秘等，严重时出现胃肠道出血、肠梗阻、肠坏死等。尤以环磷酰胺、异环磷酰胺、氮芥、甲氨蝶呤等显著。

3. 肝损伤 临床表现为肝功能异常、肝区疼痛、肝大、黄疸等。容易引起肝损害的药物有大剂量甲氨蝶呤、阿糖胞苷、环磷酰胺、阿霉素等。

4. 泌尿系统毒性 表现为腰痛、血尿、水肿、小便化验异常等。如异环磷酰胺及大剂量环磷酰胺可致出血性膀胱炎。

5. 心血管系统反应 主要表现为心电图改变、心律失常、非特异性 ST - T 异常。如阿霉素积蓄量超过 600mg/m^2时，心肌病发生率可达 15% 以上。

6. 其他 肺毒性、周围神经毒性、脱发、神经毒性等。

五、药物相互作用

药物相互作用见表 11 - 6。

表 11 - 6 治疗白血病药物相互作用一览表

合用药物	相互作用结果
化疗药物 + 造血刺激因子	缩短化疗间歇期，因刺激白细胞增生，不可用于高白细胞性白血病
维 A 酸 + 其他化疗药物	提高缓解率，减少不良反应
长春碱、阿糖胞苷 + MTX	后者吸收增加
6 - MP + MTX	后者吸收减少
多柔比星与长春新碱、柔红霉素	交叉耐药性
多柔比星与环磷酰胺、甲氨蝶呤	协同作用
甲氨蝶呤 + 阿司匹林	可提高前者血药浓度，使其毒性增强

重点小结

血液系统疾病的药物治疗
- 缺铁性贫血
  - 临床表现
  - 治疗药物 铁剂
- 巨幼细胞贫血
  - 临床表现
  - 治疗药物 维生素 B_{12}、叶酸
- 再生障碍性贫血
  - 临床表现
  - 治疗药物 免疫抑制药、雄激素、造血生长因子 糖皮质激素
- 白血病
  - 临床表现
  - 治疗药物 甲氨蝶呤、阿糖胞苷、环磷酰胺、柔红霉素

（彭海平）

目标检测

一、A 型题（单项选择题）

1. 可用环孢素治疗的贫血类型是（　　）
   A. 缺铁性贫血 　　　　 B. 巨幼细胞贫血 　　　　 C. 再生障碍性贫血
   D. 白细胞减少症 　　　 E. 小细胞低色素性贫血

2. 口服铁剂是，应同时服用（　　）
   A. 碳酸氢钠 　　　　　 B. 维生素 C 　　　　　　 C. 西咪替丁
   D. 氢氧化铝凝胶 　　　 E. 环丙沙星

3. 口服时胃肠道刺激性小的二价铁制剂是（　　）
   A. 硫酸亚铁 　　　　　 B. 葡萄糖酸亚铁 　　　　 C. 枸橼酸亚铁
   D. 山梨醇铁 　　　　　 E. 维 C 铁

4. 判断铁剂治疗缺铁性贫血是否有效的最早指标是（　　）
   A. 网织红细胞计数 　　 B. 血红蛋白含量 　　　　 C. 红细胞计数
   D. 临床表现 　　　　　 E. 红细胞比容

5. 再生障碍性贫血的血常规表现是（　　）
   A. 全血细胞减少 　　　 B. 平均红细胞体积增加 　 C. 外周血出现幼细胞
   D. 白细胞计数增加 　　 E. 粒细胞减少

6. 重型再障最主要的治疗药物是（　　）
   A. 雄激素 　　　　　　 B. 糖皮质激素 　　　　　 C. 联合应用免疫抑制剂
   D. 造血生长因子 　　　 E. 环孢素

二、B 型题（共用备选答案）
   A. 肝素 　　　　　　　 B. 双嘧达莫 　　　　　　 C. 链激酶
   D. 氨甲苯酸 　　　　　 E. 叶酸

1. 恶性贫血宜用（　　　）
2. 血栓性疾病早期宜用（　　　）
3. 血小板功能亢进宜用（　　　）
4. 纤溶亢进性出血宜用（　　　）

三、X 型题（多项选择题）

1. 治疗缺铁性贫血，应用铁剂可以同时应用（　　　）
   A. 维生素 B_{12} 　　　B. 维生素 C　　　　　　C. 四环素
   D. 饮用浓茶　　　　　E. 果糖
2. 再障的治疗原则包括（　　　）
   A. 控制感染　　　　　B. 输血、止血　　　　　C. 免疫抑制治疗
   D. 刺激骨髓造血　　　E. 造血干细胞移植

四、简单题

1. 影响铁剂吸收的因素有哪些？
2. 再生障碍性贫血的治疗原则有哪些？

第十二章

泌尿系统疾病的药物治疗

PPT

学习目标

1. **掌握** 急性肾小球肾炎、慢性肾小球肾炎、泌尿道感染和尿失禁的临床表现、药物治疗原则、治疗药物合理选用、不良反应及防治。
2. **熟悉** 急性肾小球肾炎、慢性肾小球肾炎、泌尿道感染和尿失禁的治疗药物作用和药物相互作用。
3. **了解** 急性肾小球肾炎、慢性肾小球肾炎、泌尿道感染和尿失禁的一般治疗方法。

泌尿系统由肾、输尿管、膀胱、尿道及有关血管、淋巴、神经等组成。肾脏不仅是一个泌尿器官，也是机体重要的内分泌器官。泌尿系统疾病除原发于肾小球、肾小管的疾病外，还包括全身各系统疾病引起的继发性肾脏疾病，常会引起临床症状、体征、实验室检查等相似的综合征。本章主要介绍急性肾小球肾炎、慢性肾小球肾炎、泌尿道感染和尿失禁的药物治疗。

第一节　急性肾小球肾炎

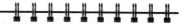

案例导入

案例： 男童，10 岁。因血尿、少尿、水肿 5 天就诊。查体：血压为 156/96mmHg。尿常规显示：尿蛋白 + +。给予呋塞米 40mg，静脉注射，每日 2 次。尿量增加、水肿减轻。5 日后血钾为 2.9mmol/L（正常值 3.5 ~ 5.5mmol/L），并有低血钠、低血氯。

讨论： 1. 该患儿可诊断为何种疾病？导致此病的主要原因是什么？
　　　　2. 该患儿经呋塞米治疗后，电解质紊乱的原因是什么？如何处理？

一、疾病概要

急性肾小球肾炎（acute glomerulonephritis）简称急性肾炎（AGN），是一组由感染诱发的免疫反应引起的肾脏疾病。其特点为急性起病，病人出现血尿、蛋白尿、水肿和高血压，并可伴有一过性肾功能不全。多见于儿童，男性多于女性。急性肾小球肾炎常因 β - 溶血性链球菌感染所致，因链球菌的某种成分作为抗原与抗体形成免疫复合物在肾小球基底膜沉积，激活补体系统，同时吸引炎症细胞浸润，并产生炎症介质引起并加重肾小球病变。通常发病前 1 ~ 3 周有上呼吸道或皮肤黏膜链球菌感染史，北方病人 90% 发生于呼吸道链球菌感染后。几乎所有病人都有血尿，轻重不等，肉眼血尿持续时间不长；可伴有轻中度蛋白尿；部分病人起病时每日尿量 <500ml，少数病人甚至无尿；80% 以上病人有水肿，典型表现为晨起眼睑水肿或伴下肢凹陷性水肿；80% 病人出现一过性高血压，多为轻、中度，偶见严重高血压。部分病人出现一过性氮质血症，经利尿后多恢复正常，仅极少数病人出

现急性肾衰竭。病程短者数日，长者可达一年，大多数在 4～8 周左右。大多预后良好，常在数月内可完全治愈。

急性肾炎的治疗原则是以对症治疗为主，轻症病例不必过多用药。临床治疗分为药物治疗和非药物治疗。非药物治疗包括：①病人应注意卧床休息；②应适当限制水分和钠盐的摄入；③必要时应给予透析治疗、扁桃体摘除。药物治疗主要是对症治疗，如水肿严重者用利尿药；高血压者应用抗高血压药；有细菌感染者，应给予抗生素治疗。

二、治疗药物

常用治疗药物包括利尿药、抗高血压药、抗生素和降血钾药等。

1. 利尿药 首先病人应注意卧床休息，同时应适当限制水分和钠盐的摄入。经休息、限制水盐后，仍有水肿者，应给予利尿药。①高效能利尿药：常用呋塞米每日 20～60mg，静脉注射，利尿作用强大；同时有血管扩张，减轻心脏负荷；减轻脑水肿，降低颅内压的作用。连续应用易引起水电解质和酸碱平衡紊乱。②中效能利尿药：可给予氢氯噻嗪25mg，口服，每日 3 次；利尿作用温和，降压作用持久、平稳，长期应用无耐受性，并可消除其他抗高血压药引起的水钠潴留。也可引起水电解质和酸碱平衡紊乱、高血脂、高血糖、高尿素氮血症、肾小球滤过率下降等，肾功能不全者慎用。③低效能利尿药：如螺内酯、氨苯蝶啶等属于保钾利尿药，易致高血钾，一般不选用。

2. 抗高血压药 中重度高血压或经休息、限制水盐后仍有高血压者，应给予抗高血压药物治疗。①ACEI：卡托普利 12.5～25mg，每日 2～3 次，或依那普利 5～10mg，每日 1～2 次，或贝那普利5mg，每日 1 次，均口服。也可选用 AT_1 受体拮抗药氯沙坦每次 25～50mg，每日 1 次，可增至每次 100mg；缬沙坦每次 80mg，每日 1 次，可增至每日 160mg。②钙通道阻滞药（CCBs）：氨氯地平 5mg，或非洛地平 5～10mg，或拉西地平 2～6mg，每日 1 次。慎用短效钙通道阻滞药如硝苯地平。③高血压脑病的治疗：首选硝普钠，每分钟每公斤体重 0.5～10μg，持续静脉滴注，开始时速度可略快，血压下降后逐渐减慢。立即降压的目标是将舒张压控制在 110mmHg（14.7kPa）左右，再缓慢降至所需要水平，血压不可降得太多，若伴有颅内压增高可给予呋塞米。

3. 抗感染药 可给予青霉素注射 10～14 日，过敏者可用大环内酯类。反复发作的慢性扁桃体炎，待病情稳定后，可考虑做扁桃体摘除。

4. 降血钾药 胰岛素 10～20U 加入 10%～25% 葡萄糖注射液 200～500ml 静脉滴注；也可给予高效能利尿药如呋塞米及血液透析等。

三、治疗药物的应用原则

（1）急性肾炎大多可自愈，以对症治疗为主，轻症病例不必过多用药。

（2）有感染灶存在者，应选用无肾毒性的抗生素治疗。

（3）限制水钠摄入后仍有明显水肿者，应适当应用利尿药，也可联用，间歇应用比持续应用效果好。

（4）高血压者应给予抗高血压药，尽量选用对肾有保护作用、不减少肾血流量及尿量的药物，如血管紧张素转化酶抑制药（ACEI）、钙通道阻滞药。血压明显升高者，不宜使血压骤降，不追求血压降到正常，以防肾血流量突然减少。

（5）若出现心衰、高血压脑病等并发症，应给予针对并发症的药物治疗。

四、药物的不良反应

1. ACEI ①咳嗽：为最常见。一般在用药 1 个月后出现，停药 1 个月后消失。吸烟者及女性多见，夜间加重。防治措施是色甘酸钠吸入，或换用 AT_1 受体拮抗药。②皮疹：卡托普利多见，可换用其他 ACEI 类药或其他类药。③低血压：首剂低血压的危险性较大。防治措施是纠正脱水，停用利尿药，先给予短效制剂如卡托普利，其他对症处理。④高血钾：注意监测血钾；合用排钾利尿药；胰岛素 10～20U 加入 25% 葡萄糖注射液 200ml 静脉滴注。⑤其他：急性肾功能损害、味觉改变、造血系统抑制等较少见。

2. 利尿药

（1）呋塞米 ①低血钾、低血钠、低血氯、低血镁等电解质紊乱，注意监测并补充氯化钾、硫酸镁等纠正。②耳毒性及肾脏损害。避免与有耳毒性的药物如氨基糖苷类抗生素合用。③高尿酸血症。口服别嘌醇防治 50mg，每日 2～3 次，剂量渐增，2～3 周后增至每次 200～400mg，分 2～3 次服，最大量不超过每日 0.6g。儿童剂量每日每公斤体重 8mg。

（2）氢氯噻嗪 ①电解质紊乱，如低血钾、低血钠、低血镁、低血氯等，注意监测并补充氯化钾、硫酸镁等纠正。②高尿酸血症、高血糖、高血脂、高尿素氮血症、高肾素活性。β 受体拮抗药可降低肾素活性，也可合用 ACEI。慢性肾功能不全、糖尿病、有痛风史者、高血脂者应慎用。应从最小有效剂量开始服用。

3. CCBs 大剂量使用时可出现头痛、心悸、水肿、低血压等反应。

4. 其他 ①哌唑嗪有首剂效应，首剂应减半（0.5mg），并于睡前服用。②硝普钠可出现低血压，需严密监测血压；停药时应逐渐减量，并加用口服扩血管药，以免出现反跳现象。

五、药物相互作用

药物相互作用见表 12-1。

表 12-1 治疗急性肾小球肾炎药物相互作用一览表

合用药物	互相作用结果
ACEI + 噻嗪类利尿药	减少后者引起的低血钾；减少前者引起的血管紧张素Ⅱ的生成
卡托普利 + 呋塞米	后者作用受到抑制
ACEI + 钙离子通道阻滞药	降压作用增强；后者心率加快、脚踝部水肿减轻；协同保护肾脏
利尿药（先用）+ 钙通道阻滞药	协同降压

第二节　慢性肾小球肾炎

慢性肾小球肾炎可发生于任何年龄，但以青中年为主，男性多见。多数起病缓慢、隐袭，起病方式各不相同，病情迁延，病变缓慢进展，可有不同程度的肾功能减退，最终将发展为慢性肾衰竭。

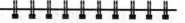

案例导入

案例：温先生，23 岁。近一个月以来出现血尿、水肿、高血压等症状，并出现蛋白尿（1.5g/24h）。经限制蛋白质摄入、利尿、降压等治疗，症状有所减轻，但尿蛋白时多时少。在综合会诊时，有医生建议给病人用糖皮质激素以减轻尿蛋白。

讨论：1. 该病人应诊断为何种疾病？
　　　2. 案例中如给予糖皮质激素治疗是否合理？为什么？

一、疾病概要

慢性肾小球肾炎（chronic glomerulonephritis）是一组以蛋白尿、血尿、高血压、水肿为基本临床表现的肾小球疾病，又称慢性肾炎。病因大多不明，仅有 15%～20% 是由急性肾炎直接迁延发展而来，大部分病人通过免疫机制引起的慢性肾炎。除免疫因素外，非免疫介导性肾损伤起重要作用，如高血压、高脂血症等。早期病人可有乏力、疲倦、腰痛、食欲缺乏，水肿可有可无，有的病人无明显症状，血压正常或轻度升高。实验室检查多为轻度尿异常（尿蛋白常在每日 1～3g），肾功能正常或轻度受损（肌酐清除率下降），持续数年甚至数十年，肾功能逐渐恶化并出现相应的临床表现（贫血、血压升高等），最终发展为终末期肾衰竭。肾功能损害进展快慢主要与病理类型及治疗是否合理有关。

慢性肾炎的治疗原则：患者应注意休息，避免劳累。限制食物中蛋白、脂肪、盐和磷的摄入量。积极控制高血压，应用抗血小板药。治疗目的是防止或延缓肾功能进行性恶化、改善或缓解临床症状、防治并发症。

二、治疗药物

目前对本病尚缺乏有效的治疗药物，主要是一般对症治疗。常用的治疗药物如下。

（一）抗高血压药物

当每日尿蛋白 ≥1g，血压应控制在 125/75mmHg 以下；每日尿蛋白 <1g，血压应降到 130/80mmHg 以下。

1. ACEI 为慢性肾炎病人控制高血压的首选药物，除能降压外，还能减少醛固酮分泌，减轻水钠潴留。同时，通过扩张入球动脉和出球动脉，可降低肾小球内压力，起到减缓肾小球硬化的发展和肾保护作用。对肾素依赖性高血压尤为适合，如贝那普利 10～20mg，每日 1 次。

2. AT_1 受体阻断药 通过阻断血管紧张素 II 受体，对抗其缩血管作用而降压，如氯沙坦 50～100mg，每日 1 次。

3. CCBs 通过降低血管平滑肌细胞内的 Ca^{2+} 浓度，产生扩张血管和降压作用。如氨氯地平 5～10mg，每日 1 次。

4. 利尿药 有水钠潴留，容量依赖性高血压病人可选用氢氯噻嗪，每日 12.5～50mg，分 1～3 次口服。

5. α_1 受体阻断药 哌唑嗪，首剂 0.5mg，后渐增至 1～2mg，每日 3 次。

6. β 受体阻断药 阿替洛尔 12.5～25mg，每日 2 次；或美托洛尔 25mg，每日 2～3 次。

（二）抗凝药物

小剂量阿司匹林，每日 40～300mg，可抑制血小板聚集，防止血栓的形成。华法林可对抗维生素 K 的作用，阻碍凝血因子 II、VII、IX、X 的合成，作用缓慢持久。肝素可增强抗凝血酶 III 的活性，作用迅速强大。

三、治疗药物的应用原则

（1）由于本病无特效治疗药，主要是一般对症治疗。凡有水肿、高血压、肾功能不全，或是血尿、蛋白尿严重者，应卧床休息；水肿与高血压时，限制盐摄入（1～3g/d）；限量优质蛋白饮食 $[(0.5～0.8g/(kg \cdot d)]$，如牛奶、鸡蛋、瘦肉等，即可改善营养，又可减缓肾小球硬化。

（2）高血压可加快肾小球硬化，应积极控制。应选择能延缓肾功能恶化、具有肾功能保护作用的抗高血压药，力争把血压控制在理想水平。首选药物为 ACEI 类。高血压难以控制时，可联合用药，如 ACEI + CCB、ACEI + 利尿药、CCB + β 受体阻断药、CCB + 利尿药、CCB + α 受体阻断药等。

（3）对血液有高凝状态或尿纤维蛋白（原）降解产物（FDP）增加的患者，可用阿司匹林、肝素等抗凝药物。

（4）一般不主张积极应用糖皮质激素和细胞毒性药物，但病人肾功能正常或轻度受损、肾体积正常、病理类型轻、尿蛋白较多、无禁忌者可试用，无效者逐步撤去。

四、药物的不良反应

1. AT$_1$受体阻断药　主要有头痛、头晕、咳嗽、腹泻、恶心、腹痛、乏力等，也可发生中性粒细胞减少症。偶有肝功能指标升高。钠和血容量不足、肾动脉狭窄及肝、肾功能不全的病人慎用。

2. β受体阻断药　导致心脏抑制，心排血量减少，肾血流量减少。可诱发或加重支气管哮喘。窦性心动过缓、重度房室传导阻滞、某些心衰病人禁用。由于个体差异较大，应从小剂量开始，长期用药时不可突然停药，应逐渐减量，以防出现反跳现象。

3. 阿司匹林　小剂量应用时不良反应较少。有胃肠反应、凝血障碍、过敏反应等。禁用于活动性溃疡、出血性疾病、孕妇，慎用于哮喘病人。饭后服用、服用肠溶片可减轻胃肠反应；出现凝血障碍可用维生素 K 防治。

五、药物相互作用

药物相互作用见表 12 – 2。

表 12 – 2　治疗慢性肾小球肾炎药物相互作用一览表

合用药物	相互作用结果
β 受体阻断药 + CCB	加重心肌和传导系统抑制
ACEI + CCB	可缓冲后者对 RASS 的活化作用；减轻后者引起的脚踝部的水肿；降低靶器官对血管紧张素 Ⅱ 的反应；减轻前者咳嗽等不良反应；降低肾小球对损伤因子的反应，保护肾功能

第三节　泌尿道感染

泌尿道感染（urinary tract infection，UTI）是临床常见病，可分为上尿路感染（肾盂肾炎）和下尿路感染（主要是膀胱炎）。多见于育龄期妇女、老年人、免疫力低下及尿路畸形者。病原体主要是细菌、真菌、衣原体、支原体、病毒以及结核杆菌、滴虫等。本节介绍细菌引起的泌尿道感染。

案例导入

案例：朱女士，40 岁。因发热、腰痛、尿频、尿急、尿痛。尿常规显示尿蛋白 + 、尿白细胞 + + ，以"肾盂肾炎"给予抗感染治疗 6 周，病情好转但常复发，后经静脉肾盂造影发现泌尿道结石。

讨论：该病人抗感染治疗后为何反复发作？

一、疾病概要

泌尿道感染是由各种病原微生物引起的泌尿系统的炎症性疾病。最常见的致病菌是大肠埃希菌，占85%，其他依次是变形杆菌、克雷伯杆菌、产气杆菌、沙雷杆菌、产碱杆菌、粪链球菌、铜绿假单胞菌和葡萄球菌等。致病菌常为一种，但在某些情况下可见多种细菌混合感染。厌氧菌感染罕见。感染途径通常是由上行感染引起的，占泌尿道感染的95%。伴有尿路引流不畅、结石、畸形、膀胱-输尿管反流等结构或功能异常，或在慢性肾实质疾病基础上发生的尿路感染称为复杂性尿路感染，其发生率较正常者高12倍。临床表现：①急性膀胱炎：占泌尿道感染的60%。主要表现为尿频、尿急、尿痛、排尿不畅、下腹不适等，一般无全身感染症状。其致病菌多为大肠埃希菌，约占75%；②急性肾盂肾炎：急性起病，有或无尿频、尿急、尿痛等泌尿系症状，常伴有腰痛和全身感染症状如寒战、发热及血白细胞计数升高等。致病菌多为大肠埃希菌，其他较常见的是变形杆菌、克雷伯杆菌；③无症状性细菌尿：病人有真性细菌尿，而无尿路感染症状。致病菌多为大肠埃希菌；④慢性肾盂肾炎：多有急性肾盂肾炎病史，尿路感染表现不典型，可有乏力、低热等全身表现，反复发作、病情迁延可合并肾小管功能损害，出现夜尿增多，低比重尿等。

泌尿道感染的治疗原则是：①多饮水、勤排尿，注意阴部的清洁卫生；②避免使用尿路器械，尽可能除去结石、梗阻等易感因素；③治疗原发病，提高机体免疫力；④在未使用抗菌药物之前，先做尿细菌培养及药敏试验；⑤做好泌尿道感染的定位诊断，治疗方案的选择不同，疗程亦不同；⑥临床症状的缓解，并不意味着细菌学治愈；⑦抗菌治疗无效的病人，应进行全面的泌尿系统检查，发现是否有尿路畸形或功能异常，及时处理。

二、治疗药物

（一）治疗药物的分类

1. β-内酰胺类抗生素，为繁殖期杀菌药。

2. 氨基糖苷类抗生素，为静止期杀菌药。

3. 氟喹诺酮类，为杀菌药。

（二）治疗药物的选用

1. 急性膀胱炎的治疗药物　初诊病人，可用3天疗法，约90%可治愈。给予口服氧氟沙星0.2g，每日2次；或环丙沙星0.25g，每日2次。疗程完毕后1周复查，进行尿细菌定量培养。

2. 急性肾盂肾炎的治疗药物　①轻型者宜口服有效抗菌药物14天，常用药物同3天疗法用药，首选喹诺酮类。若72小时未显效，按药敏试验结果更改抗菌药物。②较严重的全身中毒症状较明显者，宜静脉滴注抗菌药物，如环丙沙星0.25g，每12小时给药1次；或氧氟沙星0.2g，每12小时给药1次；或庆大霉素每公斤体重1mg，每8小时给药1次，必要时可加用头孢噻肟2g，每8小时给药1次，也可根据药敏试验结果选择敏感抗菌药物。待退热72小时后，可改为口服，完成两周疗程。③重症急性肾盂肾炎致病菌常为耐药革兰阴性杆菌。应联合应用抗菌药物静脉滴注。氨基糖苷类加半合成广谱青霉素类或氨基糖苷类加第三代头孢菌素均可增加疗效。如庆大霉素每公斤体重1mg，每8小时给药1次；加哌拉西林3g，每6小时给药1次；或头孢曲松1g，每12小时给药1次，或头孢哌酮2g，每8小时给药1次。

3. 慢性肾盂肾炎的治疗药物　慢性肾盂肾炎往往有泌尿系统畸形或存在其他诱发因素，故治疗首先是去除诱因、矫正畸形。应根据肾功能调整抗生素剂量，根据药敏结果选择抗生素，但疗程相对较长，一般为2~4周或更长。在治疗结束后的头两个月，每月复查尿常规和尿细菌培养。系统治疗后仍反复发作者，可采用低剂量（敏感药物治疗剂量的1/3~1/2）抑菌疗法，于每晚睡前服用。并定期进行尿培养和药敏试验，防止产生耐药菌。

4. 妊娠期尿路感染的治疗药物 应选用毒性较小的抗菌药物，如半合成广谱青霉素类（阿莫西林、氨苄西林）和头孢菌素类；四环素类、氯霉素、喹诺酮类不宜用；磺胺类和氨基苷类药物慎用。孕妇急性膀胱炎可口服阿莫西林0.25g，每8小时给药1次，或头孢拉定0.25g，每日4次。孕妇急性肾盂肾炎可静脉滴注阿莫西林或第三代头孢菌素。

5. 男性泌尿道感染的治疗药物 50岁以前男性泌尿道感染少见，常伴有慢性细菌性前列腺炎，选用环丙沙星治疗，疗程12～18周。50岁后，由于前列腺增生，易发生泌尿道感染，选用环丙沙星治疗，疗程14天。

三、治疗药物的应用原则

1. 根据药敏试验结果选择使用细菌敏感的抗生素。

2. 引起泌尿道感染细菌多为革兰阴性杆菌，在未有药敏试验结果之前，应选用对革兰阴性杆菌有效的抗菌药物。

3. 选用肾脏毒性小，尿中浓度高的药物，肾盂肾炎时选用血中和尿中浓度均高的药物；杀菌药效果好于抑菌药。

4. 急性单纯性下尿路感染初发病人，可口服毒性小、价格低的抗菌药物，小剂量短疗程。

5. 重症肾盂肾炎、慢性肾盂肾炎、复杂性尿路感染、混合感染及出现耐药菌株时，联合用药，应注射给药，在使用抗菌药物的过程中应注意调节尿液的酸碱度，以增强药物的疗效。

四、药物的不良反应

1. 青霉素类 主要有过敏反应、局部刺激，超大剂量应用可出现青霉素脑病。出现过敏性休克，首选肾上腺素，也可选用糖皮质激素及H_1受体拮抗药对症治疗。

2. 头孢菌素类 过敏反应较青霉素少见，过敏性休克处理同青霉素。有肾毒性，第一代明显，应避免与高效能利尿药合用；长期用药可致菌群失调和凝血障碍。凝血障碍可用维生素K防治。

3. 氨基糖苷类 主要有耳毒性、肾毒性、过敏反应、神经肌肉接头阻滞等。

4. 喹诺酮类 主要有胃肠道反应、中枢神经系统反应、关节损害、结晶尿、肝损害、心脏毒性等。孕妇、未成年人禁用，有癫痫病史者慎用。

拓展阅读

环境pH对抗菌药物作用及不良反应的影响

1. 大环内酯类抗生素在碱性环境中抗菌活性增强；红霉素、麦迪霉素、乙酰螺旋霉素等天然大环内酯类，口服易被胃酸破坏，生物利用度低，常制成肠溶片。

2. 氨基糖苷类抗生素在碱性环境中抗菌活性增强。

3. 磺胺类药物在酸性环境中溶解度低，易析出结晶，损伤肾小管，引起结晶尿、血尿、尿痛等，应碱化体液。

4. 四环素与酸性药物如维生素C合用可促进吸收。如同服碳酸氢钠，可使胃液pH值升高，四环素溶解度降低，减少其吸收；四环素类抗生素在酸性环境中性质稳定，抗菌作用好。

5. 碱化尿液引起喹诺酮类药物自肾小管内析出，增加对肾脏的损害，易引起结晶尿、血尿。

五、药物相互作用

药物相互作用见表 12 - 3。

表 12 - 3　治疗泌尿道感染药物相互作用一览表

合用药物	相互作用结果
β - 内酰胺类 + 氨基糖苷类	协同杀菌；混合注射属理化配伍禁忌
头孢菌素 + 氨基糖苷类	肾毒性增加
氨基糖苷类 + 地西泮、骨骼肌松弛药	加重神经肌肉接头阻滞

第四节　尿失禁

尿失禁（urinary incontinence）可发生在任何年龄段，但以老年人更为常见。因为非致命性疾病，容易被病人所忽视。尿失禁可引起反复尿路感染、盆腔炎、阴道炎、阴部湿疹、溃疡等疾病，与抑郁、失眠、跌倒和社交能力丧失相关。

案例导入

案例：韩女士，48 岁。24 年前，在生育二胎后常出现咳嗽、负重后尿液溢出，不能控制，量少，但未予治疗。平时经常出现尿道口刺痛、外阴瘙痒，自行使用"洁尔阴洗液"缓解症状。近期自觉症状加重，走路加快、负重及咳嗽时均可出现溢尿，量较从前明显增多，影响日常生活，而到医院就诊。

讨论：1. 该病人可诊断为何种疾病？病因是什么？
　　　　2. 可选用哪种药物治疗。

一、疾病概要

尿失禁是由于膀胱及尿道外括约肌损伤或神经功能障碍而丧失排尿自控能力，使尿液不自主地流出。引起尿失禁的风险因素较多，如增龄、雌激素缺乏、盆腔器官脱垂、肥胖、子宫切除、活动能力下降等。按发病原因不同可分为：真性尿失禁（尿道外括约肌损伤或严重缺陷）、暂时性尿失禁（由谵妄、活动受限、药物等因素引起）、压力性尿失禁（腹压增高时出现）、急迫性尿失禁（逼尿肌过度活动或不自主收缩）、充盈性尿失禁（逼尿肌收缩减弱或膀胱出口梗阻）和混合型尿失禁。

尿失禁的治疗原则：应针对诱因及原发病进行治疗，同时进行生活及饮食习惯的调整，并开展行为治疗，如膀胱锻炼、盆底肌训练等。必要时给予药物治疗和手术治疗。尿失禁的治疗目的是消除病因、消除症状、恢复排尿自控能力。

拓展阅读

下尿路症状/良性前列腺增生症

下尿路症状（lower urinary tract symptoms，LUTS）是所有排尿障碍表现

的总称。其中将良性前列腺增生症（benign prostatic hyperplasia，BPH）导致的 LUTS 定义为 BPH/LUTS。BPH/LUTS 是老年人最常见的一种良性疾病，其临床表现主要分为储尿期、排尿期和排尿后症状及相关并发症。①储尿期症状：尿次增多（夜尿）、尿失禁，并易导致其他老年综合征的发生，如失眠障碍、跌倒。②排尿期症状：是 BPH/LUTS 的主要症状，主要是排尿困难（尿流变细、分叉、间断，排尿踌躇、费力）。③排尿后症状：主要为排尿后滴沥、尿不尽。

治疗方案主要包括药物治疗、介入和手术等。常用的治疗药物包括 α 受体阻断剂、5α 还原酶抑制剂和抗胆碱药。

二、治疗药物

（一）常用治疗药物

1. M 受体阻断药 托特罗定口服吸收快，首关效应显著，生物利用度约40%，经肝脏代谢，肾脏排泄。食物对药物吸收的影响较小。适用于急迫性尿失禁病人，治疗尿失禁时 1 小时起效，可持续 5 小时。成人每次 2mg，每日 2 次；肝功能不全者每次 1mg，每日 2 次。

2. α 受体激动药 米多君口服给药，吸收较好，服药不受进食影响。适用于压力性尿失禁病人。成人 2.5～5mg，每日 2～3 次，每日剂量不超过 10mg。

3. α 受体阻断药 多沙唑嗪为长效 α_1 受体阻断药，作用于前列腺和膀胱颈平滑肌的 α_1 受体，使膀胱颈、前列腺、前列腺包膜平滑肌松弛，尿道和膀胱阻力减低，从而减轻前列腺增生引起的尿道阻塞症状。口服给药，以每次 0.5mg，每日 1 次开始使用，根据病人的耐受情况，可逐渐增至每日 4～8mg。

4. 5α 还原酶抑制药 非那雄胺为特异性 5α 还原酶抑制剂，抑制外周睾酮转化为二氢睾酮，降低血液、前列腺中二氢睾酮的水平。从而抑制前列腺增生、改善良性前列腺增生的临床症状。口服，每日 5mg，每日 1 次。

（二）其他药物

常用治疗尿失禁药物的用法用量见表 12 - 4。

表 12 - 4　常用治疗尿失禁药物的用法用量一览表

药物	日剂量（mg）	服药时间及途径
α 受体阻断剂		
阿夫唑嗪	2.5～10	每日 1～3 次，口服
特拉唑嗪	5～10	每晚，口服
坦索罗辛	0.2～0.4	每晚，口服
5α 还原酶抑制剂		
度他雄胺	0.5	每晚，整片吞服
M 受体阻断剂		
奥昔布宁	5～30	每日 1 次，口服
索利那新	5～10	每日 1 次，口服

三、治疗药物的应用原则

1. M 受体阻断药可通过抑制胆碱受体，抑制膀胱的不稳定收缩，作为治疗急迫性尿失禁的首选药物。

2. 中、重度的压力性尿失禁病人，可选择选择性 α_1 受体激动药，以提高尿道阻力。

3. 充盈性尿失禁病人应针对病因积极治疗，如改善良性前列腺增生，选用 α 受体阻断剂和 5α 还原酶抑制剂。

四、药物的不良反应

1. M 受体阻断剂 使用 M 受体阻断剂治疗尿失禁时，易出现口干、便秘、腹胀、视物模糊、皮肤干燥等不良反应，尤其应注意警惕尿潴留或便秘症状的加重，注意老年病人的神智状态，警惕谵妄。

2. α 受体激动剂 主要不良反应为卧位和坐位时的高血压，以及感觉异常、皮肤瘙痒、竖毛和寒战等毛发运动反应。

3. α 受体阻断剂 主要不良反应包括直立性低血压、头晕、头痛、心悸、晕厥，逆向射精等。与降压药合用时，要注意监测血压。

4. 5α 还原酶抑制剂 常见不良反应包括性功能减退、射精障碍、瘙痒、皮疹、乳腺增生。

五、药物相互作用

药物相互作用见表 12 – 5。

表 12 – 5 治疗尿失禁药物相互作用一览表

合用药物	相互作用结果
多沙唑嗪 + 非那雄胺	协同作用
托特罗定 + 酮康唑	前者作用增强

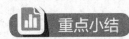 重点小结

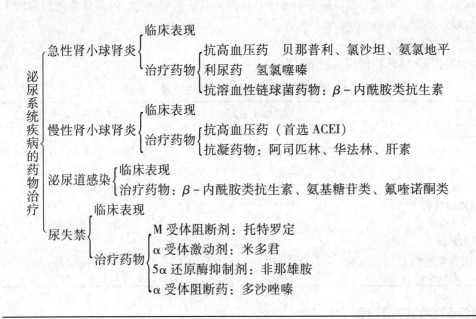

（熊存全）

目标检测

一、A 型题（单项选择题）

1. 慢性肾炎时降压首选的药物是（ ）
   A. 钙离子通道阻滞剂   B. ACEI   C. 利尿药
   D. β 受体阻断药   E. α 受体阻断药

2. 下列降压药的不良反应错误的是（ ）
   A. 呋塞米—低血钾   B. ACEI—咳嗽   C. 氢氯噻嗪—肾素活性增高
   D. 钙通道阻滞剂—首剂效应   E. ARB—高血钾

3. 急性肾炎最常见的病因是（ ）
   A. 链球菌所致化脓性感染
   B. 链球菌感染后引起的免疫反应
   C. 肾小管的损伤
   D. 肾间质纤维化
   E. 肾移植

4. 急性膀胱炎的表现不包括（ ）
   A. 尿频、尿急、尿痛   B. 排尿不畅、下腹不适   C. 尿含菌量增高
   D. 管型尿   E. 发热、腰痛

5. 由良性前列腺增生症引起的尿失禁应选择（ ）
   A. 托特罗定   B. 非那雄胺   C. 奥昔布宁
   E. 米多君   D. 索利那新

二、B 型题（共用备选答案）

   A. 治疗后症状消失，尿菌阴性，但在停药 6 周后再次出现真性细菌尿，菌株与上次不同
   B. 病人无尿路感染症状，但中段尿培养连续两次，尿细菌数 $> 10^5/ml$
   C. 宜选用毒性小的抗菌药物
   D. 治疗后症状消失，尿菌转阴后在 6 周内再出现菌尿，菌种与上次相同
   E. 短疗程用药

1. 妊娠期尿路感染的治疗应（ ）
2. 无症状菌尿是指（ ）
3. 复发是指（ ）
4. 再感染是指（ ）
5. 无症状菌尿主张（ ）

三、X 型题（多项选择题）

1. 急性肾炎的治疗包括（ ）
   A. 利尿药   B. 降血压   C. 抗感染
   D. 甘露醇减轻水肿   E. 纠正高血钾

2. 急性肾炎的降压治疗药物包括（ ）
   A. 利尿药   B. ACEI   C. 氨氯地平
   D. 哌唑嗪   E. 氨苯蝶啶

3. 治疗良性前列腺增生症引起的尿失禁常用的联合治疗方案包括（　　）
   A. 特拉唑嗪和非那雄胺联用
   B. 特拉唑嗪和多沙唑嗪合用
   C. 坦索罗辛和依立雄胺合用
   D. 多沙唑嗪和度他雄胺合用
   E. 奥昔布宁和非那雄胺合用

4. 关于肾盂肾炎的说法，正确的有（　　）
   A. 大肠埃希菌感染最为常见　　B. 男性发病率较高　　　C. 由细菌感染引起
   D. 表现为化脓性间质性肾炎　　E. 可分为上行性感染和血源性感染

5. 关于急性肾盂肾炎的临床表现的说法，正确的有（　　）
   A. 尿频、尿急、尿痛　　　B. 无全身表现　　　C. 白细胞水平不高
   D. 肾区有叩击痛　　　E. 尿白细胞管型

四、简答题

1. ACEI 为什么可用于肾炎时高血压的治疗？
2. 治疗泌尿道感染的常用抗菌药物包括哪些？

第十三章

变态反应性疾病的药物治疗

PPT

学习目标

1. **掌握** 变态反应性疾病的药物治疗原则、治疗药物合理选用。
2. **熟悉** 变态反应性疾病的治疗药物作用和相互作用。
3. **了解** 变态反应性疾病的一般治疗方法。

组胺、5 – 羟色胺、前列腺素、白三烯等被称为自体活性物质，又称局部激素，具有明显和广泛生物活性，存在于体内许多组织中，作用于局部或附近的多种靶器官，产生特定的生理效应或病理反应。变态反应性疾病主要由以上自体活性物质引起，如人们日常遇到的皮肤过敏、皮肤瘙痒、红肿等。

案例导入

案例：李先生，35 岁。长途汽车司机，到沿海城市送货，吃当地海鲜后，局部皮肤出现片状红色突起，瘙痒难忍。到医院就诊。诊断为荨麻疹。

讨论：1. 可选用哪些药物治疗？其药理基础是什么？
2. 如选用 H_1 受体阻断药进行治疗，应选用哪种？

一、疾病概要

变态反应（allergic response）也叫超敏反应（hypersensitive reaction），是指曾被抗原致敏过的机体再次接触相同抗原刺激后发生免疫应答，从而发生的以组织损伤或功能障碍为主的病理反应性改变，可分为Ⅰ型、Ⅱ型、Ⅲ型和Ⅳ型。

变态反应性疾病的预防和治疗是密切相关的两个方面，一方面要尽可能找出变应原，避免再次接触；另一方面，应针对疾病的发生发展过程，积极干预，终止其发病。

一般治疗原则包括：①支持疗法：适当进行室外锻炼，增强抵抗力，不要受凉或过于劳累，必要时可给予人体丙种球蛋白 6ml，肌内注射；使用易致敏的药物或免疫血清前，必须进行皮肤过敏试验；根据患者出现的临床症状采取非药物治疗措施。②避免接触变应原：查清变应原，避免再次接触是最有效的防治措施；如为药物引起，应立即停用药物，尽快促进体内药物排泄；如为季节性过敏，应针对性提前做好预防。③特异性脱敏疗法：通过小量特异性抗原的多次刺激，使病人逐渐改变体质，从而增强对变应原的耐受能力。④非特异性药物治疗：根据变态反应的发生机制和病人出现的临床症状选用相应的药物治疗，并注意预防和控制继发感染的发生。

二、治疗药物

（一）Ⅰ型变态反应

Ⅰ型变态反应是临床最常见的，如过敏性哮喘、过敏性鼻炎、过敏性肠炎和过敏性休克等。主要生物活性介质是组胺，因此抗组胺药物是治疗Ⅰ型变态反应的常用治疗药物，必要时还可联合应用糖皮质激素等药物。

1. H₁受体阻断药 常用的有苯海拉明、异丙嗪、氯苯那敏、赛庚啶、氯雷他定、特非那定和西替利嗪等。本类药物具有与组胺相似的化学结构，能与组胺竞争拮抗H₁受体。H₁受体阻断药可根据其起效速度，药代动力学特征及对H₁受体的选择性和镇静作用的有无，分为第一代和第二代。第一代H₁受体阻断药主要有苯海拉明、异丙嗪、氯苯那敏、赛庚啶、去氯羟嗪、羟嗪等。第一代H₁受体阻断药的特点是H₁受体阻断作用强，具有良好的止痒效果，同时又有明显的嗜睡、镇静等不良反应，但因其价格便宜、治疗过敏性皮肤病疗效可靠、对人体各系统和器官无明显的毒副作用，目前使用仍然十分广泛。第二代新型H₁受体阻断药主要有氯雷他定、西替利嗪、特非那定、阿司咪唑等。第二代H₁受体阻断药的特点是较H₁受体阻断作用更强、特异性更高，大多数半衰期延长，作用可维持24小时，且药物较难透过血－脑屏障，几乎没有或有较轻的抑制中枢神经系统作用，因而逐步取代了第一代H₁受体阻断药，尤其适用于慢性荨麻疹及驾驶员、高空作业者等特殊职业病人。目前，临床使用的抗过敏药有10余种，主要为第二代抗组胺药物。常用的H₁受体阻断药特点见表13－1。

表13－1 常用H₁受体阻断药作用特点比较一览表

常用药物	抗组胺	镇静催眠	防晕止吐	抗胆碱	剂量（mg/d）
第一代					
苯海拉明	＋＋	＋＋＋	＋＋	＋＋＋	75～150
异丙嗪	＋＋＋	＋＋＋	＋＋	＋＋＋	37.5～75
氯苯那敏	＋＋＋	＋	－	＋＋	12～24
赛庚啶	＋＋＋	＋＋	－	＋＋	6～12
第二代					
阿司咪唑	＋＋＋	－	－	－	10
西替利嗪	＋＋＋	－	／	／	10
咪唑斯汀	＋＋＋	－	－	－	10
氯雷他定	＋＋＋	－	－	－	10

注：作用强＋＋＋，作用中等＋＋，作用弱＋，无作用－，无资料／

2. 过敏介质阻释药 又称肥大细胞稳定剂。①色甘酸钠：通过稳定肥大细胞膜而减少过敏介质的释放，无对抗组胺、白三烯等过敏介质的作用。主要用于预防过敏性支气管哮喘、过敏性鼻炎及过敏性结膜炎等。预防过敏性支气管哮喘，干粉喷雾吸入，每次20mg，每日80mg；症状减轻后，每日40～60mg；维持量每日20mg。干粉鼻吸入，每次10mg，每日4次，用于过敏性鼻炎。口服，100～600mg，每日3次，连服3～6个月，用于肠道变态反应性疾病。2%滴眼液滴眼，每日数次，用于过敏性结膜炎。②酮替芬：对过敏性支气管哮喘疗效显著，预防效果优于色甘酸钠。口服，每次1mg，每日2次，治疗可连续服2～6周。

3. 糖皮质激素类药 常用药物有氟替卡松、氢化可的松、地塞米松等。主要作用是抑制过敏介质释放、抑制细胞因子的生成、抑制炎症细胞的迁移和活化、解除小动脉痉挛、降低毛细血管通透性等，从多方面干扰免疫反应。糖皮质激素是目前治疗哮喘最有效的抗炎药物。此类药物适用于各型变态反应，短期效果显著，但不良反应较多，故虽为Ⅰ型变态反应最有效的治疗药物，一般却只作为次选药，主要用于严重的变态反应，如过敏性休克。

4. 其他治疗药 ①肾上腺素受体激动药：肾上腺素常作为过敏性休克的首选药。当静脉滴注速度每分钟低于120ng/kg时主要激活β₁受体，使心肌收缩力加强、心率加快，也激

活 β_2 受体使支气管平滑肌舒张和肌肉血管舒张，抑制肥大细胞脱颗粒，减少过敏介质释放。β_2 受体激动剂如特布他林、沙丁胺醇等具有舒张支气管平滑肌，调节肥大细胞和嗜酸性粒细胞的介质释放和降低血管通透性，可有效缓解哮喘的急性症状，已成为支气管哮喘急性期治疗的首选药物之一。②茶碱类：主要用于维持治疗哮喘，能有效改善慢性哮喘的症状。口服茶碱缓释制剂可作为急性哮喘发作时的辅助治疗药物；对于哮喘持续状态，可静脉滴注氨茶碱。③抗胆碱药：常用药物有阿托品、东莨菪碱和异丙托溴铵等，通过阻断 M 受体而解除平滑肌痉挛。④维生素 C 和葡萄糖酸钙：除可解除支气管平滑肌痉挛外，还能降低毛细血管通透性与减少渗出，从而改善靶器官的反应性。

（二）Ⅱ型变态反应

在Ⅱ型变态反应中，细胞膜上的抗原与抗体结合，复合物固定补体，损害细胞膜并导致细胞溶解，如输血反应、自身免疫性血小板减少和溶血性贫血、新生儿溶血性贫血（Rh 因子不相容）、药物过敏性粒细胞减少或血小板减少等。可用糖皮质激素和静脉用免疫球蛋白治疗。在自身免疫性溶血性贫血治疗时，用糖皮质激素抑制淋巴细胞功能和免疫球蛋白生成。大剂量静脉用免疫球蛋白治疗自身免疫性血小板症减少有效，但对自身免疫性贫血的治疗效果差。某些新生儿溶血性黄疸可在初产妇分娩后 72 小时内用 Rh 免疫抗体 $300\mu g$ 肌内注射于母体，可以有效预防其发生。此外，Ⅱ型变态反应性疾病若为血型抗体所引起，在有条件的前提下可实施血浆交换或换血疗法除掉细胞毒性抗体和致敏红细胞。

（三）Ⅲ型变态反应

由抗原‑抗体复合物沉积于组织的毛细血管床所致，引起补体系统活化和局部炎症，如血清病、肾小球肾炎、类风湿性关节炎等，选用糖皮质激素发挥其抗炎和抑制机体的病理免疫反应作用，并能稳定中性粒细胞溶酶体膜，减轻组织损伤和炎症反应。也可配伍使用细胞毒性免疫抑制药，联合用药可更快地使病情缓解和巩固疗效，并避免长期使用较大剂量的糖皮质激素导致的严重不良反应。

（四）Ⅳ型变态反应

本类型变态反应中无抗体参加，主要是抗原刺激 T 淋巴细胞产生淋巴因子，通过不同途径所致。反应发生迟缓，常在 1~2 天后出现，故称迟发型，如结核菌素试验、接触性皮炎、急性移植排斥反应等。治疗应根据病种而定，如传染性变态反应，应针对病原体给以相应的有效治疗，如结核病给予抗结核药治疗，急性移植排斥反应则采用免疫抑制药。糖皮质激素或更特异的免疫抑制药，如细胞毒性免疫抑制药或环孢素 A 可抑制细胞介导的高敏感性反应。

三、治疗药物的应用原则

1. 及时治疗，缓解变态反应性疾病的症状，减轻病人痛苦。

2. 控制或干扰变态反应发生和发展的某个环节，从而减轻生理功能紊乱或组织损伤。

3. 应按病人的病情及工作种类合理选用药物，应用第一代 H_1 受体阻断药最常见的不良反应是困倦、嗜睡。对驾驶车辆、高空作业的病人，应选用无嗜睡作用的第二代抗组胺药。

四、药物的不良反应

1. H_1 受体阻断药 第一代 H_1 受体阻断药的主要不良反应为嗜睡、头晕、口干、乏力、注意力不集中等，异丙嗪及苯海拉明尤为明显，需保持高度机敏的工作者如驾驶员、高空作业、机械操作人员禁用或慎用。此外，少数药物还可引起心动过速、瞳孔散大、胃肠道反应等，可能与药物的抗胆碱作用有关，因此，青光眼、尿潴留及幽门梗死者禁用。偶见骨髓抑制、粒细胞减少、贫血，多因长期服用而发生。严重肝、肾损害者慎用，小儿中毒可发生红斑、高热。第二代 H_1 受体阻断药的不良反应主要是室上性心动过速和心脏骤停等心脏毒性反应，严重者可致心性猝死，尤以特非那定、阿司咪唑报道最多。心脏毒性反应多与药物配伍不当、盲目增加剂量、病人合并心脏疾患有关，故在使用时应予以注意：①心脏疾病病人避免使用；②电解质紊乱者避免使用，因电解质紊乱可影响心室肌的除极，导致心电图 Q - T 间期延长；③尽量不超过该类药物的推荐剂量，病情较重者可以联合不同类型的 H_1 受体阻断药以提高疗效，为防止耐受现象发生，H_1 受体阻断药可交替使用；④过量中毒时，应洗胃、催吐，密切进行心电图监护，可以采用适当的抗心律失常药治疗，但应避免使用可延长 Q - T 间期的抗心律失常药。孕妇及哺乳期妇女禁用第二代 H_1 受体阻断药。有些人在服用 H_1 受体阻断药后不但无效，反而会使过敏加重，为抗过敏药的致敏现象，须立即停止用药，并及时去医院治疗。

2. 色甘酸钠 毒性极低不良反应少见，偶有皮疹、排尿困难，喷雾吸入可致刺激性咳嗽。对于支气管哮喘病应在发病季节前 2~3 周提前用药，极少数人在开始用药时出现哮喘加重，此时可先吸入少许扩张支气管的气雾剂，如沙丁胺醇。少数病人干粉吸入后，咽部及气管有刺痛感，甚至导致支气管痉挛，出现气急、咳嗽等，可与 0.1mg 异丙肾上腺素合用。当色甘酸钠与糖皮质激素合用时，可减少糖皮质激素用量，但停药后应恢复或加大激素剂量，否则将有严重的哮喘发作。

3. 茶碱类 不良反应除胃肠道反应、中枢神经兴奋症状外，静脉注射速度过快或浓度过高可引起严重心率失常、血压下降、甚至死亡。因此，临床应用要严格掌握剂量，定时监测血药浓度，及时调整浓度及滴速。有效安全血药浓度应保持在 $5 \sim 15 \mu g/ml$，如超过 $20 \mu g/ml$ 则不良反应明显增多。对氨茶碱中毒者，目前尚无特效拮抗剂，应及早进行对症处理，采取镇静退热、吸氧排毒、抗休克等治疗措施。

4. 肾上腺素受体激动药 如麻黄碱、β_2 受体激动药等，有可能兴奋心脏 β_1 受体，引起心律失常或心肌缺血。沙丁胺醇的心血管副作用较显著。长期使用可产生耐受性，停药 1~2 周后机体可恢复敏感性。

5. 糖皮质激素 吸入时在口咽部的不良反应包括声音嘶哑、咽部不适和念珠菌感染。吸药后及时用清水含漱口咽部，选用干粉吸入或加用储雾器可减少上述不良反应。长期使用糖皮质激素可引起物质代谢和水盐代谢紊乱、抑制机体的正常免疫功能引起并发症，需定期进行实验室检查以减少不良反应，必要时需停药；长期使用后应逐渐减量至停药以减少或避免停药反应。其他免疫抑制药也可抑制机体正常免疫功能，易诱发感染、增加肿瘤发生率及影响生殖系统功能。

6. 钙制剂 可能引起恶心、呕吐，可致高钙血症，静脉注射时可有全身发热，注射过快可产生心律失常甚至心脏骤停，需应用等量葡萄糖溶液稀释并避免漏出血管外。

拓展阅读

急性荨麻疹的药物治疗

急性荨麻疹属于 I 型变态反应，起病急，持续时间短，常可自愈。首选第二代 H_1 受体阻断药治疗。轻症者，口服抗组胺药治疗，且用药宜单一，持续用药至皮疹消失；上述治疗效果不佳时，可考虑增加抗组胺药的剂量，必要时加用维生素 C 和葡萄糖酸钙静脉滴注，加强抗过敏作用；兼有腹痛者可给予解痉药（溴丙胺太林、阿托品等）；严重者，短期联合应用泼尼松每日20~30mg，连续3日，可减轻疾病严重程度和持续时间；伴有休克症状者应立即皮下注射0.1%肾上腺素，然后静脉滴注氢化可的松；伴有喉痛水肿、呼吸困难者，除了皮下注射肾上腺素外，应立即吸氧，必要时气管切开。

五、药物相互作用

药物相互作用见表13-2。

表13-2 治疗过敏性疾病药物相互作用一览表

合用药物	相互作用结果
H_1受体阻断药 + 四环素类抗生素	影响吸收
H_1受体阻断药 + 乙醇	增强中枢抑制作用
第一代H_1受体阻断药 + 复方感冒制剂	重复用药
第一代H_1受体阻断药 + 抗胆碱药、三环类抗抑郁药	加重口渴、便秘、青光眼、记忆功能障碍等副作用
第二代H_1受体阻断药 + 大环内酯类抗生素、咪唑类抗真菌药	可引起血药浓度升高，导致室性心律失常
第二代H_1受体阻断药 + 抗心律失常药/钙通道抑制剂、镇静催眠药	增加心律失常的危险

重点小结

变态反应性疾病的药物治疗
- Ⅰ型变态反应 药物选择：H_1受体阻断药、过敏介质阻释药、糖皮质激素、其他对症治疗药（如氨茶碱、抗胆碱药、肾上腺素受体激动药）
- Ⅱ型变态反应 药物选择：糖皮质激素、免疫球蛋白
- Ⅲ型变态反应 药物选择：糖皮质激素、细胞毒性免疫抑制药
- Ⅳ型变态反应
  - 传染性变态反应：针对病原体用药
  - 急性移植排斥反应：免疫抑制药
  - 高敏感性反应：糖皮质激素或细胞毒性免疫抑制药

（苏湲淇）

目标检测

一、A型题（单项选择题）

1. H_1受体阻断药药理作用是（ ）

A. 能与组胺竞争H_1受体，使组胺不能同H_1受体结合而起拮抗作用

B. 和组胺起化学反应，使组胺失效

    C. 有相反的药理作用，发生生理对抗效应

    D. 能稳定肥大细胞，抑制组胺的释放

    E. 以上都不是

2. 中枢镇静作用最强的 H_1 受体阻断药是（　　　）

    A. 马来酸氯苯那敏　　　　　B. 苯海拉明　　　　　　　　C. 布克利嗪

    D. 赛庚啶　　　　　　　　　E. 美克洛嗪

3. 下列 H_1 受体阻断药对下列哪种变态反应性疾病最有效（　　　）

    A. 过敏性休克　　　　　　　B. 支气管哮喘　　　　　　　C. 过敏性皮疹

    D. 风湿热　　　　　　　　　E. 过敏性结肠炎

4. 一位荨麻疹病人是驾驶员，急于开车执行任务，宜选用的药物是（　　　）

    A. 苯海拉明　　　　　　　　B. 异丙嗪　　　　　　　　　C. 氯苯那敏

    D. 苯巴比妥　　　　　　　　E. 阿司咪唑

5. H_1 受体阻断药最常见的不良反应是（　　　）

    A. 烦躁、失眠　　　　　　　B. 镇静、嗜睡　　　　　　　C. 消化道反应

    D. 致畸　　　　　　　　　　E. 耳毒性

二、B 型题（共用备选答案）

    A. 阿司咪唑　　　　　　　　B. 肾上腺素　　　　　　　　C. 氯苯那敏

    D. 苯海拉明　　　　　　　　E. 色甘酸钠

1. 对中枢无明显抑制作用的 H_1 受体阻断药是（　　　）

2. 抗组胺作用较强、用量少，与解热镇痛药配伍用于治疗感冒（　　　）

3. 过敏性休克的首选药物是（　　　）

4. 用于预防 Ⅰ 型变态反应所致哮喘的药物是（　　　）

5. 防晕动病的药是（　　　）

三、X 型题（多项选择题）

1. 下列哪些药物可以用来治疗荨麻疹（　　　）

    A. 氯雷他定　　　　　　　　B. 氯苯那敏　　　　　　　　C. 氯氮䓬

    D. 雷尼替丁　　　　　　　　E. 地塞米松

2. 镇静、嗜睡作用较强的 H_1 受体阻断药是（　　　）

    A. 苯海拉明　　　　　　　　B. 氯苯那敏　　　　　　　　C. 阿司咪唑

    D. 异丙嗪　　　　　　　　　E. 雷尼替丁

3. 关于 H_1 受体阻断药的药理作用，正确的是（　　　）

    A. 可完全对抗组胺引起的血管扩张作用

    B. 有镇静、嗜睡、乏力等中枢作用

    C. 有抗胆碱、局麻作用

    D. 可对抗组胺引起的胃、肠、支气管平滑肌收缩

    E. 有抗晕动、镇吐作用

4. 苯海拉明的药理作用包括（　　　）

    A. 局麻作用　　　　　　　　B. 镇吐作用　　　　　　　　C. 镇静作用

    D. 抗胆碱作用　　　　　　　E. 对抗组胺 H_1 受体效应

5. H₁受体阻断药可以治疗的疾病有（　　　）

    A. 呕吐   B. 过敏性休克   C. 晕动症

    D. 荨麻疹   E. 过敏性鼻炎

四、简答题

1. 试述 H₁受体阻断药的药理作用及不良反应。

2. 变态反应性疾病分哪几种类型？各型包括哪些疾病？

第十四章

自身免疫性疾病的药物治疗

PPT

学习目标

1. **掌握** 系统性红斑狼疮的临床表现、药物治疗原则、治疗药物合理选用。
2. **熟悉** 系统性红斑狼疮的治疗药物作用和相互作用。
3. **了解** 系统性红斑狼疮的一般治疗方法。

　　自身免疫性疾病（autoimmune diseases）是指以自身免疫应答反应导致组织器官损伤和相应功能障碍为主要发病机制的一类疾病。目前公认的自身免疫性疾病至少有30多种，涉及各个不同系统或组织的疾病，如系统性红斑狼疮、类风湿性关节炎、口眼干燥综合征、强直性脊柱炎、硬皮病、结节性多动脉炎等。本章主要介绍系统性红斑狼疮。

　　系统性红斑狼疮（systemic lupus erythematosus，SLE）在我国患病率约为1/1000，以20~40岁的育龄女性多见，男女患病比率约为1：9。

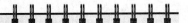

案例导入

案例：刘女士，35岁。因关节疼痛近2年、眼睑浮肿16个月、干咳1个月伴发热入院。查体：皮肤黏膜未见皮疹出血点，浅表淋巴结不大，双瞳孔等大，光反射存在。心律齐，双肺呼吸音对等，未闻及干、湿啰音；四肢近端肌肉压痛，肌力 Ⅱ ~ Ⅲ 级，远端肌力 Ⅴ 级。实验室检查：红细胞沉降率 98mm/h，补体 C_3 409mg/L，抗核抗体（ANA）1:640（+），均质型。抗双链 DNA 抗体（+）。抗 Sm、RNP、rRNP 及类风湿因子、抗中性粒细胞胞浆抗体、抗心磷脂抗体均阴性。临床诊断：系统性红斑狼疮（重型，活动期）。

讨论：1. 临床治疗系统性红斑狼疮的药物分类有哪些？
　　　　2. 该病人如何制定用药策略？

一、疾病概要

　　系统性红斑狼疮（SLE）是一种累及多系统、多器官损害并出现多种自身抗体的器官非特异性慢性自身免疫性疾病。其病因尚未清楚，但大量研究显示遗传、感染、内分泌、免疫异常和一些环境因素等都与本病的发病有关。临床上分为轻型、重型、急性暴发性危重 SLE 三种类型。

　　SLE 临床症状多样，早期症状不典型。多数活动期病人有发热、皮疹、疲倦、乏力等，以面部蝶形、盘状红斑最具特征性，还可出现光敏感、脱发、对称性多关节疼痛、肿胀，通常不引起骨质破坏。几乎所有病人的肾组织都有病理变化，其中有 45% ~ 85% 出现狼疮性肾炎（LN）的临床表现，是 SLE 的主要死亡原因之一。反复发作还可出现心血管系统、神经系统、消化系统、血液系统等多系统损害。病人活动期血沉加快、抗核抗体阳性、狼疮带试验阳性。

SLE 目前无根治方法，治疗包括一般治疗和药物治疗。一般治疗原则有：①早期诊断，及时治疗，缓解病情，避免或延缓脏器的损害；②急性活动期应卧床休息，避免阳光暴晒，控制炎症反应，注意免疫调节和对症治疗；③重视心理治疗，帮助患者树立战胜疾病的信心。

二、治疗药物

SLE 治疗药物主要分为三大类：①糖皮质激素，是治疗 SLE 的主要药物和基本药物，也是目前治疗重症自身免疫疾病中的首选药物，如泼尼松或甲泼尼松，鞘内注射时选用地塞米松。②抗疟药，有抗光敏和稳定溶酶体膜作用，对皮肤损害、关节痛及轻型病人有效，常用氯喹、羟氯喹。③免疫抑制剂，有利于更好地控制 SLE 的活动，减少 SLE 暴发和减少激素的需要量。常用药物包括 CTX、MTX、硫唑嘌呤、环孢素等。联合激素治疗可显著减少肾衰竭的发生。

（一）糖皮质激素

1. 对一般病例，可每日用泼尼松 1mg/kg，晨起顿服。如好转，连续服用 6～8 周后逐渐减量，每 2 周减量 10%，直至维持量每日 10～15mg。注意长期使用糖皮质激素的不良反应。

2. 对于急性或暴发性病例，如主要脏器心、脑、肺、肾、浆膜严重受累，或发生严重自身免疫性溶血时，应用糖皮质激素大剂量冲击疗法：甲泼尼龙 500～1000mg，溶于 5% 葡萄糖注射液 250ml 中，缓慢静脉滴注，每天 1 次，连用 3 天，常可迅速控制病情。

（二）抗疟药

1. **羟氯喹** 口服后主要聚集于皮肤，能抑制 DNA 与抗 DNA 抗体的结合，对皮疹、光敏感、关节痛及轻型病人有一定疗效。用法用量：每次 0.2g，每日 2 次，治疗 2～3 周。

2. **氯喹** 对皮疹多、光过敏和伴有关节症状的轻型 SLE 病人有一定疗效。用法用量：每次 0.2g，每日 1 次，治疗 2～3 周。

（三）免疫抑制剂

1. **环磷酰胺（CTX）** 具有显著的免疫抑制作用，可用于治疗 SLE、RA 等自身免疫性疾病。每次 10～16mg/kg，加入 0.9% 氯化钠注射液 200ml 中，静脉缓慢注射（要超过 1 小时），每 4 周冲击一次，危重者每 2 周冲击一次。冲击 6 次后，改为每 3 个月冲击一次，至狼疮活动静止后 1 年停止。CTX 也可口服，每日 2mg/kg。

2. **硫唑嘌呤** 是 6-巯基嘌呤的咪唑衍生物，主要通过抑制 T 淋巴细胞而发挥免疫抑制作用，仅用于 SLE 严重程度中等病人和脏器功能缓慢恶化者。每日口服 1～2mg/kg。

3. **环孢素** 临床主要用于其他药物治疗无效的 SLE 病人。当大剂量糖皮质激素加免疫抑制剂治疗 4～12 周病情仍得不到改善时，加用环孢素，每日 5mg/kg，分 2 次口服，服用 3 个月，以后每月减 1mg/kg，维持治疗剂量为 3mg/kg。

三、治疗药物的应用原则

1. **治疗方案个体化** 由于 SLE 存有多种亚型，病情轻重不一，应根据病情及既往治疗情况制定方案。

2. **分期治疗** 疾病活动期及病情重者以强有力的药物控制，使病情缓解，达到长期平稳，缓解后继续维持性治疗。

3. **权衡风险/效果比** 许多药物可控制 SLE，但均有不用的毒性，必须在控制病情活动和药物毒性之间寻求最适宜的药物种类、剂量和疗程。

拓展阅读
SLE 合并妊娠的用药

SLE 常发生在育龄期妇女，妊娠可诱发 SLE 活动，特别在妊娠和产后6周。糖皮质激素可通过胎盘，进入胎盘的泼尼松可被胎盘产生的酶氧化，故不会对胎儿有害，而地塞米松、倍他米松不能被氧化，故能影响胎儿，不宜使用。氯喹、硫唑嘌呤与激素合用有致畸作用。妊娠期及产后一个月内可按病情需要给予激素治疗，产后避免哺乳。

四、药物的不良反应

（一）糖皮质激素

1. 类肾上腺皮质功能亢进症　SLE 病人由于长期应用糖皮质激素可出现脂质代谢和水盐代谢紊乱，表现为水牛背、满月脸、向心性肥胖、皮肤变薄、痤疮、多毛、水肿、高血压、低血钾、糖尿、易感染等表现，但一般不需要特殊治疗，停药后可逐渐消失，数月后可恢复正常。

2. 类固醇糖尿病　由于糖皮质激素对糖代谢的影响，长期应用可发生类固醇糖尿病。其发病与药物剂量及用药时间有关。病情轻，多数无症状。

3. 骨质疏松　激素治疗 SLE 期间，易发生骨质疏松，其临床表现包括椎骨压缩性骨折、长骨骨折、影响骨折愈合、股骨头坏死等。

4. 免疫抑制和感染　长期激素治疗易致机体免疫抑制，其感染发生率与激素应用时间和剂量相关，在泼尼松用量每日 30mg 以上时呈急剧上升。多由真菌、细菌和疱疹病毒引起，好发部位在皮肤、肠道、胆道及泌尿道，可迅速发展为败血症。

5. 诱发溃疡　糖皮质激素使胃酸、胃蛋白酶分泌增加，胃黏液分泌减少，故可诱发或加剧胃、十二指肠溃疡，甚至造成消化道出血或穿孔。

6. 精神症状　部分病人还可出现精神症状，表现为激动、失眠、幻觉、精神紊乱，甚至诱发精神疾病。

（二）抗疟药

一般耐受性较好。长期服用因在体内积蓄，可引起心脏传导障碍和视网膜退行性病变、视物盲点等。有眼炎者慎用。治疗时应定期进行心电图和眼底检查。

（三）免疫抑制剂

CTX 主要不良反应有骨髓抑制、胃肠道反应、脱发、肝脏损害、出血性膀胱炎等。硫唑嘌呤主要不良反应有胃肠道反应、肝脏损害、骨髓抑制、感染及过敏反应等。环孢素主要不良反应有肾功能损害、多毛症、齿龈增生等。

五、药物相互作用

药物相互作用见表 14 – 1。

表 14 – 1　治疗自身免疫性疾病药物相互作用一览表

合用药物	相互作用结果
糖皮质激素 + MTX	加重后者的毒性反应，应减少 MTX 用量
糖皮质激素 + 硫唑嘌呤	有致畸作用，妊娠时禁用
泼尼松 + 硫唑嘌呤	易致消化道出血

📊 **重点小结**

自身免疫性疾病的药物
治疗：系统性红斑狼疮 { 临床表现

治疗药物 { 糖皮质激素：泼尼松、甲泼尼松
抗疟药：氯喹、羟氯喹
免疫抑制剂：CTX、MTX、硫唑嘌呤、环孢素

（潘伟男）

📋 **目标检测**

一、A 型题（单项选择题）

1. 治疗 SLE 的首选药是（　　）
　　A. 雷公藤制剂　　　　B. 生物制剂　　　　C. 糖皮质激素
　　D. 非甾体类抗炎药　　E. 抗疟药

2. SLE 病人最典型的面部表现是（　　）
　　A. 痤疮　　　　　　　B. 荨麻疹　　　　　C. 蝶形红斑
　　D. 紫癜　　　　　　　E. 色素沉着

3. 属于免疫性疾病的是（　　）
　　A. 系统性红斑狼疮　　B. 内分泌失调　　　C. 过敏性皮炎
　　D. 甲亢　　　　　　　E. 高血压

二、B 型题（共用备选答案）

　　A. 高血压　　　　　　B. 心脏传导障碍　　C. 骨髓抑制

1. 属于糖皮质激素类药不良反应的是（　　）
2. 属于抗疟药不良反应的是（　　）
3. 属于环磷酰胺不良反应的是（　　）

三、X 型题（多项选择题）

1. 下列哪些药不属于 DMARDs（　　）
　　A. 泼尼松　　　　　　B. 青霉胺　　　　　C. 美洛昔康
　　D. 金制剂　　　　　　E. 环孢素

2. SLE 治疗药物主要分类有（　　）
　　A. 糖皮质激素　　　　B. 抗疟药　　　　　C. 免疫抑制剂
　　D. 抗癌药　　　　　　E. 抗菌药

四、简单题

如何正确认识糖皮质激素在治疗系统性红斑狼疮的作用。

第十五章

内分泌代谢性疾病的药物治疗

PPT

学习目标

1. 掌握 甲状腺功能亢进症、甲状腺功能减退症、糖尿病、骨质疏松症、痛风的主要临床表现、药物治疗原则、治疗药物合理选用。

2. 熟悉 甲状腺功能亢进症、甲状腺功能减退症、糖尿病、骨质疏松症、痛风的治疗药物作用和相互作用。

3. 了解 甲状腺功能亢进症、甲状腺功能减退症、糖尿病、骨质疏松症、痛风的一般治疗方法。

内分泌系统是由人体多个内分泌腺和多种组织的激素分泌细胞组成。在正常的情况下，这些腺体和细胞能分泌一种或多种具有高度生物活性的物质，作用于其他部位的组织、器官或作用于自身组织或细胞，调节其代谢功能或形态结构，这种活性物质即激素（hormone）。如果某些激素分泌过多，会导致内分泌功能亢进。相反，如激素分泌不足，血中浓度过低，则会引起某些组织器官的功能失调，导致内分泌功能低下。体内重要的内分泌腺有下丘脑、脑垂体、甲状腺、胰腺、肾上腺和性腺等。本章主要介绍甲状腺功能亢进症与减退症、糖尿病、骨质疏松症和痛风的药物治疗。

第一节 甲状腺功能亢进症

甲状腺是人体内最大的内分泌腺，主要分泌甲状腺激素、降钙素等。甲状腺激素的主要生理作用是促进机体正常的生长发育、加快基础代谢、提高交感神经系统的兴奋性等。如甲状腺激素释放过多，则会引起一系列临床症状，则称为甲状腺功能亢进症（hyperthyroidism，简称甲亢）。

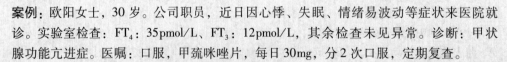

案例导入

案例：欧阳女士，30岁。公司职员，近日因心悸、失眠、情绪易波动等症状来医院就诊。实验室检查：FT_4：35pmol/L，FT_3：12pmol/L，其余检查未见异常。诊断：甲状腺功能亢进症。医嘱：口服，甲巯咪唑片，每日30mg，分2次口服，定期复查。

讨论：1. 甲状腺功能亢进症有哪些临床表现？

2. 治疗甲状腺功能亢进症的药物如何合理选择？

一、疾病概要

甲状腺功能亢进症是由于甲状腺合成、释放过多的甲状腺激素，造成机体代谢亢进和交感神经兴奋，引起心悸、出汗、进食和便次增多和体重减轻的疾病，同时，多数患者还常有突眼、眼睑水肿、视力减退、怕热、容易激动、失眠等症状。引起甲亢的病因主要有：①弥漫性毒性甲状腺肿（也称 Graves 病）；临床上 80% 以上甲亢是 Graves 病引起的，Graves 病是甲状腺自身免疫病，患者的淋巴细胞产生了刺激甲状腺的免疫球蛋白 – TSI；②炎性甲亢，主要有亚急性甲状腺炎、无痛性甲状腺炎、产后甲状腺炎和桥本甲亢等；③药物致甲亢，左甲状腺素钠和碘引发的甲亢；④人绒毛膜促性腺激素（HCG）相关性甲亢，如妊娠呕吐性暂时性甲亢；⑤垂体 TSH 瘤甲亢。

甲亢的临床治疗措施有：内科治疗、同位素治疗和手术治疗。药物治疗是内科治疗的一部分，主要是应用药物控制甲亢症状，或者为手术前准备性治疗。甲亢药物治疗的目的是控制甲亢症状，使血清甲状腺激素水平降低至正常，促进免疫监护功能的正常化。

二、治疗药物

1. 硫脲类 是临床常用的抗甲状腺药物，可分为两类：①硫氧嘧啶类（thiouracils），常用药物有甲硫氧嘧啶（methylthiouracil，MTU）、丙硫氧嘧啶（propylthiouracil，PTU）；②咪唑类（imidazoles），常用药物有甲巯咪唑（thiamazole，MMT，他巴唑）、卡比马唑（carbimazole，CME，甲亢平）。本类药物应用方便、安全、经济，患者依从性好，疗效肯定，是临床上甲亢内科治疗的主要药物。一般不引起永久性甲状腺功能减退（简称甲减），因对已经合成的甲状腺激素无作用，故需用药 2 周左右才能见效。本类药物通过抑制甲状腺的过氧化酶而减少甲状腺激素的合成，也可抑制甲状腺球蛋白的生成，使甲状腺淋巴细胞减少、甲状腺刺激抗体下降，对甲亢也有一定的病因治疗作用。

2. 大剂量碘剂 临床常用的碘制剂有碘化钾（potassium iodide）、碘化钠（sodium iodide）和复方碘溶液（compound iodillo solution，卢戈液：含碘 5%、碘化钾 10%）等。通过抑制甲状腺球蛋白水解而减少甲状腺激素的释放。

3. 放射性碘 临床常用的放射性碘（radioiodine）为 ^{131}I，$t_{1/2}$ 为 8 天，用药一个月后其放射性可消除约 90%，两个月内能消除 99%。放射性碘的同位素还有 ^{125}I、^{123}I，但是 ^{125}I 的 $t_{1/2}$ 过长（60 天），^{123}I 的 $t_{1/2}$ 过短（13 小时），均不适合临床应用。

4. β受体阻断药 常用药物为普萘洛尔（propranolol，心得安）、噻吗洛尔（timolol，噻吗心安）、吲哚洛尔（pindolol）、纳多洛尔（nodolol）等。能拮抗甲状腺激素对心脏的作用，并抑制外周组织 T_4 转变为 T_3。

5. 免疫抑制剂 糖皮质激素类（adrenocortical hormones）、环孢素 A（cyclosporin A）、环磷酰胺（cyclophosphamide，CTX）、甲氨蝶呤（methotrexate）和硫唑嘌呤（azathioprine）等。

三、治疗药物的应用原则

1. 长期用药 药物治疗适合甲亢孕妇、儿童、甲状腺轻度肿大的患者。治疗时间一般需要 1~2 年。治疗中需要根据甲状腺功能情况增减药物剂量。如维持时间不足，则容易引起复发。

2. 规则用药 甲亢的治疗过程分为初治期、减量期和维持期。①初治期药物：MTU 或 PTU 300~450mg/d；或是 MMI 或 CMZ 30~40mg/d，分 2~3 次，口服。用以上剂量，2~4 周后症状可明显好转，4~8 周后症状得以控制。初治期治疗至症状缓解，或 TT_3、TT_4、FT_3、FT_4、TSH 恢复正常或接近正常，即可进入减量期；②减量期：约 2~4 周减量 1 次，PTU 每次减 50~100mg，MMI 每次减 5~10mg。待症状完全消除，体重明显好转后再逐渐减至最小量，若患者病情稳定，则进入维持期。③维持期：一般用 PTU 50~100mg/d，或 MMI 5~10mg/d，维持治疗的时间约 1.5~2 年。必要时还可以在停药前将维持量减半。

3. 安全用药 抗甲亢的药物严重的不良反应是骨髓抑制和肝脏损害，用药期间须定期进行血象检查和肝功能监测。

4. 辅助用药 为了迅速控制患者的多种症状，尤其是交感神经兴奋性增高的表现，对交感神经兴奋明显或是心率加快者，在初治的 1 个月内可联合应用 β 受体阻断药普萘洛尔 10～30mg，每日 3 次，可较快改善精神紧张、心动过速、多汗、震颤等症状。

拓展阅读

甲亢的复发和停药

甲亢的复发是指甲亢患者经药物治疗后，症状消失，疾病得到完全缓解，但在停药又重新出现者。为减少复发，甲亢患者经药物治疗缓解后，应达到以下指标方可考虑停药：①甲亢的症状消失，体征缓解；②多次检查甲状腺功能均正常；③TSH 恢复正常且稳定，甲状腺刺激抗体（TSAb）降至正常。

四、药物的不良反应

1. 粒细胞减少 为硫脲类药物的严重不良反应，常在用药后几周发生，其发生率为 $0.1\%\sim0.8\%$。用药期间须定期检查血常规，如白细胞低于 $3.0\times10^9/L$ 或中性粒细胞低于 $1.5\times10^9/L$，或伴有咽痛、发热、皮疹等，应立即停药就诊。

2. 过敏反应 为硫脲类药物的常见不良反应，表现为皮疹、皮肤瘙痒，少数伴有发热。选用 H_1 受体阻断药对抗，不必停药。临床进行密切观察，皮疹一旦加重，则应立即停药，以免出现严重的剥脱性皮炎。硫脲类药物之间存在交叉过敏反应。

3. 肝损害 有些硫脲类药物可引起药物性肝炎，轻者加用保肝药，在严密观察下减量用药，或者更换其他抗甲亢的药物；转氨酶升高明显者，则应立即停药抢救。

五、药物相互作用

药物相互作用见表 15-1。

表 15-1　治疗甲亢药物相互作用一览表

合用药物	相互作用的结果
碘制剂 + 硫脲类	后者作用时间延缓
硫脲类 + 抗凝药	后者作用降低
硫脲类 + 磺胺类、磺酰脲类	双重抑制甲状腺功能

第二节　甲状腺功能减退症

有许多种原因可以引起甲状腺功能减退症，简称甲减症，不同原因发生的甲减与地域和环境因素（饮食中碘含量，致甲状腺肿物质，遗传及年龄等）的不同而有差别，世界许多地区的新生儿的筛查发现，每 4000～5000 个新生儿中就有 1 个甲减患儿；老年甲减发生率各国不一，一般为 $1\%\sim14\%$。

案例导入

案例：王先生，43 岁。面部、胫前、手、足的非凹陷性水肿。心率慢、皮肤发凉、苍白及畏冷。疲乏无力、语速慢、记忆力下降、动作迟缓，嗜睡。医院检查 T_3、T_4 水平低于正常值。

讨论：1. 判断该临床表现为何种疾病。

2. 应如何选用治疗药物。

一、疾病概要

甲状腺功能减退症（hypothyroidism）简称甲减，是由于甲状腺合成、分泌甲状腺激素不足引起的，以代谢率低下为其特点。可分为原发性甲减（甲状腺性甲减）、继发性甲减（垂体性甲减）、三发性甲减（下丘脑甲减）和周围性甲减（外周组织对甲状腺激素敏感性降低即甲状腺激素抵抗）。甲减患者的血清 TT_4、TT_3、FT_4、FT_3 低于正常值。原发性甲减患者 TSH 明显升高同时伴 FT_4 下降。垂体性甲减患者血清 TSH 水平低或正常或高于正常，对 TRH 兴奋试验无反应。应用 TSH 后，血清 TT_4 水平升高。下丘脑性甲减症患者血清 TSH 水平低或正常，对 TRH 兴奋试验反应良好。周围性甲减中枢性抵抗者 TSH 升高，周围组织抵抗者 TSH 低下，全身抵抗者 TSH 有不同表现。

甲状腺功能减退时主要表现为：①神经精神系统：记忆力减退、智力低下、嗜睡、反应迟钝、多虑、头晕、头痛、耳鸣、耳聋、眼球震颤、共济失调、腱反射迟钝等；②心血管系统：心动过缓、心输出量减少、血压低、心音低钝、心脏扩大、可并发冠心病，重症者发生黏液性水肿性心肌病；③消化系统：厌食、腹胀、便秘，重者可出现麻痹性肠梗阻、胆囊收缩减弱而胀大，半数病人有胃酸缺乏，导致恶性贫血与缺铁性贫血；④内分泌系统：女性月经过多、久病闭经、不育症；男性阳痿、性欲减退；少数病人出现泌乳、继发性垂体增大；⑤运动系统：肌肉软弱无力、疼痛、强直，可伴有关节病变如慢性关节炎；⑥呆小病：身材矮小、智慧低下、表情呆滞、发音低哑、颜面苍白、舌大外伸、四肢粗短、鸭步等；⑦甲减危象：病情严重时，由于受寒冷、感染、手术、麻醉或镇静剂应用不当等不良应激可诱发黏液性水肿昏迷或称"甲减危象"，表现为体温降低（T < 35℃）、呼吸减慢、心动过缓、血压下降、四肢肌力松弛、反射减弱或消失，甚至发生昏迷、休克、心肾功能衰竭。

治疗甲减以甲状腺制剂终身替代治疗和对症治疗。

二、治疗药物

1. 甲状腺片 为动物甲状腺干制剂，每片 40～60mg。服药后 1 周开始出现疗效，2～4 周后病情好转。一般剂量为 40～120mg/d，最大可用至 120mg/d。本药价廉、易得，但所含甲状腺素含量不恒定，常影响临床疗效。

2. 甲状腺素片 即左旋甲状腺素（$L-T_4$），性质稳定，作用缓慢而持久，在体内转变为 T_3，故服药后机体内 T_3 水平升高。替代剂量为 40～120μg，每日口服 1 次。最大疗效在服药后 1 周开始出现。

3. 三碘甲状腺原氨酸 口服后迅速吸收，起效较以上两药快，一般在服药 6 小时后出现作用，2～3 日达到高峰。起效快，但作用消失也快，在长期治疗中停药数天后症状又会再出现，故不宜做首选药物。只适用于黏液性水肿昏迷患者的抢救。替代剂量为每日 50～

100μg，分 2~3 次口服。开始时，25~50μg/d，每 2~4 周增加 25~50μg，直到临床有效。

三、治疗药物的应用原则

1. 针对性治疗 早期轻型病例以口服甲状腺片或左甲状腺素为主。检测甲状腺功能，维持 TSH 在正常值范围。中、晚期重型病例除口服甲状腺片或左旋甲状腺素外，需对症治疗如给氧、输液、控制感染、控制心力衰竭等。

2. 辅助治疗 有贫血者除服用甲状腺制剂外，可根据贫血类型给予铁剂、维生素 B_{12}、叶酸等；胃酸缺乏者，应口服稀盐酸制剂。

3. 逐渐增量 应先从小剂量开始服用，以免突然加重心脏负担。

4. 注意年龄 老年人对甲状腺激素敏感性高，超过 60 周岁者，甲状腺激素需要量较年轻人低约 25%。

四、药物的不良反应

1. 神经系统反应 长期或过量应用可引起甲状腺功能亢进，出现心悸、多汗、手震颤和失眠等。

2. 心血管系统反应 老年人和心脏病患者可发生心绞痛和心肌梗死。心功能不全者慎用。

3. 过敏反应 本类药物可引起过敏反应，过敏患者禁用。

五、药物相互作用

药物相互作用见表 15-2。

表 15-2 治疗甲状腺功能减退症药物相互作用一览表

合用药物	相互作用的结果
左甲状腺素 + 利福平、巴比妥、卡马西平	前者代谢加快，疗效降低
左甲状腺素 + 阿司匹林、双香豆素、口服降糖药	后者游离量增加，作用增强
左甲状腺素 + 硫糖铝、氢氧化铝、考来烯胺	降低前者在胃肠道的吸收

第三节 糖尿病

糖尿病（diabetes mellitus，DM）是一类常见的内分泌代谢性疾病，我国糖尿病患病率有增加趋势，2 型糖尿病的患病率在 2%~10% 之间。

案例导入

案例：王先生，50 岁。公司职员，体检空腹血糖 7.5mmol/L，其余检查未见异常。复查空腹血糖≥7.4mmol/L，餐后 2 小时血糖≥12.3mmol/L。诊断：糖尿病。医生给予阿卡波糖每次 50mg，每日 3 次，定期复查血糖。

讨论：1. 糖尿病治疗原则有哪些？

2. 如何选择口服降糖药物？

一、疾病概要

糖尿病（diabetes mellitus，DM）是血中胰岛素相对或绝对不足，或靶组织细胞对胰岛素敏感性降低，导致血糖过高，出现糖尿，进而引起脂肪和蛋白质代谢紊乱为特征的代谢性疾病。临床根据病因可分为 1 型糖尿病（T1DM）、2 型糖尿病（T2DM）和特异性糖尿病。1 型糖尿病是由于胰岛 B 细胞破坏，导致胰岛素分泌绝对不足而引起；2 型糖尿病是由于胰岛素抵抗为主伴胰岛素相对不足，或是胰岛素相对不足为主伴胰岛素抵抗，约占糖尿病患者的 90% 以上。糖尿病的诊断主要以血糖升高为依据：即空腹血糖 ≥7.0mmol/L 和（或）餐后 2 小时血糖 ≥11.1mmol/L。

导致糖尿病的主要因素有：遗传因素、自身免疫性疾病和环境因素（如病毒感染）等。临床表现主要有多饮、多尿、多食和消瘦，严重高血糖时出现典型的"三多一少"症状，或发生酮症或酮症酸中毒。长期糖尿病可导致心脑血管病变、肾功能衰竭、双目失明和肢端坏疽等。

糖尿病的治疗目标是合理控制血糖，延缓并发症的发生和发展，提高生活质量，延长患者寿命。治疗措施包括一般治疗和药物治疗。一般治疗原则是：①早期治疗：T1DM 诊断明确后应及早给予胰岛素治疗，避免或减少酮症酸中毒的发生；T2DM 在调整膳食、运动治疗无效时，及早给予药物治疗；②长期治疗：目前对糖尿病的病因缺乏有效治疗手段，故必须坚持长期治疗，治疗过程中不能随意自动停药，尤其是 T1DM，否则有诱发酮症酸中毒的危险；③综合治疗：包括糖尿病患者的教育、自我监测血糖、饮食治疗、运动治疗和药物治疗等。

二、治疗药物

1. 胰岛素（insulin） 根据胰岛素起效快慢、活性达峰值时间和作用维持时间长短等分为：①短效，如普通胰岛素（regular insulin）；中效，如低精蛋白锌胰岛素（iosphane insulin）；②长效，如精蛋白锌胰岛素（protamine zine insulin）。胰岛素制剂有动物胰岛素、人胰岛素和胰岛素类似物。已制成混合制剂，如精蛋白生物合成人胰岛素注射液（预混 30R），精蛋白锌重组人胰岛素混合注射液 70/30。

2. 口服降血糖药 ①磺酰脲类，常用药物有甲苯磺丁脲（tolbutamide，甲糖宁，D860）、氯磺丙脲（chlorpropamide）、格列本脲（glibenclamide，优降糖）、格列吡嗪（glipizide，美吡达）、格列美脲（glimepiride）、格列波脲（glibonuride）、格列喹酮（gliquidone）、格列齐特（gliclazide，甲磺吡脲，达美康）等；②双胍类，临床常用药有二甲双胍（metformine，甲福明）和苯乙双胍（phenformin，苯乙福明）；③α-葡萄糖苷酶抑制药，临床常用药物有阿卡波糖（acarbose，拜糖平）、伏格列波糖（voglibose）、米格列醇（miglitol）等；④胰岛素增敏药，又称"胰岛素增敏因子"，主要包括罗格列酮（rosilitazone）、环格列酮（ciglitazone）、吡格列酮（pioglitazone）、恩格列酮（englitazone）等；⑤胰岛素促泌药，瑞格列奈（repaglinide）为苯甲酸类衍生物，与胰岛 B 细胞膜上的特异性受体结合，促进胰岛素分泌。

3. 其他药物 ①依克那肽（exenatide）是人工合成的肠促胰岛素样类似物，能明显改善 2 型糖尿病患者的血糖；②西格列汀（sitagliptin）为二肽基肽酶-4（DPP-4）抑制药，通过保护内源性肠降血糖素和增强其作用而控制血糖水平；③普兰林肽（pramlintide）是胰淀粉样多肽的一种合成类似物。

知识链接

三、治疗药物的应用原则

1. 口服药物治疗 ①磺酰脲类药物：T2DM 患者经饮食控制、运动、降低体重等治疗后，疗效尚不满意者均可用磺酰脲类药物。②双胍类降糖药：适用于肥胖型 2 型糖尿病，单用饮食治疗效果不满意者。T1DM 用胰岛素治疗病情不稳定，用双胍类药物可减少胰岛素剂量；T2DM 单用磺酰脲类药物效果不好，可加双胍类药物，或在继发性失效改用胰岛素治疗时，可加用双胍类药物，能减少胰岛素用量。③α - 葡萄糖苷酶抑制剂，T1DM 和 T2DM 均可使用，可以与磺酰脲类，双胍类或胰岛素联用。④胰岛素增敏剂，有增强胰岛素作用，改善糖代谢。可以单用，也可用磺酰脲类，双胍类或胰岛素联用。⑤胰岛素促泌剂，餐前即刻口服，每次主餐时服，不进餐不服。

2. 胰岛素治疗 T1DM 患者无条件接受胰岛素注射治疗。T2DM 有下列情形者应给予胰岛素治疗：①有酮症酸中毒、乳酸性酸中毒、高渗性非酮症糖尿病昏迷；②各种应激、手术、妊娠、分娩等；③对口服降糖药有严重不良反应不能坚持服用者；④经膳食调节、运动及口服降糖药治疗血糖仍控制不良者；⑤合并有神经病变、视网膜病变、肾病变、下肢坏疽者；⑥合并慢性消耗性疾病、急性心肌梗死、脑卒中者。

四、药物的不良反应

1. 低血糖反应 病人出现饥饿、盗汗、心悸、手臂震颤等，常由于胰岛素或降糖药过量引起，严重者可导致昏迷、惊厥及休克。

2. 过敏反应 有少数病人，注射胰岛素后，局部或全身出现红斑、丘疹、硬结，多因为制剂不纯引起。

3. 胃肠道反应 多有口服降糖药引起，表现为恶心、呕吐、食欲减退、腹痛、腹泻等，一般在餐中服用可以减轻症状。

4. 水肿 是有噻唑烷二酮类药物引起，停药后自行缓解。

五、药物相互作用

药物相互作用见表 15 - 3。

表 15 - 3　治疗糖尿病药物相互作用一览表

合用药物	相互作用的结果
胰岛素 + 普萘洛尔	延长前者作用，易产生低血糖
胰岛素 + 双胍类药	降糖作用增强
胰岛素 + 促泌剂	降糖作用增强
α - 葡萄糖苷酶抑制药 + 磺酰脲类、双胍类、胰岛素	降糖作用增强，易产生低血糖

第四节　骨质疏松症

人体骨骼的重构过程贯穿整个生命的始终，一些骨不断被吸收，而新骨则不断生成。随着年龄的增长，骨结构破坏和骨质量减少的几率也随之增加，或是其他因素导致骨质发生病理性变化，从而导致骨质疏松症（osteoporosis，OP）。

案例导入

案例：王女士，55 岁。退休在家，近日晨练，发现锻炼后骨痛，尤其是腰背，到医院做健康体检。诊断：骨质疏松症。自行在药店购买雌激素服用。

讨论：1. 骨质疏松症治疗原则有哪些？
　　　2. 骨质疏松症的治疗药物如何选择？

一、疾病概要

骨质疏松症（osteoporosis，OP）是一种以全身骨量减少和骨显微结构受损为特征，导致骨脆性增加和骨折危险度升高的全身性骨代谢疾病，最常见的病因是女性绝经后雌激素缺乏和随着年龄增长所致的骨稳定性退化。可分为原发性和继发性两大类。原发性骨质疏松症又分为绝经后骨质疏松症（Ⅰ型）、老年性骨质疏松症（Ⅱ型）和特发性骨质疏松（包括青少年型）三种。绝经后骨质疏松症一般发生在妇女绝经后 5～10 年内；老年性骨质疏松症一般指老人 70 岁后发生的骨质疏松；而特发性骨质疏松主要发生在青少年，病因尚不明晰。临床主要表现为：①骨痛，以腰背痛多见，常于劳累或活动后加重，负重能力下降或不能负重；②身材缩短、驼背，多在疼痛后出现；③骨折，为退行性骨质疏松症最常见和最严重的并发症，常在弯腰、负重、挤压或摔倒后发生骨折。

OP 的治疗应遵循综合治疗、早期治疗的原则。综合治疗包括药物、饮食、运动和心理治疗。早期治疗可减轻症状，延缓病变进展，改善预后，降低骨折发生率。

二、治疗药物

治疗 OP 的药物分为骨吸收抑制药、骨形成促进药和骨矿化促进药三类。

（一）骨吸收抑制药

1. 雌激素　原发性骨质疏松症患者在确定有雌激素缺乏的证据、无禁忌证时，首选雌激素治疗。雌激素在维持骨组织的完整性方面具有重要作用，它能抑制细胞因子募集破骨细胞，并能抑制骨的溶解、吸收以及甲状旁腺激素动员骨 Ca^{2+} 的作用。治疗方案：雌激素 0.625～1.25mg/d，连续应用 25 日；甲羟孕酮 5～10mg/d，第 15～25 日用药，停药 7 日后继续下一周期的治疗或尼尔雌醇 1～2mg，每 2 周 1 次，每月口服 2 次。

2. 降钙素　降钙素通过与破骨细胞上的一种特殊受体结合，从而抑制破骨细胞溶骨。最适合骨转换率高和不愿接受、不宜采用雌激素治疗的患者，也适于骨折时的急性疼痛。用降钙素时需补充足量的钙剂。常用鲑鱼降钙素 50～100U，皮下或肌内注射，每日 1～2 次，有效后减量，疗程半年至一年。鳗鱼降钙素，每次 20U，肌内注射，每周 2 次。

3. 双膦酸盐类　是一种具有酶抑制作用的焦磷酸盐类似物，主要作用于破骨细胞，抑制骨的溶解、吸收。常用依替膦酸二钠，口服，每次 200mg，每日 2 次，餐前或餐后 2 小时服用。治疗方案：服药 2 周，停药 11 周为一个周期。停药期间需补充钙剂和维生素 D，可获得较好的治疗效果。阿仑膦酸钠主要用于绝经后妇女的骨质疏松症，每次 10mg，每日 1 次，服用两年左右效果较好。

（二）骨形成促进药

1. 氟制剂　包括氟化钠、一氟磷酸二钠、一氟磷酸谷氨酰胺等，能促进新骨的形成，增加脊椎骨骨密度。在应用时必须加用钙剂，以保证新形成骨的矿化不致滞缓。

2. 特立帕肽　为重组甲状旁腺激素的肽片段，通过激活骨内成骨细胞并增加成骨细胞的数量来增加骨量和骨强度，并提高骨结构的完整性。每日皮下注射 20μg，30 分钟达到峰浓度。

（三）骨矿化促进药

本类药物有钙剂和维生素 D 等。钙剂是预防和治疗骨质疏松症的重要药物，从营养学角度出发，终生足够的钙摄入是预防原发性骨质疏松症最重要的措施。①钙剂：成人每日钙摄入推荐量800mg（元素钙量）；绝经后妇女和老年人每日钙摄入推荐量为1000mg；老年人每日应补充的元素钙量为500～600mg；临床常用钙剂包括葡萄糖酸钙、碳酸钙和乳酸钙等。②维生素D：成年人推荐剂量为200IU（5μg）/d，老年人推荐剂量为400～800IU（10～20μg）/d。

拓展阅读

骨钙的丢失

钙具有非常重要的生理功能，在骨重构过程中，每日骨盐循环中涉及的钙量约为700mg，饮食、药物和物理因素（运动、负荷）均可影响骨的重构。人从35～40岁开始，每年男性和女性均丢失0.5%～1%的骨量。女性在绝经后丢失速度能增加到多达10倍，然后再逐渐下降到每年丢失1%～3%的比例。因此，应注意合理补充钙。

三、治疗药物的应用原则

1. 个体化用药 根据患者年龄、性别、药物疗效和不良反应等制定不同的用药方案，适合患者的个体化用药。

2. 联合用药 单用雌激素替代会引起不规律阴道出血，增加子宫内膜癌和乳腺癌的发病率，故应根据患者的具体情况，权衡利弊，合理应用。目前倾向于雌孕激素联合治疗或雌孕雄三种激素按比例使用。

3. 空腹用药 双膦酸盐类若与食物或钙饮料同服，则吸收率更低。因此，服用此类药物时应严格限制在空腹状态服药。

四、药物的不良反应

1. 雌激素 口服常引起恶心、呕吐、头昏等，适当减量或注射给药可以减轻。

2. 降钙素 主要不良反应为恶心、呕吐，也会出现面部潮红、手掌刺痛和口腔异味等。

3. 维生素D 过多摄入会引起高钙血症，表现为便秘、抑郁、虚弱和疲劳等。降低尿液浓缩的能力，导致多尿和多饮。如高钙血症持续存在，钙盐会在肾脏和尿液中沉积，导致肾衰竭和尿路结石。

4. 双膦酸盐 口服会引起胃肠功能紊乱，偶发骨痛，也会发生消化性溃疡。阿仑膦酸盐可引起食管炎。

五、药物相互作用

药物相互作用见表15-4。

表15-4 治疗骨质疏松症药物相互作用一览表

合用药物	相互作用的结果
双膦酸盐＋钙剂、抗酸药	干扰前者的吸收
维生素D＋噻嗪类利尿药	增加高钙血症的危险

第五节　痛风

近年来，我国痛风（gout）的发病率呈上升和年轻化趋势，普通人群患病率约 1.14%。痛风的发生与性别和年龄相关，多见于中老年人，约占 90%，发病高峰年龄为 40~50 岁，男女比例约为 20:1。

案例导入

案例：张先生，30 岁。因经常夜间下班，晚上多在大排档吃饭，并喜好饮啤酒。某天夜里突然右脚脚趾疼痛，惊醒后，疼痛难忍，第二天早上就医，经检查，血中尿酸升高（620μmol/L），诊断为痛风。

讨论：1. 痛风的治疗原则有哪些？
　　　　2. 痛风的治疗药物如何选择？

一、疾病概要

痛风（gout）是由于原发性或继发性嘌呤代谢障碍，造成持久的血尿酸增高，引起组织及器官损伤性疾病。最重要的生化基础是高尿酸血症。正常成人每日产生尿酸约 750mg，其中 80% 为内源性尿酸，20% 为外源性尿酸，这些尿酸进入尿酸代谢池（约为 1200mg），每日代谢池中的尿酸约 60% 进行代谢，其中 1/3 约 200mg 经肠道分解代谢，2/3 约 400mg 经肾脏排泄，从而可维持体内尿酸水平的稳定，任何环节出现问题均可导致高尿酸血症，从而诱发痛风发作。临床上分为原发性痛风和继发性痛风。前者多有遗传易感性，临床有痛风家族史者占 10%~20%。尿酸生成过多在原发性高尿酸血症的病因中占 10%。尿酸排泄减少约占原发性高尿酸血症的 90%。后者继发于其他疾病或是由某些药物所致。痛风多见于中年男性，女性仅占 5%，主要是绝经后女性，痛风发生有年轻化趋势。根据痛风的自然病程可分为无症状高尿酸血症期、急性期、间歇期、慢性期等四期。急性痛风性关节炎期表现为突然发作的单个关节红、肿、热、痛和功能障碍，最常见为足拇指的跖趾关节，其次为踝、足跟、足背等。慢性关节炎期是由于未治疗或治疗不彻底，反复发作，尿酸盐在关节的软骨、滑膜、肌腱等处沉积而形成痛风石。反复发作可造成关节永久性损害，表现为关节僵硬、活动受限和关节变形。

治疗痛风的主要方法是：减少尿酸生成、促进尿酸排泄、减轻或消除炎症。治疗痛风目的：①迅速控制急性发作；②预防复发；③纠正高尿酸血症，预防尿酸盐沉积造成的关节破坏及肾脏损害；④手术剔除痛风石，对毁损关节进行矫形手术，提高生活质量。

二、治疗药物

（一）促进尿酸排泄药

促进尿酸排泄药主要通过抑制肾小管对尿酸的重吸收，促进排泄，降低血尿酸。临床常用药物：①丙磺舒（probenecid，羧苯磺胺），开始剂量 0.25g，口服，每日 1~2 次，然后在 2 周内逐渐增量至 0.5g，每日 2~4 次，最大剂量 3.0g/d；②磺吡酮（sulfinpyrazone，苯磺保泰松，苯磺唑酮），为保泰松的衍生物，在竞争性抑制尿酸盐在近曲小管主动再吸收的同时，还具有微弱的抗炎和镇痛作用；③苯溴马隆（benzbromarone，苯溴香豆素），每日剂量 25~

100mg，一次口服，饭后用药，剂量渐增，最大剂量可用至200mg/d，连用3~6个月。

（二）抑制尿酸生成药

抑制尿酸生成药通过抑制黄嘌呤氧化酶而减少尿酸的生成，降低血浆和尿中的尿酸浓度。常用药物：①别嘌醇（allopurinol，别嘌呤醇），开始每次0.05g，口服，每日2~3次，剂量渐增，2~3周后增至0.2~0.4g，分2~3次口服，每日最大剂量不超过0.6g；②奥昔嘌醇（oxipurinol），起始剂量100mg，每日1次，可逐渐加量至临床症状改善或尿酸降至理想水平（<6mg/dl），对别嘌醇耐受不良者可选用本药。

（三）抗炎药

1. 秋水仙碱（colchicine）　抑制白细胞的趋化、黏附和吞噬作用，并能抑制单核细胞和中性白细胞释放前列腺素和白三烯，从而达到控制关节局部的红、肿、热、痛等炎症反应。不影响尿酸的生成、溶解及排泄，无降解尿酸的作用。用于治疗痛风性关节炎的急性发作或预防复发性痛风性关节炎的急性发作。

2. 非甾体抗炎药（NSAIDs）　临床常用药物：①吲哚美辛（indomethacin，消炎痛），能迅速控制大多数患者的急性发作，其效果不亚于秋水仙碱，在用药后4小时内开始生效。开始剂量25~50mg，每8小时用药1次，疼痛缓解后改为25mg，每日2~3次，直到完全缓解。②布洛芬（ibuprofen，异丁苯丙酸），控制急性发作效果不如吲哚美辛。剂量0.2~0.4g，分2~3次口服，痛风症状多在72小时内得到控制。③其他药物：如阿司匹林（aspirin，乙酰水杨酸）、对乙酰氨基酚（acetaminophen，扑热息痛）、双氯芬酸（diclofenac，双氯灭痛）等。

3. 糖皮质激素　能使症状迅速缓解，但停药后容易复发，故仅在上述药物治疗无效时才使用。泼尼松10mg，每日3~4次，口服，症状缓解后逐渐减量停药。

三、治疗药物的应用原则

1. 急性痛风性关节炎　①选用秋水仙碱治疗，首剂0.5~1.0mg，口服，以后每1~2小时用0.5mg，直到疼痛缓解。总量不超过5mg，能使多数病人在24~48小时内急性症状缓解。或是静脉用药，2mg溶于20ml生理盐水中，缓慢静脉推注。如病情需要，4~6小时后再给1.0mg，总量不超过5mg；②促尿酸排泄药和抑制尿酸生成药可延长急性发作过程，故在本阶段不用；③禁用影响排尿酸的药物如噻嗪类利尿药、氨苯喋啶、烟酸、乙胺丁醇、吡嗪酰胺和左旋多巴等；④根据病情配伍使用NSAIDs如吲哚美辛或是糖皮质激素泼尼松。

2. 发作间歇期　治疗目的是长期有效控制血尿酸水平，防止痛风发作或溶解痛风石。治疗目标是使血尿酸<6mg/dl，以减少或清除体内沉积的单钠尿酸盐晶体。抑制尿酸生成药和促进尿酸排泄药，均应在急性发作终止至少2周后，从小剂量开始，逐渐加量。根据降尿酸的目标水平在数月内调整至最小有效剂量并长期甚至终身维持。

3. 肾脏病变的治疗　痛风相关的肾脏病变均是降尿酸药物治疗的指征，应选用别嘌醇，同时均应碱化尿液并保持尿量。如不能耐受别嘌醇，可以减少其用量，合用通过肠道排尿酸药物（微粒化活性炭），在肠道内吸附尿酸，促进排泄，起到良好效果。

4. 慢性痛风性关节炎　反复发作而控制不佳时，治疗方案：①在用降尿酸药的同时，加用小剂量秋水仙碱0.5mg，每日1次，或是吲哚美辛25mg，每日2次。如无不良反应，可长期应用。②对关节中有较大痛风石、较大肾结石和无法挽救的坏死趾、指，进行手术治疗。术前及术后，可口服秋水仙碱0.5mg，每日2次，或是吲哚美辛25mg，每日2~3次。

四、药物的不良反应

1. 秋水仙碱　毒性反应主要是胃肠道反应如恶心、呕吐、腹痛、腹泻等，发生率可达80%。可出现骨髓抑制、白细胞减少甚至发生再障。静脉注射如漏出血管外，可引起皮下组织坏死。

2. 丙磺舒　少数患者（约5%）可出现胃肠道反应，皮疹、发热、肾绞痛及激起急性痛风发作等，治疗初期可使痛风发作加重，是由于尿酸盐由关节移出所致。应大量饮水（每日超过 2500ml）并加服碳酸氢钠碱化尿液，防止尿酸盐在泌尿沉积形成尿结石。偶见白细胞减少、肾病综合征、骨髓抑制及肝坏死等。

3. 苯溴马隆 主要是胃肠道反应、肾绞痛及激起急性痛风发作等。少数患者出现粒细胞减少。偶见发生皮疹、发热。

4. 别嘌醇 个别患者出现皮疹、腹痛腹泻、低热、暂时性肝转氨酶升高、粒细胞减少等。停药及给予相应治疗一般可恢复。

五、药物相互作用

见表 15 – 5。

表 15 – 5 治疗痛风药物相互作用一览表

合用药物	相互作用的结果
秋水仙碱 + 维生素 B_{12}	后者吸收不良
秋水仙碱 + 中枢抑制药	中枢抑制作用增强
丙磺舒 + NSAIDs、氢氯噻嗪	后者排泄减慢，作用和毒性增加
苯溴马隆 + 水杨酸类、吡嗪酰胺	前者作用减弱
别嘌醇 + 硫唑嘌呤	后者代谢减慢
别嘌醇 + 氯化钙、维生素 C、磷酸钠	增加肾脏中黄嘌呤结石的形成

重点小结

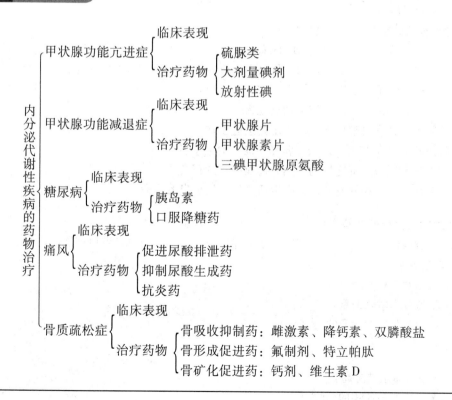

（宋光熠）

目标检测

一、A 型题（单项选择题）

1. 关于痛风的叙述错误的是（　　　）

　　A. 痛风多见于中年男性，女性仅占 5%

　　B. 痛风患者应低嘌呤低能量饮食，保持合理体重、戒酒、多饮水，每日饮水 2000ml 以上

　　C. 原发性痛风无遗传易感性

　　D. 避免用复方降压片

　　E. 痛风最重要的生化基础是高尿酸血症

2. 与骨质疏松症发病密切相关的是（　　　）

　　A. 维生素 A　　　　　　　　B. 维生素 B 族　　　　　　　C. 维生素 C

　　D. 维生素 D　　　　　　　　E. 维生素 E

3. 甲状腺功能亢进最常见的是（　　　）

　　A. 药物致甲亢　　　　　　　　　　　　　　　B. 炎性甲亢

　　C. 弥漫性毒性甲状腺肿（Graves 病）　　　　　D. hCG 相关性甲亢

　　E. 垂体 TSH 瘤甲亢

4. 须要特殊监测药物应用后血常规的是（　　　）

　　A. 碘化钾、碘化钠　　　　　　　　　　　　　B. 糖皮质激素类、环孢素 A

　　C. 普萘洛尔、噻吗洛尔　　　　　　　　　　　D. 甲巯咪唑、卡比马唑

　　E. 放射性 ^{131}I

5. 治疗糖尿病药物共同的不良反应是（　　　）

　　A. 胃肠道反应　　　　　　　B. 低血糖反应　　　　　　　C. 过敏反应

　　D. 后遗效应　　　　　　　　E. 特异质反应

6. 目前糖尿病的药物治疗目标是（　　　）

　　A. 恢复胰岛功能，使血糖调节功能正常

　　B. 消除诱因，恢复胰岛功能，使血糖接近正常

　　C. 促进胰岛 B 细胞再生，恢复胰岛功能，治愈患者

　　D. 抑制糖的吸收，促进糖的利用，使血糖接近正常

　　E. 控制血糖，延缓并发症，提高生活质量，延长患者寿命

二、B 型题（共用备选答案）

　　A. 苯乙双胍　　　　　　　　B. 阿卡波糖　　　　　　　　C. 罗格列酮

　　D. 瑞格列奈

1. 属于胰岛素促泌药的是（　　　）

2. 属于胰岛素增敏药的是（　　　）

3. 属于葡萄糖苷酶抑制药的是（　　　）

4. 属于双胍类药的是（　　　）

三、X 型题（多项选择题）

1. 痛风患者应避免使用的药物（　　　）

　　A. 利尿剂　　　　　　　　　B. 小剂量阿司匹林　　　　　C. 吡嗪酰胺

    D. 硝苯地平   E. 普萘洛尔

2. 原发性骨质疏松症包括（   ）

    A. 绝经后骨质疏松症（Ⅰ型）   B. 药物性骨质疏松症

    C. 特发性骨质疏松（包括青少年型）   D. 疾病性骨质疏松症

    E. 老年性骨质疏松症（Ⅱ型）

3. 目前尚无根治糖尿病的方法，可以控制糖尿病及并发症的手段包括（   ）

    A. 药物治疗   B. 饮食治疗   C. 运动治疗

    D. 自我监测血糖   E. 糖尿病患者的教育

四、简答题

1. 甲状腺功能亢进症的主要临床表现、药物治疗原则是什么？

2. 骨质疏松症的主要临床表现、药物治疗原则是什么？

3. 痛风的主要临床表现、药物治疗原则是什么？

第十六章

病毒感染性疾病的药物治疗

PPT

学习目标

1. **掌握** 病毒性肝炎、获得性免疫缺陷综合征、带状疱疹和单纯性疱疹的临床表现、常用药物类型、药物治疗原则、治疗药物合理选用。
2. **熟悉** 病毒性肝炎、获得性免疫缺陷综合征、带状疱疹和单纯性疱疹的治疗药物相互作用和不良反应。
3. **了解** 病毒性肝炎、获得性免疫缺陷综合征治疗药物的研发现状。

迄今为止，全世界已发现病毒超过 3000 种，其中使人类致病的病毒有 1200 多种。20 世纪 80 年代以来，一些重要的人类传染性病毒被发现，如人获得性免疫缺陷病毒（HIV）、SARS 冠状病毒、埃博拉（Ebola）病毒、高致病性禽流感病毒、南美出血热 Sabia 病毒等。研究表明，超过 60% 的传染病是由病毒感染引起的，而对病毒性疾病的治疗至今没有特效的治疗药物。某些病毒性疾病如狂犬病、脊髓灰质炎等只能靠疫苗预防，一旦错过防疫期，后果十分严重。目前，抗病毒作用的药物在某种意义上只是病毒繁殖的抑制剂，不能直接杀灭细胞内病毒和破坏病毒体。

第一节 病毒性肝炎

病毒性肝炎（viral hepatitis）是一个世界性的公共卫生问题，是一种世界性常见病，被世界卫生组织（WHO）列为全球第九大引起死亡的疾病。WHO 报道，全球约有 20 亿人曾感染过乙型病毒性肝炎病毒，其中 3.5 亿人为慢性感染者，每年约有 100 万人死于感染所致的肝衰竭、肝硬化和肝癌。西方国家以丙型病毒性肝炎为最多，我国主要流行乙型病毒性肝炎。

案例导入

案例：张女士，27 岁。在校大学生，2 周前利用假期与同学外出旅游 3 天，近日突发畏寒、发热，全身乏力，体温 39.5℃，自服"板蓝根"等药，第 2 天热退，但出现恶心、呕吐，每天 10 余次，无咖啡色食物样物，同时伴有腹泻、腹痛，大便黄色，为稀水样便，无脓血，每天 4 次。查体：急性病容，巩膜轻度黄染，未见皮疹和出血点，浅表淋巴结无肿大，心、肺正常，腹平软，无明显压痛和反跳痛，肝肋下 2cm，质软，轻触痛，脾未及，肝区叩击痛，肠鸣音正常。肝功能：ALT 200U/L，AST 180U/L，血清白蛋白 42g/L，球蛋白 30g/L。病原学检查，甲型肝炎抗原（＋）。

讨论：1. 该病人最可能的是什么疾病？有何依据？
　　　2. 如何选择药物治疗？

一、疾病概要

病毒性肝炎是由各种肝炎病毒引起的以肝脏损害为主的全身性传染病，包括甲型病毒性肝炎（简称甲型肝炎，viral hepatitis A）、乙型病毒性肝炎（简称乙型肝炎，viral hepatitis B）、丙型病毒性肝炎（简称丙型肝炎，viral hepatitis C）、丁型病毒性肝炎（简称丁型肝炎，viral hepatitis D）、戊型病毒性肝炎（简称戊型肝炎，viral hepatitis E）和庚型病毒性肝炎（简称庚型肝炎，viral hepatitis F）等。临床主要表现为乏力、食欲减退、厌油腻、恶心、腹胀、肝功能异常部分病人还可出现黄疸和发热；无症状感染者也比较常见。急性病例多在 2～4 个月后恢复，部分乙、丙、丁型肝炎则易变成慢性，少数可发展为肝硬化，甚至发生肝细胞性肝癌。重型肝炎病死率高。在我国慢性病毒性肝炎中乙型占首位，丙型次之，丁型罕见且无有效抗病毒疗法。

慢性肝炎的治疗目标是防止肝炎复发，防止或延缓可能发展为肝硬化和肝癌，从而改善病人的生活质量和延长病人的生存期。

二、治疗药物

目前，病毒性肝炎的抗病毒治疗尚无特效药。急性肝炎尤其是甲型、戊型及急性乙型肝炎绝大多数为自限性，一般无需使用抗病毒药物，只需一般和对症治疗即可。重型肝炎一般也不需要使用抗病毒药物，特别是干扰素，容易使病情加重。系统的乙型肝炎治疗包括抗病毒、抗肝纤维化、保肝、免疫调节等几个方面，其中最关键的措施是抗病毒治疗，保肝只是治标而没有治本。所以，抗病毒治疗主要对象是慢性乙型肝炎和急性丙型肝炎。

（一）抗病毒药

1. α干扰素 α干扰素（IFN - α）为广谱的抗病毒药物，对乙型和丙型肝炎病毒均有作用。机制：①IFN - α 通过产生抗病毒蛋白，抑制病毒复制，但无直接的杀灭作用；②调节免疫，增强和促进巨噬细胞、细胞毒性 T 细胞和自然杀伤（NK）细胞的活性。用法用量：α干扰素的剂型有普通干扰素（短效）和聚乙二醇干扰素（长效 PEG - IFN）两种。IFN - α，500 万 U，每周 3 次或隔日 1 次，皮下或肌内注射，疗程半年或更长。PEG - IFN - α2a，180μg，或 PEG - IFN - α2b，1.5μg/kg，皮下注射，每周 1 次，疗程 1 年或更长。

2. 核苷酸类似物 常用药物有拉米夫定、阿德福韦、恩替卡韦、替比夫定和替诺福韦。作用机制为抑制病毒的聚合酶或逆转录酶，从而抑制病毒 DNA 的合成和增殖。用法用量：①拉米夫定，口服，每次 100mg，每日 1 次；HBeAg 阳性者疗程至少 1 年，抗 Hbe 阳性病人，疗程暂定 2 年；拉米夫定能快速抑制 HBV - DNA 复制，服药后 2 周血液中的 HBV - DNA 水平可下降97%。②阿德福韦，口服，每次 10mg，每日 1 次。其抑制病毒复制作用比拉夫米定弱，但对拉夫米定耐药的病人仍有效。③恩替卡韦，口服，每次 0.5mg，每日 1 次。④利巴韦林，口服，每次 400～600mg，每日 2 次。

（二）抗炎保肝药物

常用药物有甘草酸制剂、水飞蓟类制剂、B 族维生素、多烯酸磷脂烯胆碱胶囊、葡醛内酯、谷胱甘肽等。

三、治疗药物的应用原则

1. 确立抗病毒治疗是慢性乙型肝炎治疗的关键性措施的理念 在我国的不同地区对慢性 HBV 感染肝病的治疗，在认识上仍然存在误区，认为保肝、消除黄疸是关键目标。保肝治疗不过是治标不治本，治疗乙型肝炎最关键的措施还是抗病毒治疗。

2. 联合用药是临床治疗的良好策略　IFN－α 联合利巴韦林是丙型病毒性肝炎治疗的标准治疗方案。其中，干扰素的疗程视病毒的基因型及治疗后 HCV－RNA 的变化幅度而定。

3. 重视核苷酸类似物的潜在危险　核苷酸类似物可以取代或嵌入基因序列，这是干扰病毒复制的机制之一。但核苷酸类似物是否可以干扰人类基因尚无证据，正在发育期的胎儿、幼童慎用，因一旦发生核苷酸类似物对正常基因核苷的取代，将会引起严重后果。

4. "小三阳"的意义　乙型肝炎治疗需要定期（每 12 周）监测肝功能、乙肝六项和 HBV－DNA 水平。如果乙肝表面抗原（HBsAg）、乙肝 e 抗体（HBeAb）和乙肝核心抗体（HBcAb）三项指标阳性的"小三阳"病人，血液中检查不到病毒基因，一般可认为没有传染性，没有病毒复制，也不需要治疗。

5. 确定可实现的目标　HBV－DNA 阴性的 HbsAg 终身携带者非常普遍，把 HbsAg 转阴作为理想的治疗目标是不现实的。在确定干扰素治疗终点时，一般抗 HBsAg 出现，基本上可以认定慢性乙型肝炎得到了治愈。

四、药物不良反应

1. INF－α　主要包括流感样症候群、骨髓抑制、精神异常、甲状腺功能异常、自身免疫性疾病和少见的肾损害（间质性肾炎、肾病综合征和急性肾衰竭）、心血管并发症（心律失常、缺血性心脏病和心肌病等）、视网膜病变，听力下降等。治疗过程中应严密进行监测，发生少见的不良反应时，应停止干扰素的治疗。

2. 核苷酸类似物　可引起畸胎或胚胎致死效应，故治疗期间和治疗 6 个月内，所有育龄期妇女和男性均必须采取避孕措施。

拓展阅读

聚乙二醇干扰素

聚乙二醇干扰素（PEG－IFN）是病毒性肝炎治疗史上的一次重要突破。具有以下特点：①提高了干扰素的抗病毒效果和减少了副作用。PEG－IFN 不仅疗效比 IFN－α 提高了10% 左右，而且毒副作用没有增加；②PEG－IFN 与利巴韦林合用，抗丙型肝炎病毒感染的持久疗效接近70%；③半衰期长，又称其为"长效干扰素"，只需一周给药一次，用药方便，减少痛苦，提高了病人的依从性；④PEG－IFN可以降低干扰素抗体的产生，减少治疗失败的可能；⑤PEG－IFN 降低白细胞的副作用比传统干扰素明显且发生率高。

五、药物相互作用

药物相互作用见表 16－1。

表 16－1　治疗病毒性肝炎药物相互作用一览表

合用药物	相互作用的结果
INF－α＋利巴韦林	具有协同抗病毒作用
拉米夫定＋扎西他滨	干扰后者代谢
阿德福韦＋环孢素、氨基苷类、万古霉素	可引起肾功能损害

第二节 获得性免疫缺陷综合征

获得性免疫缺陷综合征（acquired immunodeficiency syndromes，AIDS，艾滋病）是由人类免疫缺陷病毒（HIV）感染所引起的传染病，因其易感性、后果的严重性和无特效治疗方法，已成为世界性的公共卫生问题。在我国《传染病防治法》中被列为乙类传染病，属于性传播疾病。

案例导入

案例：潘先生，36 岁。家住山区，闲暇时外出打工，其间多次到非正规地下血站卖血。一次普通的"感冒"，查出患有艾滋病。同时，其妻子和孩子也被查出携带有 HIV。

讨论：1. 说出本案例中艾滋病的几种传播途径。

2. 治疗艾滋病的药物有哪些？

一、疾病概要

AIDS 是由 HIV 病毒感染引起的传染病。当 HIV 病毒侵入人体后，与 CD_4^+ T 辅助淋巴细胞表面的受体结合，得以进入淋巴细胞的胞浆内。在逆转录酶的作用下，先以两条单股 RNA 作为模板逆转录为 DNA，之后不断复制出 DNA，并

知识链接

与宿主细胞基因整合后在感染者体内"休眠"，这是 HIV 不能从体内彻底清除的原因之一。休眠的病毒基因一旦被激活，就会组装并释放单股 RNA 和多种病毒蛋白，继续感染新的 T 淋巴细胞，被感染的淋巴细胞寿命缩短，最终使细胞免疫功能缺陷，免疫系统对感染和肿瘤的监督功能下降。临床表现包括以下三个阶段：①急性 HIV 感染期。约有90% HIV 感染者没有任何临床症状，仅血里检查艾滋病病毒抗体阳性。当机体抵抗力下降时，则会发病，从 HIV 进入人体至发病时间约 1～6 周。急性起病时有发热、乏力、皮疹、淋巴结肿大、肌肉关节痛、咽痛等上呼吸道感染症状。数天到 2 周症状消失，成为无症状 HIV 感染者。②无症状 HIV 感染期（临床潜伏期）。病人可无任何症状与体征，部分病人表现为持续性全身淋巴结肿大，但 HIV 抗体阳性，具有传染性。此期可持续 2～10 年或更长时间，出现艾滋病症状。③艾滋病期。临床表现是由于病人免疫功能低下而出现的各种条件性感染和少见性肿瘤。最常见的是肺囊虫肺炎，出现发热、咳嗽、呼吸困难、嘴唇发绀等缺氧症状。其次是弓形虫引起的脑脓肿、弥漫性脑炎，隐球菌引起的脑膜炎，出现头痛、呕吐、意识障碍和抽搐等症状。隐性孢子虫引起的慢性腹泻；少见性肿瘤以卡波济肉瘤最多，往往累及全身。

HIV 感染者、无症状病毒携带者和艾滋病病人均是传染源。性途径传播、血制品传播以及母婴垂直传播是艾滋病的主要传播途径。

目前，没有彻底消灭 HIV 的有效药物，因此 AIDS 难以治愈，最终导致死亡。但在长达数年至数十年的无症状 HIV 感染期，必须对病人进行关爱，提供医疗保健，注重心理治疗，以使病人具有良好的生活质量，同时避免传染他人。AIDS 抗病毒治疗的目标是抑制病毒复制，重建病人的免疫系统，预防和减少机会性感染及肿瘤的发生，有效缓解病情，延长生存期。

二、治疗药物

目前国内免费治疗的一线方案为拉米夫定 + 司他夫定 + 奈韦拉平。常用抗 HIV 抗逆转录病毒药物如下。

1. 核苷酸类逆转录酶抑制剂（NRTIs） 常用药物有：拉米夫定、司他夫定、替诺福韦、阿巴卡韦、齐多夫定等。此类药物进入被感染细胞后，磷酸化形成具有竞争性抑制 HIV - 1 逆转录酶活性的三磷酸化合物，阻断病毒 RNA 基因的反转录，导致病毒的双股 DNA 的合成受阻。

2. 非核苷类逆转录酶抑制剂（NNRTIs） 常用药物有：奈韦拉平、依非韦伦等。此类药物通过与 HIV - 1 逆转录酶活性点附近的疏水区结合而干扰酶的活性。NNRTI 对其他逆转录病毒无效，也不抑制其他的 DNA 多聚酶，细胞毒性小。缺点是易产生耐药性。

3. 蛋白酶抑制剂（PIs） 常用药物有：沙奎那韦、茚地那韦、利托那韦、奈非那韦和阿普那韦。PIs 通过抑制蛋白酶活性，使新产生的病毒不成熟。PIs 具有很强的抗病毒作用，若使用及时，能缓解临床症状，延迟发病和死亡。但不能消除机体内已有的 HIV 病毒。

4. 融合抑制剂（FIs） 如恩夫韦肽。此类药物通过作用在 $CD_4^+ T$ 细胞外部防止 HIV 病毒侵入细胞。当 HIV 与 CD_4^+ 细胞受体结合时，病毒膜与 CD_4^+ 细胞膜接近、融合、病毒颗粒进入细胞。恩夫韦肽通过抑制 HIV 与宿主细胞的融合来干预这一过程。

三、治疗药物的应用原则

治疗时应监测血浆病毒和 $CD_4^+ T$ 淋巴细胞计数，血浆病毒负荷量低于 5000 个复制体/ml，$CD_4^+ T$ 淋巴细胞计数 > 350 个/μl 为抗病毒的疗效标准。据此决定是否进行药物治疗和调整，努力达到如下目标。

1. 病毒学目标 通过合理的抗病毒治疗，将病人血浆中的 HIV - RNA 抑制到检测不到的水平，并长期维持。

2. 免疫学目标 通过免疫调节治疗，使被 HIV 破坏的人类免疫功能获得恢复或部分恢复，称之为免疫功能重建。

3. 流行病学目标 减少 HIV 的传播。

4. 终极目标 提高生活质量，延长生命。

四、药物的不良反应

1. 消化道症状 大多数病人在治疗的早期和换药时出现恶心、腹胀、腹泻等反应，持续时间一般不长，可通过改变饮食或对症处理来缓解。但要注意 AIDS 本身也可出现上述反应，如果腹泻持续时间较长，且排除联合用药原因，应加强检查以确定有无继发感染。

2. 过敏反应 大多数抗艾滋病药物均会引起皮疹，但皮疹的严重程度和持续时间各有不同，有时甚至会产生严重的后果。如服用奈韦拉平后，出现过敏反应停用，然后再次服用，其死亡率高达 4%。皮疹多为轻、中度斑丘疹，在治疗的第 4 ~ 6 周出现，位于颜面和躯干部，可伴有瘙痒，大多表现为自限性。抗组胺药物治疗有效。

3. 周围神经病变 核苷类药物多见，原因不明。应在症状出现的早期立即换药。

4. 肝脏毒性 大部分抗艾滋病药物都会影响肝脏，PIs 更加显著。肝炎、饮酒、吸毒等因素会增加肝脏毒性的风险。若怀疑有肝脏毒性时，应立即停药。对同时合并 HCV 或 HBV 感染的艾滋病病人，应首先进行有效的抗肝炎病毒治疗。

5. 乳酸毒性反应 虽然少见但却有潜在的致命危险。临床以不明原因的躯体不适、恶心、呕吐、疲劳、呼吸急促为特征，随之可很快出现肝功能衰竭、心律失常而致命。长期应用核苷类似物者，持续存在轻、中度血清高乳酸症，提示病人已有潜在线粒体功能的丧失，此时停药可使高乳酸血症缓慢消失，受损的线粒体功能亦可逐渐恢复。

6. 其他 依法韦恩可导致异常梦、白日梦、性格改变，严重者可产生包括自杀、妄想等忧郁症状。齐多夫定易于引起疲劳、头痛和贫血。服用茚地那韦的病人可出现皮肤干燥、嘴唇破裂、头发稀少等变化，换药后可改善或复原。服用茚地那韦的病人中，4%～10%出现肾结石，在服药后应立刻大量喝水。治疗1年以上的病人中，约50%的病人发生脂肪代谢障碍，以颜面、四肢、臀部等周围脂肪减少，胸、腹部脂肪堆积为特征。抗HIV药物还有导致骨质疏松的可能，治疗期间戒烟、戒酒、运动、从饮食中摄取适量的钙质、蛋白质、维生素D可以减缓骨损害。

拓展阅读

鸡尾酒疗法

临床实践表明，单独使用任何一种抗反转录病毒药物，均易产生耐药性，并且毒性很大，往往不能达到满意效果。鸡尾酒疗法（Cocktail therapy）被誉为艾滋病治疗中的一个里程碑，是将反转录酶抑制剂和蛋白酶抑制剂联合应用，分别作用于HIV复制周期中的不同阶段、不同细胞群和细胞部位，减少了抗药病毒株出现。一般选用2种核苷类（AZT/ddI、AZT/ddC、AZT/3TC、d4T/3TC或d4T/ddI）和1种二代的蛋白酶抑制剂（RTV、IDV或NFV）。这种疗法对病毒负荷量的降低能达到99%，且3年内保持稳定。"鸡尾酒"疗法也有一些缺陷，比如强烈的消化道反应、治疗费用昂贵等。

五、药物相互作用

药物相互作用见表16-2。

表16-2 治疗AIDS药物相互作用一览表

合用药物	相互作用的结果
拉米夫定＋扎西他滨	干扰后者代谢
奈韦拉平＋酮康唑、美沙酮	后者血药浓度降低
茚地那韦＋特非那定、西沙必利、阿司咪唑、三唑仑	后者血药浓度升高，会导致严重不良反应

第三节 带状疱疹

带状疱疹（herpes zoster）是带状疱疹病毒感染所致，为临床上一种常见病。一般不会有生命危险，但有相当一部分人会留有带状疱疹后遗神经痛，特别是老年人更加容易遗留，所以，一旦得了带状疱疹要及时就诊、合理治疗，以免留下带状疱疹后遗神经痛。

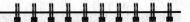

案例导入

案例：贾女士，68 岁。三天前出现发热、乏力、左背部皮肤持续灼痛，持续疼痛一天后出现皮疹，疼痛加剧。既往体健。查体：见左背部带状红晕、丘疹。

讨论：1. 应诊断为何种疾病？为什么？

2. 可选择哪些药物治疗？

一、疾病概要

带状疱疹（herpes zoster）是潜伏在人体脊髓神经后根神经节的神经元内的水痘－带状疱疹病毒（VZV）所引起的皮肤疾病。多发生于中老年人，其临床特征为沿神经分布的簇集性疱疹，伴显著神经痛，显著影响病人的生活质量。

水痘和带状疱疹是由 VZV 引起的两种不同表现的疾病。原发感染为水痘，多发生在儿童，带状疱疹多为成人。婴幼儿主要通过呼吸道黏膜入侵，或接触感染者的疱液或输入病毒血症期的血液感染水痘－带状疱疹病毒。对此病毒无免疫力的儿童被感染后发生水痘，部分病人感染后成为带病毒者而不发生症状。由于病毒具有嗜神经性，感染后可长期潜伏于脊髓神经后根神经节的神经元内，当机体免疫功能下降时，潜伏病毒被激活而复制，沿感觉神经传播到该神经支配的皮肤细胞内增殖，引起局部皮肤节段性疱疹和神经痛。好发部位依次为肋间神经、颈神经、三叉神经和腰骶神经支配区域。临床典型症状一是神经痛；二是一侧性沿神经分布、呈带形的多片红斑上成簇的疱疹。发疹前局部皮肤烧灼、感觉过敏或疼痛，同时可伴全身不适或发热。病程一般 2~3 周，水疱干涸、结痂脱落后留有暂时性淡红斑或色素沉着。在皮损消退后可长期遗留神经痛，重者可遗留神经麻痹。

治疗包括一般治疗和药物治疗。一般治疗包括休息、保护皮损、避免摩擦及外界刺激，积极寻找诱发因素，给予相应处理和治疗，避免接触抵抗力较弱的儿童和孕妇。

二、治疗药物

带状疱疹的治疗包括抗病毒治疗、缓解神经痛治疗和局部治疗等三个方面。

（一）抗病毒药物

1. 阿昔洛韦 抗 VZV 首选，口服，每次 0.4g，每日 5 次，疗程 7~10 日。肌酐清除率每分钟 10~25ml 时阿昔洛韦需延长给药间隔，每次 0.4g，每日 3 次；肌酐清除率 <10ml/min 时为每日 2 次。

2. 伐昔洛韦 本药在体内经肝脏代谢生成阿昔洛韦，其口服生物利用度大于阿昔洛韦，每次 1g，每日 3 次，疗程 7~10 日。

（二）局部用药

以干燥和消炎为主，预防感染。疱疹未破时可外擦 0.25% 炉甘石洗剂或阿昔洛韦软膏。疱疹破溃时，3% 硼酸溶液或 0.5% 新霉素溶液湿敷。

（三）治疗神经痛的药物

1. 解热镇痛抗炎药 ①对乙酰氨基酚：口服给药，成人每次 300~600mg，每 4~6 小时一次，老年人不超过每日 2g；②布洛芬：成人每次 200~400mg，每 4~6 小时一次，每日不超过 2.4g。

2. 卡马西平 对严重后遗神经痛病人可给予卡马西平 50~100mg，每日 2 次，逐渐增加剂量，最大剂量不超过每日 1200mg。

3. 加巴喷丁 每次 300mg，每晚服用，根据疼痛情况可每日逐渐加量至每次 600mg，每日 3 次。

4. 普瑞巴林 每次 75 ~ 150mg，每日 2 次或 50 ~ 100mg，每日 3 次。

5. 盐酸阿米替林 每次 12.5mg，睡前顿服，每 2 ~ 5 天递增 1.25mg。

（四）营养神经药物

常用药物有维生素 B_1 片，口服，一次 10mg，每日 3 次。维生素 B_{12} 注射剂，一次 0.15mg，肌内注射，每日 1 次。

三、治疗药物的应用原则

（1）尽早使用抗病毒药物，首选阿昔洛韦。

（2）抗病毒治疗的同时，可局部使用炉甘石洗剂或 0.5% 新霉素软膏等，起到干燥、收敛、控制感染的作用。

（3）带状疱疹最主要的特征就是疼痛。疼痛的程度往往随年龄增大而加剧，如老年患者则疼痛剧烈，甚至难以忍受，除了常规药物（布洛芬、卡马西平）外，也可进行理疗止痛治疗。

四、药物的不良反应

1. 阿昔洛韦 主要经肾排泄，可导致急性肾小管坏死，肾功能不全病人需减量使用。氟伐他汀使用过程中，偶见恶心、腹泻和头痛。

2. 布洛芬 胃肠道反应较轻，常见的不良反应有恶心、呕吐、腹泻、上腹痛等，饭后服用可减轻。可发生尿潴留和水肿，故心功能不全者慎用；肾功能不良者亦慎用。

3. 卡马西平 主要不良反应有眩晕、嗜睡、视力模糊、恶心呕吐、共济失调等。

4. 炉甘石洗剂 用于受损处皮肤（尤其皮肤有渗液时），常引起疼痛。故本品不宜用于有渗液的皮肤。

五、药物相互作用

药物相互作用见表 16 – 3。

表 16 – 3　治疗带状疱疹药物相互作用一览表

合用药物	相互作用结果
卡马西平 + 对乙酰氨基酚	肝毒性增加
卡马西平 + 香豆素类抗凝血药	后者抗凝效应减弱
卡马西平 + 环孢素、左甲状腺素、奎尼丁、含雌激素的避孕药	后者作用减弱

第四节　单纯性疱疹

案例导入

案例：侯女士，21 岁。因经常出现口唇黏膜处水疱而就诊。查体：病人口唇周围起针头大小的小疱，连成一群，自觉有轻度烧灼感，历时 3 天左右，反复发作，伴口腔溃疡、舌炎等现象。

讨论：1. 病人患有何种病原体感染？该病原体存在于何处？

　　　2. 该病应如何治疗？

一、疾病概要

单纯性疱疹（herpes simplex）是由人单纯性疱疹病毒（herpes simplex virus，HSV）感染所引起的一组以皮肤改变为主的常见传染病。其临床特征为皮肤黏膜成簇出现的单房性水疱，主要发生于生殖器或面部，全身症状轻，易于复发。致病的 HSV 可分为 HSV - Ⅰ型和 HSV - Ⅱ型两个血清型。人是 HSV 唯一的自然宿主。HSV 主要存在于感染者的疱疹液、唾液及粪便中。传染源为急性期 HSV 病人及 HSV 的携带者。病毒经呼吸道、口腔、生殖器黏膜以及破损皮肤进入体内，当机体免疫功能低下时，HSV 被激活复制。HSV - Ⅰ主要在幼年感染；HSV - Ⅱ主要感染在成年后，通过性传播，或新生儿围产期在宫内或产道感染。

HSV - Ⅰ主要侵袭面部皮肤黏膜和脑组织。常见类型：①皮肤口腔疱疹，好发于口唇、鼻周、口腔黏膜，出现群集性米粒大小水疱，同时可有 2～3 簇。1～2 周后干燥结痂，痊愈不留瘢痕。反复发作。②眼疱疹，角膜炎、结膜炎伴耳区淋巴结肿痛，严重者可引起角膜穿孔、前房积脓或虹膜睫状体炎。③疱疹性脑炎，较难诊断。起病急，有发热、头痛、呕吐、谵妄、惊厥、昏迷等。预后差，约 2/3 病人在 2 周内死亡，存活者常留不同程度后遗症。

HSV - Ⅱ主要侵犯生殖器、肛门等部位及新生儿。常见类型：①生殖器疱疹，属于性传播疾病。女性多发生在宫颈、阴唇、阴道及臀部、大腿皮肤；男性多发生在龟头、包皮和阴茎、阴囊。该类疱疹病人易感染 HIV，艾滋病病人中 HSV 感染率也明显升高，与相同的感染途径有关。艾滋病病人生殖器疱疹复发率高且病情重。②新生儿疱疹，母婴垂直传播所致。轻者为皮肤新生儿疱疹，重者可有中枢神经系统感染及全身各脏器血行性播散性感染，病死率极高。

单纯性疱疹一般症状轻且带有一定的自限性，不需特殊治疗，重在预防。预防措施包括：①选用 HSV 疫苗进行预防接种；②新生儿及免疫功能低下者应尽可能避免接触 HSV 感染者；③患有生殖器疱疹的产妇，宜行剖宫产，以避免胎儿分娩时感染。

二、治疗药物

1. 抗病毒药物 阿昔洛韦，口服，每次 0.2g，每日 5 次，疗程 7～10 日。病情严重者使用阿昔洛韦静脉滴注，每日 1 次，按体重一次 10mg/kg，疗程 10 日。

2. 局部用药 0.25% 炉甘石洗剂、1% 喷昔洛韦软膏外擦，1% 碘苷液滴眼等。

三、治疗药物的应用原则

（1）对原发病例，可用阿昔洛韦，也可选择伐昔洛韦。

（2）重症病人、HSV 脑炎、新生儿疱疹感染者，使用阿昔洛韦静脉滴注。

（3）局部治疗以收敛、干燥，防止继发感染为主。若有继发感染，可用 0.5% 新霉素软膏、0.5% 金霉素眼膏或达维邦乳膏等。糜烂渗出时，可用 3% 硼酸溶液、1% 醋酸铝溶液局部湿敷。疱疹性角膜炎结膜炎，可用 0.1% 疱疹净眼药水，1% 阿昔洛韦眼药水及 0.1% 利巴韦林眼药水滴眼。

四、药物的不良反应

详见本章第三节。

五、药物相互作用

药物相互作用见表 16 - 4。

表 16 - 4　治疗单纯性疱疹药物相互作用一览表

合用药物	相互作用结果
阿昔洛韦 + 丙磺舒	前者排泄减慢、减少，毒性增加
阿昔洛韦 + 齐多夫定	肾毒性增强

重点小结

病毒感染性疾病的药物治疗

- 病毒性肝炎
  - 临床表现
  - 治疗药物　α 干扰素、核苷酸类似物、抗炎保肝药物
- 获得性免疫缺陷综合征
  - 临床表现
  - 治疗药物
    - 核苷酸类逆转录酶抑制剂
    - 非核苷酸类逆转录酶抑制剂
    - 蛋白酶抑制剂
    - 融合酶抑制剂
- 带状疱疹
  - 临床表现
  - 治疗药物
    - 抗病毒治疗：阿昔洛韦
    - 局部用药：炉甘石洗剂、硼酸溶液
    - 治疗神经痛的药物：布洛芬、卡马西平
- 单纯性疱疹
  - 临床表现
  - 治疗药物
    - 阿昔洛韦
    - 局部用药

（熊存全）

目标检测

一、A 型题（单项选择题）

1. 带状疱疹的抗病毒治疗，首选药物是（　　）
   A. 更昔洛韦　　　　　　B. α - 干扰素　　　　　　C. 阿昔洛韦
   D. 伐昔洛韦　　　　　　E. 利巴韦林

2. 男，27 岁，医生诊断其患生殖器疱疹，其病原体为（　　）
   A. HSV - Ⅰ　　　　　　B. HSV - Ⅱ　　　　　　C. VZV
   D. HCV　　　　　　　　E. HIV

3. 艾滋病病人肺部机会性感染最常见的病原体是（　　）
   A. 白色念珠菌　　　　　B. 结核杆菌　　　　　　C. 疱疹病毒
   D. 巨细胞病毒　　　　　E. 卡氏肺囊虫

4. 艾滋病的临床表现中描述错误的是（　　）
   A. 传染性疾病　　　　　B. 神经系统症状　　　　C. 免疫缺陷所致感染
   D. 免疫缺陷所致肿瘤　　E. 顽固性休克

5. 艾滋病的感染途径不包括（　　　）
   A. 输血制品　　　　　　B. 呼吸道传播　　　　　　C. 母婴传播
   D. 不洁注射　　　　　　E. 性接触传播
6. 本身不能直接抑制病毒，但可增强细胞抗病毒能力的药物是（　　　）
   A. 拉米夫定　　　　　　B. 干扰素　　　　　　C. 沙奎那韦
   D. 氧氟沙星　　　　　　E. 利巴韦林

二、B 型题（共用备选答案）
   A. 齐多夫定　　　　　　B. 恩夫韦肽　　　　　　C. 依非韦伦
   D. 洛匹那韦　　　　　　E. 粒细胞集落刺激因子
1. 属于 HIV 蛋白酶抑制剂的药物是（　　　）
2. 属于核苷酸类 HIV 逆转录酶抑制剂的药物是（　　　）
3. 属于非核苷酸类 HIV 逆转录酶抑制剂的药物是（　　　）
4. 属于融合酶抑制剂的药物是（　　　）

三、X 型题（多项选择题）
1. 对带状疱疹严重后遗神经痛病人可选用的药物包括（　　　）
   A. 卡马西平　　　　　　B. 对乙酰氨基酚　　　　　　C. 加巴喷丁
   D. 布洛芬　　　　　　E. 阿米替林
2. 目前已查明的各型肝炎中，较为严重的是（　　　）
   A. 甲型肝炎　　　　　　B. 乙型肝炎　　　　　　C. 丙型肝炎
   D. 戊型肝炎　　　　　　E. 庚型肝炎
3. 针对病毒性肝炎的病因可选择的药物有（　　　）
   A. 抗肝脏纤维化药物　　B. 降转氨酶的药物　　　　C. 干扰素
   D. 核苷类似物　　　　　E. 融合酶抑制剂
4. 抗 HIV 病毒药物包括（　　　）
   A. 核苷类反转录酶抑制剂　B. 非核苷类反转录酶抑制剂　C. 蛋白酶抑制剂
   D. 融合酶抑制剂　　　　E. 干扰素
5. 以下说法中，正确的有（　　　）
   A. 孕妇禁用拉米夫定
   B. 部分乙型肝炎病人未经治疗可以自愈
   C. 机体处于免疫耐受期时，可暂停保肝治疗
   D. 目前临床应用的抗病毒药物不能直接杀灭病毒
   E. 统一或优先考虑某一种药物治疗乙型肝炎是不恰当的

四、简答题
1. 艾滋病的治疗目标包括哪些?
2. 简述干扰素的临床应用和主要不良反应。

第十七章

疼痛的药物治疗

PPT

> **学习目标**
>
> 1. **掌握** 疼痛的类型和临床表现；镇痛药中常用的处方药和非处方药的特点及应用。
> 2. **熟悉** 慢性疼痛的药物治疗原则、治疗药物、用药注意事项、不良反应及防治；三级阶梯镇痛方法。
> 3. **了解** 镇痛的辅助用药的类型及作用特点。

第一节 疼痛治疗的基础知识

疼痛（pain）是临床上最常见的症状，任何人受到强烈或有害的刺激都会有疼痛的感觉，这种生理性疼痛作为一种早期的警告性或保护性信号，帮助我们预防可能存在的伤害。但剧烈疼痛和慢性持续性钝痛不仅给病人带来痛苦，还可引起生理功能严重紊乱甚至导致休克、死亡，因此，要及时加以治疗。

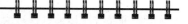

案例导入

案例：吴先生，65 岁。20 年前在做工时不小心使左手小指末端粉碎性骨折，并导致截指。5 年前退休后在家无所寄托，常常感到左手小指被截指末端切割样疼痛，表现为持续性疼痛，且呈发作性加重，甚至影响睡眠，而到医院就诊。医生根据其疼痛程度先后嘱其服用了布洛芬、吲哚美辛、曲马多等镇痛药物。现病人出现肾功能损害，需进行透析。

讨论：1. 该病人的疼痛是如何引起的？

2. 解热镇痛抗炎药常引起哪些不良反应？

3. 该病人出现的肾功能损害是否与用药有关？

一、疾病概要

疼痛是一种难以准确定义的主观体验。1986 年国际疼痛学会（IASP）提出：疼痛是由实际的或潜在的组织损伤引起的一种不愉快的感觉和情感体验。在 2002 年 8 月第十届世界疼痛大会上，与会专家达成了基本共识：慢性疼痛是一种疾病。疼痛也是许多临床疾病的一种失能性伴随症状，当机体受到损伤性（如创伤、炎症、肿瘤等）刺激后，局部组织会释放致痛物质，这些物质作为疼痛信号，通过伤害感受器到达中枢神经，使机体感受到疼痛。

使用镇痛药治疗疼痛的目的是缓解疼痛、改善功能，提高生活质量。在疾病未确诊之前慎用镇痛药，以免掩盖病情，贻误诊治。因此，合理应用镇痛药尤为重要。

二、疼痛的分级

目前，国际上推行疼痛的数字分级法，即将疼痛分为 0 ~ 10，用 0 ~ 10 的数字代表不同程度的疼痛，0 为无痛，10 为极度痛，让病人自己圈出最能代表自己疼痛程度的数字。其记分大致分为三级：1~3 为轻度疼痛，4~6 为中度疼痛，7~10 为重度疼痛，见图 17-1。

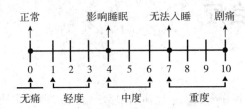

图 17-1　疼痛的数字分级法示意图

控制疼痛的标准是：数字评估法的疼痛强度 <3 或达到 0；24 小时内突发性疼痛次数 <3 次；24 小时内需要镇痛药的次数 <3 次；国外学者提出将睡眠时无痛、静止时无痛及活动时无痛作为疼痛的控制标准。

拓展阅读

世界卫生组织（WHO）对疼痛的分级

WHO 根据疼痛的强度，将疼痛分为五级，分别是：

O 度：不痛；

Ⅰ度：轻度痛，为间歇痛，可不用药；

Ⅱ度：中度痛，为持续痛，影响休息，需用止痛药；

Ⅲ度：重度痛，为持续痛，不用药不能缓解疼痛；

Ⅳ度：严重痛，为持续剧痛伴血压、脉搏等变化。

第二节　慢性疼痛的药物治疗

国际疼痛学会（IASP）将慢性疼痛定义为：超过正常的组织愈合时间（一般为 3 个月）的疼痛。在临床实际工作中，一般将持续时间超过 6 个月的疼痛才认为是慢性疼痛。慢性疼痛包括三叉神经痛、幻肢痛、带状疱疹后遗神经痛、癌症痛等顽固性慢性疼痛；其他慢性疼痛如偏头痛、腰背痛、关节炎所致疼痛等，如得不到及时有效的治疗，也会由局部长期的普通疼痛，变成复杂局部疼痛综合征或中枢性疼痛综合征，使疼痛变得非常剧烈，成为难治性的疼痛病。慢性疼痛根据病因可分为非癌性疼痛和癌性疼痛。

目前，治疗疼痛的方法有去除病因、药物治疗、神经阻滞、外科手术治疗、针刺、物理疗法和心理治疗等。

一、治疗药物

治疗疼痛的常用药物有以下几类。

（一）中枢镇痛药

包括阿片类和非阿片类药物。阿片类药物通过激动中枢的阿片受体产生强大的镇痛作用，多为麻醉性镇痛药，除阿片类药罗通定外，其余均是处方药。根据药物作用的强度分为强效和弱效阿片受体激动药。一般年龄在 40 岁以上、疼痛病史超过 4 周、无阿片类药物

知识链接

滥用史的中、重度慢性疼痛病人，在其他镇痛方法无效时，可考虑使用强阿片类药物治疗。临床上常用的中枢性镇痛药作用特点用途见表 17 – 1。

表 17 – 1　临床上常用的中枢性镇痛药作用特点用途及用法用量一览表

药物	作用特点与用途	用法与用量
强阿片类		
吗啡	镇痛作用强大，用于其他镇痛药无效的急性锐痛或长期用于癌性痛。久用易产生依赖性	口服：每次 5 ~ 15mg/次，15 ~ 60mg/d，极量：每次 30mg，100mg/d；皮下注射：每次 5 ~ 15mg，15 ~ 40mg/d；极量：每次 20mg；60mg/d；静脉注射：每次 5 ~ 10mg
吗啡控释片	主要用于晚期癌症病人镇痛	宜从每 12 小时服用 10mg 或 20mg 开始，根据镇痛效果调整剂量
芬太尼	镇痛效力是吗啡的 80 倍，起效快，持续时间短，依赖性小，可用于各种剧痛。	肌内注射：每次 0.05 ~ 0.1mg
美沙酮	镇痛作用与吗啡相似，起效慢，维持时间长，依赖性小，常用于创伤性、癌性剧痛，外伤手术后和慢性疼痛	口服：10 ~ 15mg/d，极量：20mg/d；肌内或皮下注射：10 ~ 15mg/d
哌替啶	镇痛效力是吗啡的 1/10 ~ 1/8，依赖性较吗啡小，临床用于各种剧痛。与阿托品合用用于胆绞痛和肾绞痛	口服：每次 50 ~ 100mg，200 ~ 400mg/d，极量：每次 150mg，600mg/d；皮下或肌内注射：每次 25 ~ 100mg，100 ~ 400mg/d；极量：每次 150mg；600mg/d
喷他佐辛	为阿片部分受体激动药，镇痛效力较强，属于非成瘾性镇痛药，用于慢性剧痛	口服：每次 25 ~ 50mg，必要时 3 ~ 4 小时 1 次；肌内、皮下、静脉注射：每次 30mg
弱阿片类		
可待因	镇痛效力为吗啡的 1/12 ~ 1/7，不易产生依赖性，常与对乙酰氨基酚合用治疗中等程度疼痛，如头痛、背痛等	口服：每次 15 ~ 30mg，每日 3 次
非阿片类		
罗通定	属于非成瘾性镇痛药，用于慢性钝痛如消化性溃疡的疼痛、月经痛、分娩后宫缩痛等，因有催眠作用，尤适用于因疼痛而失眠的病人	口服：每次 60 ~ 120mg，每日 1 ~ 4 次；肌内注射：每次 60 ~ 90mg
曲马多	属于非成瘾性镇痛药，镇痛强度与喷他佐辛相当，为吗啡的 1/10 ~ 1/8，用于中度、重度急慢性疼痛，如术后疼痛、创伤痛、晚期癌性痛、神经痛等。	口服：每次 100mg，1 日不超过 400mg；肌内、皮下、静脉注射：每次 50 ~ 100mg

（二）非甾体抗炎药

　　NSAIDs 通过抑制环氧酶（COX）减少前列腺素（PG）等炎性介质的合成而产生外周镇痛作用。根据对 COX – 1 和 COX – 2 选择性的作用不同分为两类：①非选择性 COX 抑制剂，对 COX – 1 和 COX – 2 的抑制作用没有差别，此类药物均具有普通的胃肠、肝、肾等不良反应，表现为胃肠道溃疡、出血、穿孔、肝肾功能障碍等；②选择性 COX 抑制剂：对 COX – 2 的抑制强度是 COX – 1 的 2 ~ 100 倍，在一定剂量下对 COX – 1 没有影响，避免或减弱了不良反应。本类药物中除保泰松、塞来昔布是处方药外，其余均是非处方药物。

本类药物对头痛、牙痛、神经痛、关节痛、肌肉痛及月经痛等中等程度的钝痛效果较好，对轻度癌性痛也有较好镇痛作用，对外伤性剧痛及内脏平滑肌绞痛无效。临床常用药物有阿司匹林、对乙酰氨基酚、吲哚美辛、保泰松、布洛芬、塞来昔布等。

本类药物无依赖性，但不良反应较多，且存在封顶效应，即超过最大有效量，镇痛作用不再增加，故应避免同时使用两种同类药物和超剂量使用一类药物，但一种药物治疗无效时可换另一种药物。临床常用药物的用途、用法和用量见表 17 - 2。

表 17 - 2　常用非甾体抗炎药的用途及用法用量一览表

分类	药物	用途	用法用量
水杨酸类	阿司匹林	感冒发热、神经痛、肌肉痛、关节痛、痛经和癌性痛的轻、中度疼痛	口服：每次 0.3~0.6g，每日 3 次，需要时 4 小时 1 次
苯胺类	对乙酰氨基酚	感冒发热、神经痛、肌肉痛、关节痛、痛经和癌性痛的轻、中度疼痛	口服：每次 0.3~0.6g，每日 3 次。疗程不宜超过 10 日
吡唑酮类	保泰松	风湿性和类风湿性关节炎、强直性脊柱炎及急性痛风	口服：每次 0.1~0.2g，每日 3 次。1 周后如无不良反应，可继续服用并递减至维持量每日 0.1~0.2g
吲哚乙酸类	吲哚美辛	急、慢性风湿性关节炎、痛风性关节炎的抗炎镇痛及偏头痛、痛经和癌性疼痛的轻、中度疼痛	口服：每次 25mg，每日 2~3 次
芳基烷酸类	布洛芬	解热镇痛、风湿及类风湿关节炎引起的疼痛、神经痛、痛经等	口服：每次 0.2~0.4g，每 4~6 小时 1 次，成人最大限量每日 2.4g
	萘普生	风湿及类风湿关节炎引起的疼痛、强制性脊柱炎、急性痛风及扭伤、挫伤等所致疼痛	口服：开始时每次 0.5g，必需时间隔 6~8 小时后再服 0.25g，日剂量不超过 1.25g
选择性 COX - 2 抑制药	塞来昔布	急、慢性风湿性关节炎和类风湿性关节炎	口服：每次 0.1~0.2g，每日 2 次

（三）M 受体阻断药

通过阻断 M 受体松弛内脏平滑肌而缓解疼痛，阿托品、山莨菪碱等。临床常用药物的用途、用法和用量见表 17 - 3。

表 17 - 3　常用 M 受体阻断药的用途及用法用量一览表

药物	用途	用法与用量
阿托品	胃肠痉挛引起的疼痛、肾绞痛、胆绞痛、胃及十二指肠溃疡疼痛等	口服：每次 0.5mg；皮下注射：每次 0.5mg
山莨菪碱	主要用于胃及十二指肠溃疡疼痛，也可用于三叉神经痛和坐骨神经痛等	肌内注射或静脉注射每次 5~10mg
溴丙胺太林	用于胃及十二指肠溃疡疼痛	口服：每次 15mg，每日 3 次
颠茄	用于胃及十二指肠溃疡疼痛，或轻度肾、胆绞痛	口服：每次 10~30mg，每日 60~90mg；极量：每次 50mg，每日 150mg

（四）辅助用药

1. 抗惊厥药 卡马西平、苯妥英钠可抑制自发性神经元放电，可有效地用于神经痛，如自发性闪电样或刀割样疼痛和放、化疗后疼痛，吗啡常联用抗抑郁药、糖皮质激素辅助治疗神经性疼痛。

2. 糖皮质激素类药 通过强大的抗炎作用，减轻疼痛部位的充血、水肿、阻止炎性介质对组织的刺激而缓解疼痛。常用药物有泼尼松、泼尼松龙、倍他米松等。

3. 三环类抗抑郁药 慢性疼痛病人常伴有抑郁，三环类抗抑郁药可产生镇痛、镇静、改变心境的作用，是治疗慢性疼痛的常用辅助药物。常用药物有阿米替林、氟西汀等。

4. 镇静催眠药 通过减轻疼痛病人的焦虑状态或改善病人烦躁情绪，提高睡眠质量等作用辅助镇痛。常用药物有地西泮、艾司唑仑等。

5. 局部麻醉药 0.25%~0.5%普鲁卡因溶液注射于与病变有关的神经周围或病变部位，用于疼痛的封闭疗法；利多卡因对慢性疼痛合并电击样痛效果好，5%利多卡因贴剂镇痛效果长达到12小时，且无全身作用或副作用。

二、治疗药物的应用原则

1. 口服给药 口服给药简单、无创伤，便于病人长期用药，因此，应尽可能采用口服给药途径，避免创伤性给药途径。若病人不能口服，则选用直肠或经皮的无创伤性给药途径。在上述方法不适合或无效时，可考虑肠道外给药途径。

2. 按阶梯给药 选择镇痛药时应根据疼痛程度按由弱到强的顺序逐级提高。辅助用药是针对有特殊适应证的病人，如特殊性神经痛、有心理情绪障碍和精神症状者可加用。三阶梯镇痛方法见表17-4

表17-4 三阶梯镇痛方法

疼痛程度	治疗药物
轻度疼痛	非阿片类镇痛药＋辅助药物
中度疼痛	弱阿片类镇痛药＋非阿片类＋辅助药物
重度疼痛	强阿片类镇痛药＋非阿片类＋辅助药物

3. 按时给药 即按照规定的间隔时间给药，而不是按需要给药，即病人疼痛时才给药，以保证疼痛缓解的连续性。

4. 个体化给药 ①轻度疼痛（如扭伤、关节痛）的治疗可选用NSAIDs，如布洛芬、对乙酰氨基酚等；②中度疼痛的治疗可选用弱阿片类及非阿片类镇痛药，如可卡因、曲马多；③重度疼痛应选用强阿片类镇痛药，如癌性痛可口服或鞘内、硬膜外、皮下注射强效阿片类镇痛药如吗啡、芬太尼。病人自控输注系统常用于手术后镇痛。慢性神经性痛对阿片类药物反应较差，通过用三环类抗抑郁药如阿米替林、抗惊厥药如卡马西平等进行治疗。

拓展阅读

我们为什么会感到疼痛？

在我们外周组织中的感觉末梢存在有多型伤害性感受器（PMNs），是对有害刺激进行应答的主要传入神经，多为无髓鞘的C纤维，可对热、机械及化学刺激产生应答。化学刺激作用于 PMNs，可产生如缓激肽、ATP、H^+ 及香草酸类（如辣椒素）在内的疼痛介质；损伤或缺血细胞、炎症组织可释放 ATP、H^+、5 - HT、组胺和 K^+ 等，从而影响伤害性神经末梢。前列腺素可使 PMNs 敏化，尤其是在炎症存在的情况下。因此，在不良因素刺激下，机体可产生致痛物质，并通过一定途径传入中枢，使我们有了疼痛的感觉。

三、药物的不良反应

1. 非甾体抗炎药 ①胃肠道反应：口服常引起恶心、呕吐、上腹不适、疼痛等，饭后用药、服用肠溶片或水溶片可减轻或避免其反应，停药后可逐步消失。长期大量使用可导致胃肠道溃疡、出血、穿孔等，故有活动性溃疡或消化道出血病人禁用。②造血系统影响：小剂量阿司匹林可抑制血小板聚集，长期使用抑制凝血酶原的生成，引起出血。可用维生素 K 预防，手术前一周应停药。吲哚美辛可引起粒细胞减少、再生障碍性贫血，长期应用需定期检查血常规。③肝、肾功能损害：长期或大量应用对乙酰氨基酚等 NSAIDs 易引起肝、肾损害，需定期检查肝、肾功能。④过敏反应：少数病人可出现过敏反应，严重者可出现过敏性休克。同类药物之间存在交叉过敏。对阿司匹林过敏者可出现"阿司匹林哮喘"，可用糖皮质激素缓解。哮喘病人慎用。⑤特殊反应：病毒感染伴发热的儿童和青少年病人服用阿司匹林后可致瑞夷综合征（Reye's syndrom），表现为严重肝损害、急性脑水肿等危险，故儿童病毒性感染应慎用。⑥水杨酸中毒：长期大量服用阿司匹林可引起急性中毒，表现为头痛、眩晕、耳鸣、视力减退、谵妄、虚脱、昏迷甚至危及生命。抢救措施，除洗胃、导泻外，还应口服或静滴 5% 碳酸氢钠溶液碱化尿碱，以促进其排泄。

2. 阿片类镇痛药 ①耐受性和依赖性：阿片类药物产生的最严重的不良反应是依赖性，如吗啡连续使用 3~5 日即产生耐受性，应用一周以上可致依赖，停药后出现戒断症状，表现为兴奋、失眠、流涕、流泪、震颤、出汗、呕吐、腹泻、肌肉疼痛、瞳孔散大、焦虑甚至虚脱、意识丧失等。②急性中毒：吗啡应用过量可引起急性中毒反应，表现为昏迷、呼吸深度抑制、瞳孔极度缩小、血压下降等。抢救措施：除人工呼吸、吸氧外，可用阿片受体阻断剂纳洛酮解救，0.4~0.8mg 静脉注射或肌内注射，必要时 2~3 分钟重复一次；或将纳洛酮 2mg 溶于 0.9% 生理盐水或 5% 葡萄糖注射液 500ml 中静脉滴注。哌替啶过量可抑制呼吸，偶尔出现震颤、肌肉挛缩、反射亢进甚至惊厥等中枢兴奋症状，抢救措施除应用纳洛酮外，还应配合使用巴比妥类药物。美沙酮因呼吸抑制作用时间过长，禁用于分娩镇痛。③其他：长期使用阿片类药物可致便秘，可适当选用软化或促进排便的药物；阿片类所致呕吐可选用止吐药缓解。

拓展阅读

梦神之花

美丽的罂粟花有人称之为"梦神之花"，原产生小亚细亚，从那里传到希腊。鸦片（opium）是从希腊文浆汁引申而来，可待因（codeinum）是希腊文"罂粟的头"。公元7世纪鸦片由波斯传入中国。鸦片的主要成分是吗啡（morphine），来源于希腊文梦神（Morpheus）之义。吗啡的镇痛作用确实很好，目前临床仍然在使用，但它的毒副作用十分严重，特别是依赖性。海洛因（heroin）在鸦片中是不存在的，它是吗啡乙酰化的物质（二乙酰吗啡），具有更强的依赖性。

3. M受体阻断药 常见的不良反应有口干、视力模糊、小便困难、心悸等，一般停药后逐渐消失，无需特殊处理。

四、药物相互作用

药物相互作用见表17-5。

表17-5 治疗疼痛药物相互作用一览表

合用药物	相互作用的结果
NSAIDs + 同类药	镇痛疗效不增强，而胃肠道反应增加，引起出血的危险几率增加，引起肝、肾损害的可能性加大
NSAIDs + 糖皮质激素	增加胃肠溃疡和出血的危险
NSAIDs + 抗凝血药、溶栓药	增加出血的危险
NSAIDs + 呋塞米	降低后者利尿作用，加重肾损害
吲哚美辛、布洛芬 + 强心苷	后者血药浓度升高，应注意调整剂量
吗啡 + 局麻药	中枢抑制作用增强，应及时调整剂量
吗啡 + 苯二氮䓬类药物	中枢抑制作用增强，可引起呼吸暂停
哌替啶 + 单胺氧化酶抑制剂	因中枢5-HT浓度增加、哌替啶代谢速度减慢，可引起中枢兴奋、抑制甚至死亡

重点小结

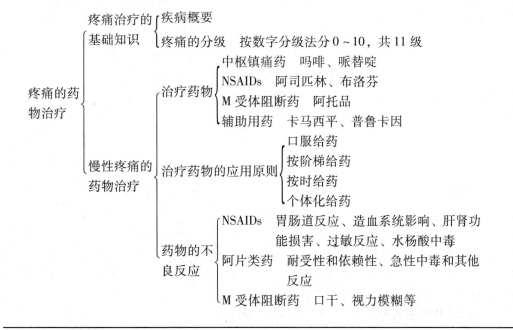

目标检测

一、A 型题（单项选择题）

1. 国际上推行的疼痛数字分级法，即将疼痛分为（　　）

    A. 1～3 级　　　　　　　　B. 4～6 级　　　　　　　C. 7～10 级

    D. 0～10 级　　　　　　　E. 1～10 级

2. 国际疼痛学会（IASP）认为超过（　　）个月的疼痛为慢性疼痛

    A. 1　　　　　　　　　　　B. 2　　　　　　　　　　C. 3

    D. 5　　　　　　　　　　　E. 6

3. 下列药物中属于非处方药的是（　　）

    A. 吗啡　　　　　　　　　　B. 可待因　　　　　　　C. 罗通定

    D. 曲马多　　　　　　　　　E. 芬太尼

4. 选择性 COX 抑制剂是指（　　）

    A. 选择性抑制 COX－1　　　　　　　　　　B. 选择性抑制 COX－2

    C. 对 COX－1 和 COX－2 抑制作用相同　　　D. 选择性抑制外周系统的 COX

    E. 选择性抑制中枢系统的 COX

二、B 型题（共用备选答案）

    A. 瑞夷综合征　　　　　　　B. 依赖性　　　　　　　C. 粒细胞减少

    D. 过敏性休克　　　　　　　E. 口干

1. 阿托品的不良反应（　　）

2. 吗啡的不良反应（　　）

3. 阿司林匹的不良反应（　　）

4. 吲哚美辛的不良反应（　　）

    A. 1～3 级　　　　　　　　B. 4～6 级　　　　　　　C. 7～10 级

    D. 0～10 级　　　　　　　E. 0 级

5. 无痛（　　）

6. 轻度疼痛（　　）

7. 中度疼痛（　　）

8. 重度疼痛（　　）

    A. 哌替啶　　　　　　　　　B. 可待因　　　　　　　C. 曲马多

    D. 塞来昔布　　　　　　　　E. 对乙酰氨基酚

9. 选择性 COX 抑制剂是（　　）

10. 非选择性 COX 抑制剂是（　　）

11. 强阿片类药是（　　）

12. 弱阿片类药是（　　）

13. 非阿片类中枢镇痛药是（　　）

三、X 型题（多项选择题）

1. 辅助治疗疼痛的药物包括（　　）

    A. 抗惊厥药   B. 糖皮质激素类药   C. 三环类抗抑郁药

    D. 镇静催眠药   E. 局部麻醉药

2. 治疗疼痛的药物应用原则有（　　）

    A. 口服给药   B. 按阶梯给药   C. 按时给药

    D. 个体化给药   E. 加大剂量给药

3. 下列属于非处方药的是（　　）

    A. 哌替啶   B. 塞来昔布   C. 阿司匹林

    D. 曲马多   E. 布洛芬

4. NSAIDs 引起的不良反应有（　　）

    A. 过敏反应   B. 胃肠道溃疡   C. 粒细胞减少

    D. 凝血障碍   E. 肝、肾功能损害

四、简述题

1. 简述疼痛的数字分级法。
2. 简述疼痛治疗药物的应用原则。

第十八章

常见骨关节疾病的药物治疗

PPT

学习目标

1. **掌握** 类风湿性关节炎和骨性关节炎的定义、临床表现、药物治疗原则和治疗药物的合理选用。
2. **熟悉** 类风湿性关节炎和骨性关节炎的治疗药物作用和相互作用。
3. **了解** 类风湿性关节炎和骨性关节炎的非药物治疗方法。

　　临床常见的骨关节疾病包括骨性关节炎、退行性关节炎、风湿性关节炎、类风湿性关节炎、股骨头坏死等。此类疾病治疗效果不佳，以预防为主。本章仅介绍类风湿性关节炎和骨性关节炎。

第一节　类风湿性关节炎

　　我国类风湿性关节炎（rheumatoid arthritis，RA）的患病率为 0.32% ~ 0.36%，多数 RA 发生在 35 ~ 50 岁，男女之比为 1:3。RA 易致残和丧失劳动力。

案例导入

案例：王先生，58 岁。反复多关节肿痛 12 年，关节畸形 5 年。入院查体：体温 36.5℃，脉搏 88 次/分，呼吸 20 次/分，血压 140/90mmHg。实验室检查：血沉 40mm/h，C－反应蛋白 3.6mg/dl，类风湿因子 84.4IU/ml。影像学检查：X 线检查提示双侧腕关节间隙变窄，关节面欠光整。临床诊断：类风湿性关节炎。

讨论：1. 治疗类风湿性关节炎的药物分哪几类？每类各举一例。
　　　 2. 结合该患者的病情，如何选择药物治疗？

一、疾病概要

　　类风湿性关节炎是一种病因不明的自身免疫性疾病，以对称性、侵蚀性滑膜炎为特征的慢性全身性自身免疫性疾病，部分病人尚有关节外受累的表现。病因尚不明确，可能与环境、免疫、细菌、病毒、支原体、遗传、性激素和神经精神状态等有关。一些病毒、支原体、细菌等通过改变滑膜细胞或淋巴细胞的基因表达、活化 B 细胞等途径，改变其功能，影响 RA 的发病和病情进展，基本病理变化是滑膜炎。类风湿结节是血管炎的一种表现，常见于关节伸侧受压部位的皮下组织，亦见于任何内脏器官。主要临床表现具有多样性，多先侵犯小关节，也可侵犯全身关节，然后累及关节以外的组织。①在出现明显关节症状前多有全身症状，如数周的低热、乏力、全身不适、体重下降等。②典型的关节症状：晨僵、关节疼痛、关节肿胀、关节畸形、特殊关节、关节功能障碍。③少数病人的关节外症状：类风湿结节和血管炎、心血管系统、消化系统、呼吸系统、肾脏、神经系统、贫血、眼、骨骼和肌肉等不同程度的病变。

目前，临床缺乏根治及预防本病的有效措施。治疗目标是减轻关节症状、延缓病情进展、防止和减少关节破坏、保护关节功能。一般治疗原则：①早期诊断和早期治疗；②药物治疗；③外科手术治疗；④恢复期关节功能锻炼，其中以药物治疗最为重要。

二、治疗药物

RA 治疗药物主要分为下列四大类。

（一）非甾体抗炎药（NSAIDs）

NSAIDs 称为一线抗风湿药，此类药物是改善关节炎症状的首选药，特点是起效快，可缓解关节疼痛及晨僵等症状，但不能控制病情。常用药物如下。

1. 阿司匹林 有较强的解热、镇痛作用，抗炎抗风湿作用也较强，对 RA 可迅速镇痛、消退关节炎症、减轻关节损伤，目前仍是首选药。成人每次剂量为 0.6 ~ 1.0g，每日 3 ~ 4 次。小剂量或短期使用时不良反应较少，长期大量应用则不良反应较多。

2. 布洛芬 临床主要用于风湿性关节炎及 RA，也可用于解热镇痛。成人每次剂量为 0.4 ~ 0.6g，每日 3 ~ 4 次。其药效并不比阿司匹林强，但胃肠道反应轻，对血常规与肾功能无明显影响。

3. 塞来昔布 具有独特的作用机制，是第一个用于临床的选择性环氧酶 - 2（cyclooxygenase，COX - 2）抑制剂，通过特异性地抑制 COX - 2 阻止炎性前列腺素类物质的产生，达到抗炎、镇痛及退热作用，适用于急性期或慢性期骨关节炎和 RA。成人每次剂量为 0.2g，每日 1 次，疗效不明显者可增加至每日 0.4g，分 2 次服，一日最大剂量为 0.4g，对磺胺类药过敏者禁用。

其他常用的非甾体类抗炎药的特点和用法用量见表 18 - 1。

表 18 - 1 其他常用的非甾体抗炎药的特点和用法用量一览表

药物	主要特点	用法用量
双氯芬酸	口服吸收迅速，药效强，不良反应少，剂量小，个体差异小	成人每次 25mg，每日 2 ~ 3 次
萘普生	口服吸收迅速完全，对 RA 有肯定疗效，不良反应少	成人每次 0.2 ~ 0.4g，每日 2 ~ 3 次
美洛昔康	能很好穿透进入滑膜液，浓度接近血浆中的一半，主要用于 RA	成人每次 7.5 ~ 15mg，每日 1 次
尼美舒利	常用于 RA，阿司匹林哮喘者可以应用，禁止 12 岁以下儿童使用	成人每次 50 ~ 100mg，每日 2 次，餐后服用

（二）缓解病情抗风湿药（DMARDs）

DMARDs 称为二线抗风湿药，起效缓慢，但作用持久，可减缓关节的侵蚀和破坏。常用药物如下。

1. 甲氨蝶呤（MTX） 为二氢叶酸还原酶抑制剂，有免疫抑制和抗炎作用，能降低血沉，改善骨侵蚀，主要用于治疗 RA 等自身免疫性疾病。成人初始剂量为每次 7.5mg，每周 1 次，可酌情增加至每周 20mg，分 1 ~ 2 次口服。对口服吸收不良者可改用肌注或静脉注射，每次 10 ~ 15mg，每周 1 次。

2. 柳氮磺吡啶（SASP） 为水杨酸与磺胺吡啶的偶氮化合物，具有抗菌、抗风湿和免疫抑制的作用。通过抑制 RA 的免疫过程,用于 RA 的治疗。成人每次口服 1.0g,每日 2 ~ 3 次。其他常用缓解病情抗风湿药的特点和用法用量见表 18 - 2。

表 18 - 2   其他常用缓解病情抗风湿药的特点和用法用量一览表

药物	主要特点	用法用量
羟氯喹	具有稳定溶酶体膜,抑制 RA 滑膜破坏的作用。长期应用损害视网膜,需定期检查	成人每次口服 200mg,每日 1 ~ 2 次,1 ~ 6 个月起效,若 6 个月无效则停药
青霉胺	降低类风湿因子滴度,稳定溶酶体酶,不良反应较多	成人每次口服 125mg,每日 2 ~ 3 次,6 个月为一疗程
金制剂	抑制滑膜炎症反应,有效改善或缓解 RA 病程,起效慢,疗程长	金诺芬成人每次口服 3mg,每日 2 次

(三)糖皮质激素

糖皮质激素(glucocorticoid)具有强大的抗炎作用和免疫抑制作用,可有效减轻炎症、肿痛,迅速缓解病情。效果迅速但不持久,停药后短期内易复发,且长期应用可导致严重不良反应,因此不作为常规治疗,不作为治疗 RA 的首选药物,故列为治疗 RA 的三线药。常在风湿性关节炎、血管炎、类风湿性关节炎的过渡治疗和局部治疗中应用。小剂量可以减慢关节破坏的进程,具有改善病情的作用。在关节炎急性发作时可给予短效类激素,其剂量根据病情严重程度而调整,一般应不超过泼尼松每日 10mg,重症患者可增加到每日 30 ~ 40mg,症状控制后递减。

(四)植物药

雷公藤、青藤碱和白芍总苷等都适用于 RA 活动期的治疗。

1. 雷公藤多苷片   口服,每片 10mg,按体重一次 0.3mg ~ 0.5mg/kg,一日 3 次,饭后服用,或遵医嘱。

2. 青藤碱肠溶片   口服,每片 20mg,每日 3 次,一次 1 ~ 4 片,饭前服或遵医嘱;一个月为一疗程,类风湿病患者可连服 2 ~ 3 个疗程,病情缓解后,仍可继续服用一段时间以巩固疗程,剂量可适当减少。

3. 白芍总苷胶囊   每粒 0.3g,每次 0.6g,每日 2 ~ 3 次,或遵医嘱。

拓展阅读

类风湿性关节炎的生物制剂治疗

随着对 RA 发病机制的进一步了解,其治疗策略不断发展,治疗方法层出不穷。目前,国内外已逐渐使用生物制剂治疗 RA,这种药物被称为生物 DMARDs,如 TNF - α 拮抗剂、IL - 1 拮抗剂、CD_{20} 单克隆抗体、细胞毒 T 细胞活化抗原 - 4(CTLA - 4)抗体等。临床试验表明它们有抗炎及防止骨破坏作用,本类生物制剂宜与 MTX 联合应用效果更佳。

三、治疗药物的应用原则

1. 早期用药   早期发现进行性或侵袭性疾病患者,尽早应用改变病情药物以控制病变的进展。早期给予 DMARDs 才可能成功地减少关节破坏和功能丧失。

2. 联合用药   联合用药可减少单独用药的剂量,减少不良反应的发生,尤其是重症患者应考虑联合用药。

3. 治疗方案个体化　　根据患者的病情及对药物的反应，制定个体化治疗方案。

四、药物的不良反应

1. 胃肠道反应　　是多数 NASIDs 共同的不良反应。布洛芬最常表现为消化性溃疡；吲哚美辛多引起恶心、厌食、腹痛，诱发或加重消化性溃疡；双氯芬酸主要表现为上腹部不适等。

2. 骨髓抑制　　是缓解病情抗风湿药严重的不良反应，环磷酰胺（CTX）、MTX、青霉胺等均可引起。患者因红细胞、白细胞、血小板减少而出现贫血、皮肤黏膜内脏及腔道出血，有的可并发严重感染危及生命。

五、药物相互作用

药物相互作用见表 18 - 3。

表 18 - 3　治疗类风湿性关节炎药物相互作用一览表

合用药物	相互作用结果
糖皮质激素 + MTX	加重后者的毒性，减少 MTX 用量
糖皮质激素 + CTX	增强免疫抑制作用
NASIDs + MTX	增加 MTX 毒性

第二节　骨性关节炎

骨性关节炎（osteoarthritis，OA）在我国的发病率较高，流行病学调查显示，国内骨性关节炎的总患病率约为 15%，多在中年后发病，40 岁以上人群的患病率为 10% ~ 17%，60 岁以上达 50%，75 岁以上高达 80%。

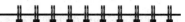

案例导入

案例：刘先生，65 岁。因左膝关节肿、痛 2 年，加重 10 天伴关节活动受限就诊。查体：T 36.3℃，左膝关节肿胀，有压痛，活动受限。化验检查：血常规正常，RF 阴性。左膝关节 X 线片提示：左膝关节间隙狭窄，呈不对称性，关节边缘增生。

讨论：1. 应诊断为何种疾病？导致此病的主要原因是什么？
　　　2. 如何选择药物治疗？

一、疾病概要

骨性关节炎是一种慢性关节病，临床上以关节肿痛、骨质增生及活动受限最为常见，其特征为关节软骨的变性、破坏及骨质增生。临床分为原发性和继发性二类，前者病因不明，与遗传、体质因素有关；后者是由先天畸形、关节畸形、创伤、关节面后天性不平整和关节不稳定等，在关节局部原有病变的基础上发生骨性关节炎。OA 的发生发展是一种慢性、长期和渐进的病理过程。其主要危险因素是年龄，其他因素有软骨营养与代谢异常，生物力学发生应力平衡失调，酶的作用（对软骨基质异常降解作用），关节负重、肥胖、创伤，女性关节软骨中雌激素受体水平等，软骨损伤可能与氧自由基的作用有关。好发关节为负重较大的膝关节、髋关节、脊柱和远端指间关节等。典型临床表现为受累关节的疼痛、肿胀、晨僵、关节积液及骨性肥大,可伴有活动时的骨擦音、功能障碍或畸形;关节有压痛、有摩擦音(膝关节多见,其原因为软骨破坏,关节表面粗糙,表现为关节局部疼痛,关节活动时骨摩擦音或骨摩擦感、捻发感)。

本病暂无有效预防措施,早发现早治疗是本病防治的关键。治疗的目标是缓解疼痛、阻止和延缓疾病的发展,保护关节功能。治疗措施包括:基础治疗、药物治疗和外科治疗。

二、治疗药物

治疗药物主要分为控制症状的药物、改善病情的药物及软骨保护剂三类。

(一)控制症状的药物

1. 非甾体抗炎药(NSAIDs) 是最常用的治疗骨性关节炎药物,能减轻疼痛及肿胀,改善关节功能。主要药物有双氯芬酸、塞来昔布、美洛昔康、对乙酰氨基酚和曲马多等。

2. 关节腔内注射药物 ①透明质酸类制剂:可减轻关节疼痛、保护软骨、增加关节活动度;疗效可持续数月。药物有透明质酸钠、玻璃酸钠等。②糖皮质激素:能缓解疼痛、减少渗出、缓解疼痛。仅适用于关节腔注射治疗,其疗效可持续数周至数月。关节腔内注射治疗主要用于常规治疗效果不佳和不能耐受药物者。

3. 局部外治 主要是 NSAIDs 类药物,产生消炎和缓解疼痛的作用。

(二)改善病情药物和软骨保护剂

主要药物有硫酸氨基葡萄糖、葡糖胺聚糖、S-腺苷蛋氨酸及多西环素等;一般起效较慢。双醋瑞因也能保护软骨,明显改善症状和病程;此类药物通过降低基质金属蛋白酶、胶原酶等的活性作用,具有抗炎止痛和保护关节软骨,延缓骨性关节炎发展。此外,维生素 C、D、E 亦能治疗骨性关节炎,其可能的机制是抗氧化作用。

三、治疗药物的应用原则

1. NSAIDs 选用双氯芬酸治疗时如出现与 NSAIDs 相关胃肠道疾病的危险,则改用选择性 COX-2 抑制剂,如塞来昔布及美洛昔康等。用药时,注意药物剂量个体化和老年病人合并病。对乙酰氨基酚治疗骨性关节炎无效时,可予以曲马多治疗。

2. 关节腔内注射药 口服药物常规治疗效果不佳或不能耐受者,可选用关节腔内注射透明质酸类制剂或糖皮质激素来治疗。

四、药物的不良反应

1. 非甾体抗炎药 参见本章第一节。

2. 糖皮质激素 使用糖皮质激素药物进行关节腔内注射时,应严格遵守无菌技术,否则易出现感染。其他参见第十三章。

拓展阅读

骨性关节炎的非药物治疗

骨性关节炎的非药物治疗包括基础治疗和外科治疗。基础治疗包括:①健康教育:使患者知晓骨性关节炎的治疗原则、药物用法和不良反应、锻炼方法等;②保护关节,减轻关节负荷:受累关节应避免过度负荷。不宜长久站立、跪位和蹲位。注意加强关节周围肌肉的锻炼,增强肌肉的协调运动和肌力,维持关节的活动范围和稳定性,有效减轻关节疼痛。肥胖者宜减轻体重。患者尽量使用手杖、步行器等协助活动；③物理及中医治疗：主要有热疗、水疗、推拿、按摩、牵引和针灸等，有利于缓解关节僵直和减轻疼痛。内科治疗无效，关节病变严重及关节功能明显障碍，则可选择外科治疗，其方法有：①关节镜手术；②整形外科手术；③关节置换术：年龄60岁以上、正规药物治疗效果不佳，骨性关节炎呈进展性；④移植术。

五、药物相互作用

参见本章第一节"药物相互作用"。

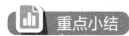 **重点小结**

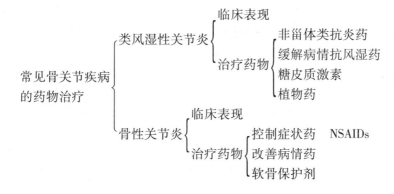

（潘伟男、赵　文）

目标检测

一、A 型题（单项选择题）

1. 治疗类风湿性关节炎的首选药是（　　　）
   A. 糖皮质激素　　　　　　B. 非甾体类抗炎药　　　　　C. 生物制剂
   D. 缓解病情抗风湿药　　　E. 免疫抑制剂

2. 提示类风湿性关节炎活动期的指征之一是（　　　）
   A. 关节红肿痛　　　　　　B. 关节畸形　　　　　　　　C. 淋巴结肿大
   D. 晨僵　　　　　　　　　E. 紫癜

3. 塞来昔布治疗类风湿性关节炎，一日最大剂量为（　　　）
   A. 0.4g　　　　　　　　　B. 0.2g　　　　　　　　　　C. 0.3g
   D. 0.1g　　　　　　　　　E. 0.5g

4. 有消化性溃疡的类风湿性关节炎老年患者宜用（　　　）
   A. 阿司匹林　　　　　　　B. 吲哚美辛　　　　　　　　C. 双氯芬酸
   D. 塞来昔布　　　　　　　E. 萘普生

5. 骨性关节炎中，哪个部位的关节最常见（　　　）

　　A. 手　　　　　　B. 足　　　　　　C. 膝　　　　　　D. 髋　　　　　　E. 脊柱

二、B 型题（共用备选答案）

　　A. 水钠潴留　　　　　　　　B. 促进胃酸分泌　　　　　　C. 抑制免疫功能

　　D. 抑制蛋白质合成　　　　　E. 兴奋中枢神经系统

1. 糖皮质激素禁用于精神病是因为（　　　）
2. 糖皮质激素禁用于胃溃疡是因为（　　　）
3. 糖皮质激素禁用于高血压是因为（　　　）
4. 糖皮质激素禁用于创伤修复期是因为（　　　）
5. 糖皮质激素治疗暴发性流脑必须合用足量有效的抗生素是因为（　　　）

三、X 型题（多项选择题）

1. 类风湿性关节炎可选用下列哪些药物（　　　）

　　A. 阿司匹林　　　　　　　　B. 泼尼松　　　　　　　　C. 甲氨蝶呤

　　D. 雷公藤　　　　　　　　　E. 环磷酰胺

2. 下列哪些药属于 NSAIDs（　　　）

　　A. 泼尼松　　　　　　　　　B. 曲马多　　　　　　　　C. 美洛昔康

　　D. 双氯芬酸　　　　　　　　E. 透明质酸钠

3. 下列哪些药不属于 DMARDs（　　　）

　　A. 泼尼松　　　　　　　　　B. 青霉胺　　　　　　　　C. 美洛昔康

　　D. 金制剂　　　　　　　　　E. 环孢素

四、简单题

1. 简述类风湿性关节炎的药物治疗原则及药物选择。
2. 骨性关节炎治疗的目的是什么？

PPT

第十九章

抗菌药物的合理应用

学习目标

1. **掌握** 抗菌药的应用原则、联合应用、预防应用和给药方法。
2. **熟悉** 常见抗菌药不良反应及其防治。
3. **了解** 抗菌药物体内过程的特点、细菌耐药性及预防对策。

抗菌药物（antibacterials）是治疗由细菌、真菌等病原体所致感染性疾病的一类药物，包括各种抗生素和磺胺类、喹诺酮类等化学合成药物。抗菌药物治愈并挽救了无数病人的生命，在人类与感染性疾病的斗争中发挥了重要作用。但由于抗菌药物的滥用，"超级耐药菌"逐渐增多，给临床抗菌治疗造成越来越多的困难。

合理应用抗菌药物要求根据病人的感染特点、微生物对抗菌药物的敏感性、抗菌药物的药效学和药动学特点等来选择适宜的抗菌药物、给药途径、剂量和疗程，从而提高疗效，避免或减少不良反应，延缓耐药现象的发生，减轻病人的经济负担。

第一节　抗菌药物体内过程的特点

药物体内过程包括药物的吸收、分布、生物转化和排泄的过程，简称为 ADME 过程。

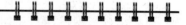

案例导入

案例：青霉素钠在临床上使用的剂型只有粉针剂而没有口服片剂；林可霉素治疗骨组织感染效果好；小儿使用氯霉素易致灰婴综合征；肾功能不全的患者使用庆大霉素应减量。

讨论：试从药物的 ADME 过程分析上述四种药物的特点。

1. 吸收　不同抗菌药物或不同的病人口服抗菌药物后吸收情况不尽相同，如克林霉素、多西环素、磺胺药、异烟肼等的生物利用度可达 90% 以上，而氨基糖苷类、多黏菌素类、万古霉素、两性霉素 B 等生物利用度仅为 0.5% ~ 3%。天然四环素类因易与钙、镁、铝、铋、铁等金属离子螯合而影响其吸收，生物利用度一般 70% 以下，其活性也可为碱性物质所抑制，故不宜与抗酸药合用。

口服和肌内注射抗菌药一般于 1 ~ 4 小时内即可达到血药峰浓度，静脉给药因无吸收过程，用药后立刻达到血药峰浓度，因此，重症病人宜采用静脉途径给药。

2. 分布　抗菌药进入血液后不同程度地与血浆蛋白结合，并与游离型药物保持动态平衡。结合型药物暂时失去药理活性，也不易透过各种屏障。抗菌药物吸收后在各组织中的分布差异是选择药物的重要依据，胸腔、腹腔、关节腔和各种体液中浓度一般为血药浓度的 50%～100%。抗菌药能够透过正常血－脑屏障进入脑脊液中的量极少，但脑膜有炎症时，部分第三代头孢菌素、氟喹诺酮类、乙胺丁醇、氨苄西林、青霉素等在脑脊液中可达有效浓度。红霉素、喹诺酮类等应用后有一定量进入前列腺组织，林可霉素类、磷霉素在骨组织中有较高的浓度。分泌至胆汁中的药物以四环素类、大环内酯类、林可霉素类、利福平等浓度较高。除氯霉素、磺胺嘧啶、异烟肼、甲硝唑等外，痰及支气管分泌液中的药物浓度大多低于同时期血药浓度，以红霉素、氯霉素、氟喹诺酮类、利福平、甲氧苄啶等的浓度较高。

3. 代谢 由于药物在肝脏代谢过程复杂，不少药物的体内代谢过程尚未完全阐明，目前认为主要经过肝脏代谢的药物包括大环内酯类、林可霉素、克林霉素、氯霉素、利福平等，在肝功能减退时使用以上药物须及时调整剂量。

4. 排泄 大多数抗菌药的主要排泄途径是肾脏，肾脏浓缩作用影响其排泄，肾小管液药物浓度往往数倍于血浆浓度，肾脏毒性的风险也随之加大。青霉素类和头孢菌素类经肝、肾两种途径从体内清除。

第二节　细菌耐药现象及预防

耐药性（tolerance）又称抗药性（drug resistance），是指微生物、寄生虫以及肿瘤细胞对于化疗药物作用的敏感性下降，化疗作用降低的现象。耐药性可分为固有耐药、获得性耐药和多重耐药。固有耐药也称天然耐药，由染色体遗传基因介导，发生率较低，具有稳定的遗传性，可代代相传，如肠道革兰阴性杆菌对天然青霉素耐药、链球菌对庆大霉素耐药等；获得性耐药是指细菌在多次接触抗菌药物后改变代谢途径，获得对抗菌药的抵抗能力，可由质粒将耐药基因转移给染色体而代代相传，成为固有耐药；多重耐药是指同时对多种常用抗菌药物发生的耐药性，多重耐药决定了联合用药的必然性。

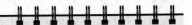

案例导入

案例： Smith 先生，56 岁，美国人。2007 年 5 月，乘坐飞机到欧洲旅行，到达意大利罗马时，接到美国疾病控制中心电话，要求其中止旅行立即返回。当其返回美国后，被立即正式医学隔离。隔离的原因很简单，因他是一名"超级耐药结核病患者"。

讨论： 1. 抗结核药为什么要联合用药？
　　　 2. 什么是超级耐药结核病患者？

一、耐药性的产生与发展

基因的变异是产生耐药性的主要原因。由于抗菌药物的滥用导致微生物进行了定向选择，产生耐药菌株，从而得以大量繁衍、传播；耐药基因再通过接合、转导和转化等传播方式，使得耐药微生物种类越来越多，耐药的速度越来越快，耐药的程度越来越重，甚至出现多重耐药现象。耐药造成的后果也日渐严重。20 世纪 60 年代，全世界每年死于感染性疾病的人数约为 700 万，到了 21 世纪初上升到 2000 万，死于败血症的人数上升了 89%，大部分人死于"超级细菌"带来的用药困难。

全球性抗微生物药物的大量应用和滥用，使耐药菌株不断增加，耐药基因蔓延速度增快。尤其是多重耐药菌（multi – drug resistance，MDR），由于对耐药菌治疗费用较敏感菌高100倍，不仅病人无法得到有效治疗，也使病人的治疗成本剧增。一般新的抗菌药物研发周期约为10年，而出现对此药耐药的细菌仅需2年时间。美国在2000年4月批准上市的"超级抗菌药"利奈唑胺（linezolid），同年的5～12月已有5例耐药报告。甚至有人认为，由于细菌产生耐药速度已超过了新药的开发速度，人类将重新回到没有可供选择抗微生物药物的时期（"后抗生素时代"），感染性疾病将重新危害人类的生命。

拓展阅读

交叉耐药性

细菌对某种药物产生耐药性后，对其他同类或不同类药物也具有耐药性，这种现象称之为交叉耐药性。分为完全交叉耐药性和部分交叉耐药性。①完全交叉耐药性：是双向的耐药现象，如磺胺类药物之间。②部分交叉耐药性：是单向的耐药现象，如氨基糖苷类药物之间，对链霉素耐药的细菌，对庆大霉素、卡那霉素等仍然敏感；而对庆大霉素、卡那霉素耐药的细菌，对链霉素也耐药。

二、 耐药性的预防对策

针对目前抗菌药物滥用，以及不正确使用抗菌药导致药品不良反应增多、细菌耐药严重、医疗费用增加和医疗资源浪费等问题，2004年卫生部出台了《抗菌药物临床应用指导原则》，通过修订形成了《抗菌药物临床应用指导原则（2015年版）》，其主要对策如下。

1. 制定抗微生物药物应用指南，并强制实施。
2. 确定各级医疗诊所、医院处方范围，明确各级医师处方权限。
3. 根据药效学/药动学特征制定治疗方案，并尽早根据药敏试验选药。
4. 原则上尽量选用窄谱抗菌药，一般疗程7～10天，如3天无效应更换药品。
5. 联合用药应有明确指征。
6. 严格控制预防使用和在农、林、副、渔以及饲料的使用。
7. 采取现用策略，如轮作制，即将某些抗菌药停用一段时期后再用，以恢复细菌对药物的敏感性，国家可以制定规划，医院也可分期分批实施。
8. 加强监控，掌握致病菌变化以及耐药情况，及时反馈临床。
9. 实施以教育为基础的抗微生物药物管理计划，包括及时提供信息与建议。
10. 坚决制止在经济利益驱动下滥用。

第三节 抗菌药物的不良反应及防治

抗菌药物在抗感染治疗中起到重要作用的同时，也带来了某些不良反应，严重时甚至会致残或致死。因此，在使用抗菌药物时必须重视其不良反应对病人造成的危害。

案例导入

案例：据统计，目前我国有 6000 余万的残疾人，其中有听力语言障碍的残疾人 2057 万，约占 1/3。而 2057 万听力语言障碍的残疾人中 60%~80% 是因使用氨基糖苷类抗生素所导致的。

讨论：1. 氨基糖苷类抗生素导致听力损害的机制是什么？
　　　　2. 抗菌药物不良反应的防治原则有哪些？

一、 抗菌药物常见的不良反应

常用抗菌药物的不良反应包括：毒性反应、变态反应、二重感染和胃肠道反应等。

（一）毒性反应

毒性反应指药物剂量过大、用药时间过长或药物在体内蓄积过多时，对用药者靶组织（器官）发生的危害性反应。抗菌药物常见的毒性反应如下。

1. 神经系统毒性 氨基糖苷类损害第 8 对脑神经，表现为听力障碍，还可致神经肌肉阻滞，引起心肌抑制、血压下降和呼吸抑制，偶可造成周围神经炎。氟喹诺酮类可影响中枢神经系统，表现为颅内压增高、头痛、头晕、疲倦、晕厥、失眠、耳鸣、感觉异常或嗜睡，甚至出现幻觉、抑郁或癫痫发作等。大环内酯类、磺胺类、多肽类、多烯类抗真菌药、氯霉素偶尔也出现此类不良反应。

2. 造血系统毒性 磺胺类和氯霉素能抑制骨髓，引起白细胞减少症，发生再生障碍性贫血和血小板减少症。氨基糖苷类如庆大霉素、卡那霉素偶见贫血、血小板和白细胞减少、嗜酸性粒细胞增多。四环素类可使血浆凝血酶原活性减低，导致溶血性贫血。

3. 肝、肾毒性 氨基糖苷类、多肽类及多烯类主要损伤肾小管、轻者尿异常改变，重者氮质血症、肾功能不同程度损害，甚至出现肾衰竭。磺胺类、四环素类、大环内酯类可引起黄疸、转氨酶升高、甚至肝功能减退、肝变性坏死。

（二）变态反应

变态反应可表现为过敏性休克、血清病型反应、药热、皮疹、血管神经性水肿和变态反应性心肌损害等。引起变态反应最常见的药物有磺胺类和 β - 内酰胺类，其次是氨基糖苷类、喹诺酮类等。

（三）二重感染

二重感染是指长期使用广谱抗生素，可使敏感菌群受到抑制，而一些不敏感菌（如真菌等）乘机生长繁殖，产生新的感染的现象。例如 β - 内酰胺类中第三代头孢菌素、亚胺培南或氨苄西林等治疗时间过长，易出现二重感染，表现为真菌和条件致病菌感染，如口腔、肠道白色念珠菌感染。氨苄西林可致急性出血性肠炎。林可霉素类、四环素类可引起假膜性肠炎。

（四）胃肠道反应

主要表现为恶心、呕吐、腹泻、腹胀痛、食欲减退等。大环内酯类中以红霉素最严重；四环素类和利福平偶可致胃溃疡；氟喹诺酮类也可引起该类反应。

（五）其他不良反应

长期口服大剂量新霉素和应用卡那霉素引起肠黏膜退行性病变，导致吸收不良综合征，致婴儿腹泻和长期体重不增。氯霉素可致灰婴综合征。氟喹诺酮类致光敏性皮炎、骨关节反应。少数人用抗菌药后可引起肛门瘙痒及肛周糜烂，停药后症状消失。某些药物停用后可引起后遗效应，如氨基糖苷类引起的永久性耳聋。许多化疗药可引起"三致"作用，如利福平可致畸胎，氯霉素和某些抗菌药有致突变和致癌作用等。

二、抗菌药物不良反应的防治原则

1. 严格按照药品的适应证来选择药物和用药剂量，应用任何抗菌药物前，应充分了解其可能发生的各种反应及防治对策等。

2. 常规询问既往史，包含既往用药史、家族史及药物过敏史等。

3. 注意药物相互作用，必须联合用药时，要兼顾增加疗效和减少药物不良反应并重的原则。

4. 慎用毒性较强的抗菌药物，剂量和疗程必须适当，在用药过程中要密切观察一切不良反应及其先兆症状，有条件者定期监测血药浓度，联合用药时要警惕毒性的协同作用。

5. 避免长时期大剂量使用抗菌药物尤其是广谱抗菌药物。

6. 出现不良反应，要立即停用，并采取相应抢救及治疗措施。

三、合理应用治疗药物监测

治疗药物监测（TDM）是通过测定病人治疗用药的血液或其他体液药物浓度，以药动学原理和计算方法拟定最佳的适用于不同病人的个体化给药方案，包括药物剂量、给药间隔和给药途径，以提高疗效和降低不良反应，达到安全有效治疗的目的。大多数常用抗菌药物的毒性较低，治疗安全范围宽，在有效治疗剂量或浓度范围内不致发生毒性反应，因此对治疗药物监测（TDM）没有特别的要求。但在下列特殊情况下，TDM 对制定合理给药方案，提高疗效，减少不良反应具有重要价值，其主要应用：①选用毒性较大，安全范围较小的药物时；②肝、肾功能严重减退的病人在应用较长疗程或加大剂量抗菌药物时；③需用大剂量抗菌药以保证在脑脊液、关节腔等特定的部位达到有效的药物浓度，同时考虑血药浓度过高可能导致毒性反应时；④新生儿或老年人使用易发生中毒的药物时。

第四节　抗菌药物应用的基本原则

抗菌药物的应用应当遵循"安全、有效、经济"的原则，其临床应用是否正确、合理，基于以下两方面：一是有无抗菌药物应用指征；二是选用的品种及给药方案是否正确、合理。

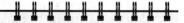

案例导入

案例：米先生，35 岁。近一周来，出现全身乏力，食欲减退，低热，咳嗽等症状，于是到医院就诊。查体：T：37.1℃，BP 150/86 mmHg。X 线拍片显示，右肺部有浸润病灶，密度较淡，边缘模糊。在咯痰中没有查到结核杆菌。医生在给予痰结核杆菌培养的同时，医嘱，立即口服，异烟肼片，0.3g，利福平胶囊，0.45g，每日清晨顿服。

讨论：1. 本例在没有查到结核杆菌的情况下口服抗结核药是否合理？为什么？

　　　2. 本例使用抗生素属于什么治疗？

（一）诊断为细菌性感染者，方有指征应用抗菌药物

根据病人的症状、体征、实验室检查或 X 线、超声等影像学结果，诊断为细菌性感染者，方可应用抗菌药。或是真菌、结核分枝杆菌、非结核分枝杆菌、支原体、衣原体、螺旋体、立克次体及部分原虫等病原微生物所致的感染亦有指征应用抗菌药物。缺乏细菌及上述病原微生物感染证据，诊断不能成立者，以及病毒感染者，均无指征应用抗菌药物。

（二）尽早查明感染病原，根据病原种类及细菌药物敏感试验结果选用抗菌药物

抗菌药物品种的选用原则应根据病原种类及细菌药物敏感试验结果而定。有条件的医疗机构，住院病人必须在开始抗菌治疗前，先进行细菌培养，以尽早明确病原菌和药敏结果；门诊病人根据病情需要开展药敏工作；危重病人在未获得病原菌及药敏结果前，可根据病人的发病的基本情况推断最可能的病原菌，先进行抗菌药物经验治疗。

（三）抗菌药物的经验治疗

对于临床诊断为细菌性感染的病人，在未获知细菌培养及药敏结果前，或无法获取培养标本时，可根据病人的感染部位、基础疾病、发病情况、发病场所、既往抗菌药物用药史及其治疗反应等推测可能的病原体，并结合当地细菌耐药性监测数据，先给予抗菌药物经验治疗。待获知病原学检测及药敏结果后，结合先前的治疗反应调整用药方案；对培养结果阴性的病人，应根据经验治疗的效果和病人情况采取进一步诊疗措施。

（四）按照药物的抗菌作用及其体内过程特点选择用药

各种抗菌药物的药效学和药动学特点不同，因此各有不同的临床适应证。因此，临床治疗应根据各种抗菌药物的药学特点，按临床适应证，正确选用抗菌药物。

（五）综合病人病情、病原菌种类及抗菌药物特点，制定抗菌治疗方案

根据病原菌、感染部位、感染严重程度和病人的生理、病理情况及抗菌药物药效学和药动学证据制定抗菌治疗方案，包括抗菌药物的选用品种、剂量、给药次数、给药途径、疗程及联合用药等。在制定治疗方案时，应遵循下列原则：品种的选择、给药的剂量、给药的途径、给药的次数、疗程等。

拓展阅读

浓度依赖与时间依赖型抗菌药

抗菌药物的体内杀菌活性可分为：①浓度依赖性，即药物浓度愈高，杀菌作用愈强。此类药物通常均具有较长的抗生素后效应（PAE）。如氨基糖苷类、氟喹诺酮类、两性霉素 B、甲硝唑等。短 PAE 药物，包括青霉素类、头孢菌素类、碳青霉烯类、氨曲南等，大环内酯类的大部分品种、克林霉素、利奈唑胺等，一定范围内杀菌活性与药物浓度有关，药物浓度超过一定范围时，其杀菌活性及速率并无明显改变，但杀菌活性与药物浓度超过细菌 MIC 时间的长短有关，此类药物通常无明显抗生素后效应。②时间依赖性（长 PAE），抗菌药物的杀菌活性与其同细菌接触的持续时间成正比，即药物的抗菌疗效取决于药物在组织中浓度维持在 MIC 以上的持续时间，此类药物有明显的抗生素后效应。如阿奇霉素、四环素类、万古霉素等糖肽类等。

第五节　抗菌药物的联合应用

临床多数细菌感染用一种抗菌药即可控制，无需联合用药，仅在下列情况有指征时联合用药。

案例导入

案例：苗先生，75岁。因咳嗽咳痰气促9年，加重2周入院。查体：T 36.7℃，P 105次/分，R 25次/分，BP 150/105mmHg。神志清，精神不振，口唇发绀，双肺呼吸音粗，可闻及中小水泡音及痰鸣音；血常规：WBC 13.1×10^9/L，N 80%；胸片提示：双肺慢支肺气肿改变，双下肺有点片状阴影。初步诊断：慢性阻塞性肺疾病急性加重期；Ⅱ型呼衰。入院后给予头孢米诺1.0静脉滴注，每日2次；氨曲南2.0静脉滴注，每日2次。

讨论：1. 此病例是否应该给予抗生素治疗？
　　　　2. 该病人抗菌药物联合应用是否合理？请说明理由。

（1）病原菌尚未查明的严重感染，包括免疫缺陷者的严重感染。

（2）单一抗菌药物不能控制的严重感染，需氧菌及厌氧菌混合感染，2种及2种以上复数菌感染，以及多重耐药菌或泛耐药菌感染。

（3）需长疗程治疗，但病原菌易对某些抗菌药物产生耐药性的感染，如某些侵袭性真菌病；或病原菌含有不同生长特点的菌群，需要应用不同抗菌机制的药物联合使用，如结核和非结核分枝杆菌。

（4）毒性较大的抗菌药物，联合用药时剂量可适当减少，但需有临床资料证明其同样有效。如两性霉素B与氟胞嘧啶联合治疗隐球菌脑膜炎时，前者的剂量可适当减少，以减少其毒性反应。

（5）联合用药时，宜选用具有协同或相加作用的药物联合，如青霉素类、头孢菌素类或其他 β - 内酰胺类与氨基糖苷类联合。联合用药通常采用2种药物联合，3种及3种以上药物联合仅适用于个别情况，如结核病的治疗。此外，必须注意联合用药后的药物不良反应，亦可能增多。

第六节　抗菌药物的预防应用

临床抗菌药物的预防应用主要是非手术病人抗菌药物的预防性应用、围手术期抗菌药物的预防性应用和侵入性诊疗操作病人的抗菌药物的预防应用。后两者属于专科用药，本节重点介绍非手术病人抗菌药物的预防性应用。

案例导入

案例：钱先生，28岁。因昨日淋巴而受凉，今晨突然感到"嗓子痛"，为了尽快"消炎"，自行到社会药店购买了头孢拉定胶囊，0.5g，口服，每日3次。

讨论：1. 本例使用抗生素是否有明确指征？

2. 分析本例中存在哪些错误？

一、预防用药目的

预防特定病原菌所致的或特定人群可能发生的感染。

二、预防用药基本原则

1. 用于尚无细菌感染征象，但暴露于致病菌感染的高危人群。

2. 预防用药适应证和抗菌药物选择，应基于循证医学证据。

3. 应针对一种或二种最可能细菌的感染进行预防用药，不宜盲目地选用广谱抗菌药或多药联合预防多种细菌多部位感染。

4. 应限于针对某一段特定时间内可能发生的感染，而非任何时间可能发生的感染。

5. 应积极纠正导致感染风险增加的原发疾病或基础状况。可以治愈或纠正者，预防用药价值较大；原发疾病不能治愈或纠正者，药物预防效果有限，应权衡利弊，决定是否预防用药。

6. 以下情况原则上不应预防使用抗菌药物：普通感冒、麻疹、水痘等病毒性疾病；昏迷、休克、中毒、心力衰竭、肿瘤、应用肾上腺皮质激素等病人；留置导尿管、留置深静脉导管以及建立人工气道（包括气管插管或气管切口）病人。

三、对某些细菌性感染的预防用药指征与方案

在某些细菌性感染的高危人群中，可有指征的预防性使用抗菌药物，如风湿热复发、流脑流行时部队、学校、幼儿园中密切接触者、与百日咳病人密切接触的幼儿和年老体弱者。此外，严重中性粒细胞缺乏（ANC≤0.1×10^9/L），持续时间超过 7 天的高危病人和实体器官移植及造血干细胞移植的病人，在某些情况下也有预防用抗菌药物的指征，但由于涉及病人基础疾病、免疫功能状态、免疫抑制剂等药物治疗史等诸多复杂因素，其预防用药指征及方案可根据患者个体情况制定。

第七节　抗菌药物的给药方法

抗菌药物的给药方法如给药途径、给药间隔时间、饭前或饭后给药、静脉滴注速度、剂量和疗程等均会影响到治疗效果，因此在采用任何抗菌药物前，必须充分了解其临床药理特点，制定合理的给药方案。

案例导入

案例：涂先生，56 岁。因消化性溃疡出血住院接受治疗，入院后第 3 天出现流感症状，第 5 天突发咳嗽、咳痰、胸痛、发热等症状。经化验和 X 线检查，诊断为肺炎。给予头孢哌酮钠 2.0g，加入 5% 葡萄糖注射剂 200ml 中静脉滴注。每日 2 次。

讨论：1. 给予患者选用头孢哌酮钠治疗并静脉滴注的原因是什么？

2. 头孢哌酮钠为何要分次给药？其 $t_{1/2}$ 约为 2 小时，但每日 2 次给药即可。试从 PAE 角度给予解释。

一、给药途径

抗菌药物常用的给药途径有口服、肌内注射、静脉注射（静注）、静脉滴注（静滴）、局部用药和气雾吸入等。

1. 口服 口服给药最为简单，也最为方便。很多抗菌药物如四环素类、氯霉素、大环内酯类、磺胺类药、抗结核药、喹诺酮类和部分 β - 内酰胺类抗生素均可口服。大多抗菌药物口服制剂均有较高的生物利用度（80% ~ 90%）。药峰浓度一般于 1 ~ 3 小时内即可到达，组织脏器中的浓度在数小时内达有效水平，因此轻、中度感染均可采用口服法给药。

氨基糖苷类、多烯类、多黏菌素类、万古霉素、大多数 β - 内酰胺类等口服后极少吸收，故不能用口服法治疗全身性感染，但可选用其中某些药物口服治疗敏感致病菌所致的肠道感染，或作为肠道手术前预防用药，以杀灭肠道中的敏感菌群。

2. 肌内注射 适用于不能口服给药的轻、中度感染者，不宜用于重症感染者。注射后药一般于 0.5 ~ 1 小时达到峰浓度。重症感染静脉注射用药，病情改善后也可改为肌内注射。某些药物的局部刺激性较强，常需与局麻剂如利多卡因等同用。局部刺激性过强的药物不宜肌内注射给药，宜缓慢滴入静脉内。

3. 静脉注射和静脉滴注 适用于口服或肌内注射给药吸收差和血药浓度低者，以及伴毒血症或休克的严重感染如败血症、脓毒性胆管炎、化脓性脑膜炎等病人。应将抗菌药物溶于适量注射用水或其他溶剂中，分 1 ~ 4 次推注或滴注于静脉内。接受注射用药的感染病人，经治疗后病情好转，能口服时，应尽早转为口服给药。

4. 局部用药 抗菌药的局部应用只限于少数情况。其应用原则包括：①选用的药物应没有或极少刺激性，以免损伤局部组织；②药物应不易使人体发生过敏反应；③用于大面积烧伤或创伤时，要注意抗菌药物因创面吸收而发生不良反应的可能；④宜多采用主要供局部应用的药物，如新霉素、杆菌肽、磺胺嘧啶银等，而少用供全身应用的抗菌药物，以免细菌对这些药物产生耐药性。

5. 雾化吸入 主要适用于呼吸道炎症或肺部感染、经痰液引流及全身用药而效果不显著者。常用的气雾吸入药物有氨基糖苷类、两性霉素 B 等，浓度以偏低为宜。庆大霉素的浓度为 0.05% ~ 0.1%，两性霉素 B 为 0.01% ~ 0.02%，每日以超声雾化吸入 2 ~ 3 次，每次 5 ~ 10ml。

二、给药间隔时间

1. 给药间隔时间或给药次数 无论口服、肌内注射，还是静脉注射，其给药间隔时间一般每 6 ~ 12 小时给药 1 次为宜，即抗菌药物的 1 日量分 2 ~ 4 次给予。现大多抗菌药物的 1 日量可平分为 2 ~ 3 次给予，2 次者 8：00、20：00 各给 1 次；3 次者 6：00、14：00 及 22：00 各给 1 次；24 小时持续静脉滴注一般并无必要。

氨基糖苷类 PAE 较长，一日量 1 次静脉滴注给予，与多次静脉滴注（2 ~ 3 次）相比，不仅疗效相同，且毒性反应也可因血谷浓度低、肾皮质和内耳淋巴液中药物积聚量较少而有减轻。

头孢曲松、氟罗沙星、罗红霉素、阿奇霉素等半衰期较长的抗生素，均可每日用药 1 次。第三代头孢菌素如头孢哌酮、头孢他啶等由于血药浓度高和抗菌活性高，氟喹诺酮类如氧氟沙星、环丙沙星等由于半衰期较长和较明显的 PAE，给药间隔时间均可延长为 12 小时。治疗淋病性尿道炎可单次肌内注射头孢曲松、大观霉素等或单次口服阿奇霉素、氟喹诺酮类等。

2. 每次给药持续时间 β - 内酰胺类应于静脉内快速滴注，每次用量在 0.5 ~ 1 小时内滴入。此外，每日量分次快速静脉滴注者，脑脊液中的药物浓度较持续静脉滴注同量者为高。氨基糖苷类和多黏霉素类等的每次静脉滴注时间不宜少于 1 小时，以免产生神经肌肉接头阻滞作用。万古霉素每次静脉滴注时间需在 1 小时以上。氟喹诺酮类和亚胺培南 - 西司他丁注射液的每次静脉滴注时间宜为 1 ~ 2 小时，否则可因脑内药物浓度过高而导致包括癫痫在内的一系列中枢神经毒性。红霉素乳糖酸盐对静脉的刺激性强，每次滴注时间一般为 5 小时左右。两性霉素 B 的滴注浓度不超过 10mg/100ml，每次滴注时间为 6 小时以上，滴注过快有引起心室颤动或心搏骤停的可能。

三、用药剂量与疗程

1. 抗菌药物剂量 可按体重或体表面积计算，国内大多以体重为基础。成人以 50 ~ 60kg（除去过多脂肪的标准体重）为准。早产儿和新生儿的肝、肾功能尚未发育健全，各抗菌药物的每日用量需适当减少，儿童的每日用量较成人标准折算后可相应略增。老年人则相应减少。同一抗菌药物的给药剂量可因不同感染、不同部位、不同给药途径等而有差别。

2. 血药浓度及监测 抗菌药物在血中的浓度是否恰当，应以致病微生物的药敏为依据，这对毒性较强的抗菌药物尤为重要。虽药动学的一些数据可供用药时的参考，但个体间差异较大，故有条件的单位宜定时监测血中峰、谷浓度，用于调整剂量时参考。普通抗菌药物治疗剂量时，最大稳态血药浓度与 MIC 之比通常为数倍至数十倍以上，某些第三代头孢菌素则可达数百倍，甚至更高，此类药物一般无监测血药浓度的必要。但在肾功能减退病人中，氨基糖苷类、万古霉素等的血药浓度测定仍很重要，因浓度过高会引起耳、肾毒性，过低则不易控制感染。

3. 体液中的药物浓度 抗菌药物在尿中的浓度，大多高出血药浓度数倍以至数百倍；某些抗菌药物在胆汁中的浓度，可为血药浓度的数倍以至数十倍；经肝肠循环的药物在粪便中也可有较高的浓度，因此治疗尿路、肠道和胆管感染时，应综合考虑病原菌药敏和所选药物在该处的浓度及药物浓度动态变化，而血药浓度仅具有次要的参考意义。

4. 抗菌药物的疗程 抗菌药物的疗程因不同感染而异。一般宜用至体温降达正常、症状消退后 72 ~ 96 小时；但败血症、骨髓炎、感染性心内膜炎的疗程宜为 4 ~ 6 周以上，且最好采用杀菌剂。伤寒在热退尽后宜继续用药 7 ~ 10 日以上以防复发。处理败血症，宜用药至症状消退后 1 ~ 2 周，以彻底消除病原菌。布鲁菌病最易复发，四环素类与氨基糖苷类联合应用的疗程可达 6 周以上。溶血性链球菌咽峡炎的症状在应用青霉素后 1 ~ 2 日内即见消退。如抗菌药物的临床疗效不显著，急性感染在 48 ~ 72 小时内应考虑药物的调整。抗结核菌药物的疗程更长。

重点小结

抗菌药物的
合理应用
- 抗菌药物体内过程的特点
- 细菌耐药性及预防
- 不良反应及防治
  - 常见不良反应　毒性反应、变态反应、二重感染、胃肠道反应、其他反应
  - 抗菌药物不良反应的防治原则
  - 治疗药物监测
- 应用基本原则
  - 非细菌感染引起的疾病一般不用抗菌药物
  - 根据病原体首选敏感药物
  - 避免低剂量，长疗程用药
  - 关闭或尽量缩小"耐药突变选择窗"
  - 根据病人病情、病原体种类、抗菌药特点制定治疗方案
  - 减轻病人经济负担，减少卫生资源浪费
- 联合应用
  - 必须有明确指征
  - 宜限2类非同类抗菌药
  - 注意药物的合理配伍
- 预防应用
  - 尽量避免预防应用
  - 预防应用抗菌药物　感染后果严重，且预防用药有相当或一定效果者；针对某种特定细菌感染作预防应用；有感染高危因素、如污染手术时
- 给药方法
  - 给药途径　口服、肌内注射、静脉注射、静脉滴注、局部用药、雾化吸入
  - 给药间隔时间
  - 给药剂量与疗程

（初晓艺）

目标检测

一、A型题（单项选择题）

1. 错误的合理用药目的是（　　）
   A. 避免或减轻不良反应　　　　B. 选择合适的抗菌药
   C. 消除细菌耐药性　　　　　　D. 节约医疗费用
   E. 提高疗效

2. 以下正确的叙述是（　　）
   A. 抗菌药物容易透过血－脑屏障进入脑脊液中
   B. 合理应用抗菌药的基本原则是安全、有效、经济、方便

C. 支气管分泌液中药物浓度大多低于同期血浆药物浓度

D. 氯己定栓剂通过体内消毒的方式治疗阴道炎

E. 抗菌药物宜三种以上联合应用

3. 耐药菌越来越多的原因是（　　）

A. 细菌的固有耐药性 　　　　　　　　B. 细菌的接合、转导和转化

C. 抗菌药物品种不断增加 　　　　　　D. 滥用抗菌药物

E. 细菌的多重耐药性

4. 根据对细菌的作用性质，喹诺酮类药物属于（　　）

A. 繁殖期杀菌剂 　　　　　　　　　　B. 静止期杀菌剂

C. 速效抑菌剂 　　　　　　　　　　　D. 中效抑菌剂

E. 慢效抑菌剂

5. 抗菌药物疗程，一般宜用至体温正常，症状消退后（　　）

A. 24～48 小时 　　　　　　　　　　B. 48～72 小时

C. 72～96 小时 　　　　　　　　　　D. 5～7 天

E. 8～9 天

二、B 型题（共用备选答案）

A. 四环素类 　　　　　　　　　　　　B. 头孢菌素类

C. 磺胺类 　　　　　　　　　　　　　D. 阿奇霉素

E. 氨基糖苷类

1. 繁殖期杀菌剂是（　　）

2. 速效抑菌剂是（　　）

3. 慢效抑菌剂是（　　）

4. 损害第 8 对脑神经的抗菌药是（　　）

5. 属于时间依赖性的抗菌剂是（　　）

三、X 型题（多项选择题）

1. 联合用药指征包括（　　）

A. 病原体不明的严重感染

B. 单一药物不能有效控制的混合感染、严重感染和（或）耐药菌株感染

C. 减轻病人经济负担，减少卫生资源浪费

D. 某些细菌感染需要长期用药时，以延缓细菌耐药性的产生

E. 减少单一抗菌药物剂量，从而减少不良反应的发生率和危害程度

2. 决定抗菌药物给药间隔的影响因素有（　　）

A. 药物的 $t_{1/2}$ 　　　　　　　　　　B. 药物的 PAE

C. 药物的毒性 　　　　　　　　　　　D. 药物的刺激性

E. 药物的生物利用度

3. 为保证抗菌药物合理应用，下列哪些措施是必要的（　　）

A. 提倡预防用药 　　　　　　　　　　B. 根据药敏选药

C. 制定相关管理法规 　　　　　　　　D. 开展抗菌药物使用知识的普及宣传

E. 禁止抗菌药物的非临床应用

4. 临床需要优先选用杀菌剂的情况有（　　　）

    A. 新生儿感染　　　　　　　　　　　B. 过敏体质

    C. 营养不良　　　　　　　　　　　　D. 长期使用免疫抑制剂

    E. 原因不明感染

5. 抗菌药物的主要不良反应包括（　　　）

    A. 停药反跳　　　　　　　　　　　　B. 特异质反应

    C. 毒性反应　　　　　　　　　　　　D. 变态反应

    E. 二重感染

四、简答题

1. 抗菌药物的合理用药原则有哪些？

2. 何为细菌耐药性，预防其产生的对策有哪些？

第二十章

临床常见物质中毒与解救

PPT

学习目标

1. **掌握** 有机磷酸酯类中毒、镇静催眠药中毒、金属和类金属中毒的临床表现、药物治疗原则、治疗药物合理选用。
2. **熟悉** 有机磷酸酯类中毒、镇静催眠药中毒、金属和类金属中毒的治疗药物作用和相互作用。
3. **了解** 有机磷酸酯类中毒、镇静催眠药中毒、金属和类金属中毒的一般治疗方法。

第一节 一般救治原则

毒物（toxicant）是指能损害机体的组织与器官、并能在组织与器官内发生生物化学或生物物理作用、扰乱或破坏机体的正常生理功能，使机体发生病理变化的物质。毒物引起的疾病，称为中毒（poisoning）。

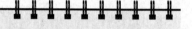

案例导入

案例： 苗女士，42 岁。两周前出现乏力、低热、食欲不振、手足麻木等全身症状。近日突然出现掌指关节出现晨僵、持续疼痛、肿胀，并为对称性，遂来医院就诊。经查体和实验检查后，诊断：类风湿性关节炎。给予阿司匹林，每日 4g，分 3 次服用，并逐渐加大剂量至每日 6g。同时，给予雷公藤，一次 20mg，每日 3 次。1 周后，患者出现眩晕、恶心、呕吐、耳鸣、听力和视力减退等症状，迅速到医院治疗。

讨论： 1. 分析引起患者出现以上症状的主要因素是什么？
2. 如何选择解救药物？

中毒的严重程度与后果取决于作用毒物的剂量、作用时间、诊断、救治是否及时准确。毒物的种类很多，中毒方式各异，尽管有的中毒物尚无特效的解毒药，但救治基本原则相同。

急性中毒的救治步骤是：①快速确定诊断，估计中毒程度；②尽快排出尚未吸收的毒物；③对已吸收的毒物采取排毒或解毒的措施；④对症与支持治疗。

1. 清除未吸收的毒物 根据进入途径不同采取不同的排毒措施。①吸入性中毒应尽快使病人脱离中毒环境。必要时给予氧气吸入、进行人工呼吸。②经皮肤和黏膜吸收中毒的应去除污染的衣物、黏膜上的毒物，并用温水、10% 乙醇或植物油进行冲洗。眼内污染毒物时，必须立即用清水冲洗至少 5 分钟，并滴入相应中和剂。③经消化道吸收中毒的在毒物进入体内 4 ~ 6 小时内应进行催吐和洗胃。神志清醒的病人用压舌板刺激咽弓和咽后壁催吐。药物催吐可用阿扑吗啡，皮下注射 3 ~ 5 分钟后即呕吐。洗胃的主要目的是清除毒物，阻止毒物的吸收和吸附。水溶性药物中毒洗胃比较适用。强腐蚀剂中毒病人禁止洗胃，防止引起食道以及胃穿孔。挥发性烃类化合物中毒病人不宜洗胃，防止胃反流后引起类脂质性肺炎。清洗出的胃内容物应做毒物分析鉴定。

拓展阅读

洗胃液作用与种类

洗胃液（washing gastric juice）具有吸附毒物、清洗胃壁作用。清醒病人饮洗胃液200~400ml后，用压舌板刺激咽部，促使病人呕吐，并反复进行，直到呕吐出清水而无特殊气味为止。也可采用胃管插入进行洗胃，急性中毒病人应尽量将胃内容物抽出后再进行洗胃，洗胃时每次用液体300ml，洗胃应多次反复冲洗，直到洗出液与注入的液体一样清澈为止。临床常用的洗胃液有：高锰酸钾溶液（1:5000~1:10 000）、活性炭混悬液（0.2%~0.5%）、牛奶与水等量混合、鸡蛋白、淀粉溶液、氯化钠溶液（1%~2%）、生理盐水、鞣酸溶液（3%~5%）。

2. 加速毒物排泄，减少吸收　多数毒物经小肠及大肠吸收后引起肠道刺激症状，导泻、洗肠可使进入肠道的毒物尽可能迅速排出，从而减少毒物在肠道的吸收。常用的方法有：导泻可用硫酸钠、硫酸镁；灌肠可用1%微温盐水、1%肥皂水、清水等；利尿可用呋塞米；血液净化可迅速清除体内毒物，使重症中毒病人预后大为改观，常用的方法有：血液透析、腹膜透析、血液灌注、血液滤过、血浆置换等。

3. 药物拮抗解毒　某些毒物有有效的拮抗剂，在进行排毒时应积极使用特效拮抗剂。常见的拮抗剂有：①物理性拮抗剂：药用炭可吸附中毒物质，牛乳可沉淀重金属；②化学性拮抗剂：弱碱可中和强酸；③生理性拮抗剂：阿托品可拮抗有机磷酸酯类中毒；④特殊解毒剂：二巯丙醇可拮抗砷、汞中毒，亚硝酸钠可拮抗氰化物中毒等。

4. 支持与对症治疗　支持与对症治疗的目的在于保护及恢复重要器官的功能，维持机体的正常代谢状态，帮助中毒病人恢复。昏迷病人应注意保持呼吸畅通，定时翻身预防肺炎和压疮。中毒性高热必须进行物理降温。中毒性肾衰病人应尽早进行血液透析。

第二节　有机磷酸酯类中毒与解救

有机磷酸酯类（organophosphorus compounds）品种多，包括对硫磷、内吸磷、马拉硫酸、乐果、敌敌畏、敌百虫等农林杀虫剂和沙林、塔崩、梭曼等战争毒气。对人体有剧烈毒性，极易引起中毒。

案例导入

案例：王女士，46岁。因与家人闹矛盾，于1月31日下午自服敌敌畏，于当日19:33被家人发现送入医院治疗。入院时神志呈深昏迷状态，双瞳孔等大等圆，对光反射消失，面色灰暗，口唇发绀，全身湿冷，无恶心、呕吐及流涎，双肺呼吸音低，心率快，频发早搏，血氧饱和度低，大便失禁。诊断为有机磷农药中毒。

讨论：1. 有机磷农药中毒应如何解救？
　　　2. 如何选择解救药物？

一、中毒表现

有机磷酸酯类可通过消化道、呼吸道、皮肤及黏膜等多种途径进入机体，与胆碱酯酶结合，形成磷酰化胆碱酯酶而失去活性，导致乙酰胆碱不能被水解而堆积，从而强烈激动胆碱受体，引起一系列胆碱能神经系统功能亢进的中毒症状。中毒的症状包括：①毒蕈碱样症状：表现为食欲减退、恶心、呕吐、腹痛、腹泻、瞳孔缩小、视力模糊、多汗、流涎、支气管痉挛、呼吸道分泌物增多、呼吸困难、发绀等；②烟碱样症状：表现为肌肉震颤、抽搐、肌无力、心率加快、血压升高等；③中枢症状：表现为眩晕、头痛、乏力、烦躁不安、发热、失眠、震颤、精神恍惚、言语不清、惊厥、昏迷等。有机磷酸酯类中毒按临床表现可分为三级：轻度中毒、中度中毒、重度中毒。

二、治疗药物

（一）M 受体阻断药

阿托品可阻断 M 受体，从而迅速缓解 M 样症状，同时消除部分中枢症状。阿托品的用量不受《中国药典》规定极量的限制，1～2mg（肌内注射或静脉注射，严重中毒时可加大 5～10 倍），每 15～20 分钟重复给药 1 次，直至青紫消失，继续用药到病情稳定。使用原则为及早、足量、反复给药至阿托品化。

其他 M 受体阻断药如：东莨菪碱、山莨菪碱等也能用于有机磷酸酯类中毒的解救。

（二）胆碱酯酶复活药

本类药物可与磷酰化胆碱酯酶结合，使胆碱酯酶游离出来并恢复水解乙酰胆碱的功能。主要药物如下。

1. 氯解磷定　轻度中毒时，肌内注射 0.25～0.5g，必要时 2 小时后重复给药 1 次。中度中毒肌内注射 0.5～0.75g。重度中毒静脉注射 1g，30 分钟后如不显效可重复给药，好转后逐步停药。

2. 碘解磷定　轻度中毒时，静脉注射 0.4g，必要时 2 小时后重复给药 1 次。中度中毒静脉注射 0.8～1g。重度中毒缓慢静脉注射 1～2g，30 分钟后如不显效可重复给药，好转后逐步停药。

三、治疗药物的应用原则

（1）轻度中毒病人可单用阿托品治疗，但对呼吸麻痹无效。中度与重度中毒者，则必须与氯解磷定等胆碱酯酶复活药合用。

（2）阿托品治疗重度中毒的原则是：早期、足量、重复给药，达到阿托品化而避免出现阿托品中毒。阿托品化的指征是瞳孔扩大、面部潮红、皮肤干燥、口干、心率加快。

（3）严重缺氧的病人，使用阿托品有发生室颤的危险，应同时给氧。伴有体温升高的病人，应物理降温，并慎用阿托品。

（4）应用胆碱酯酶复活药时切勿两种或三种复活剂同时使用，以避免增加毒性。复活剂剂量过大、注射过快或未经稀释直接注射均可引起毒性。

拓展阅读

胆碱酯酶复活药

胆碱酯酶复活药对内吸磷、对硫磷、乙硫磷、甲拌磷、治冥磷、苯硫磷、辛硫磷、特普磷等中毒效果较好。用于治疗对敌敌畏、敌百虫、乐果、氧乐果、马拉硫酸、二嗪磷等中毒疗效较差或无效，此种情况应以阿托品治疗为主。

四、药物的不良反应

1. 阿托品 大量使用时会出现阿托品中毒，如病人出现谵妄、躁动、幻觉、全身潮红、高热、心率加快甚至昏迷，应立即停用，并用毛果芸香碱解救。

2. 氯解磷定 治疗剂量时毒性较小，肌内注射局部有轻微疼痛；静脉注射过快可出现头痛、眩晕、乏力、视力模糊、恶心呕吐等症状；剂量过大，可抑制 AChE，使神经肌肉传导阻滞，病人出现抽搐，甚至呼吸抑制。

五、药物相互作用

药物相互作用见表 20 - 1。

表 20 - 1　治疗有机磷中毒药物相互作用一览表

合用药物	相互作用结果
阿托品 + 奎尼丁	抗胆碱作用增强
阿托品 + 地高辛、维生素 B_2	后者吸收增加
胆碱酯酶复活药 + 碱性溶液	生成氰化物，毒性增加

第三节　镇静催眠药中毒与解救

目前，临床上常用的镇静催眠药包括苯二氮䓬类、巴比妥类和其他类，过量服用或误用大剂量药物，则中枢抑制作用增强而出现中毒。本节重点介绍巴比妥类药的中毒与解救。

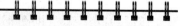

案例导入

案例：蒋先生，56 岁。公司经理，因工作压力较大，长期失眠。常在睡前服用 0.2g 异戊巴比妥而入睡。最近，因做项目不顺，压力较大，心情不好，虽服用 0.2g 异戊巴比妥但还是彻夜难眠。蒋先生为睡个"好觉"，在晚上 12 点将家里有的 20 片（每片 0.1g）异戊巴比妥 1 次服下。第二天因昏睡不起，不能上班而送医院抢救。

讨论：1. 巴比妥类中毒会出现哪些临床症状？

2. 如何选择药物进行治疗？

一、中毒表现

巴比妥类具有量 – 效关系，随着剂量的增加，产生镇静、催眠到麻醉的作用。对皮层下中枢（间脑、中脑、脑桥）的抑制顺序是自上而下，对脊髓产生自下而上的抑制作用，最后延脑呼吸中枢和血管运动中枢受到抑制。轻度中毒，患者仅有反应迟钝、言语不清、判断和定向障碍等；中度中毒，患者沉睡或进入昏迷状态，呼吸变慢，眼球有震颤；重度中毒，患者深度昏迷，呼吸变浅变慢，有时呈现潮式呼吸，血气分析有缺氧和（或）二氧化碳潴留，血压下降或休克，瞳孔缩小，对光无反射等。

二、治疗药物

1. 尼可刹米　巴比妥类药物中毒的病人存在下列情况的可酌情使用尼可刹米兴奋中枢。①病人深度昏迷，处于完全无反应状态；②有呼吸衰竭；③积极抢救 48 小时后仍不清醒。肌内或静脉注射，每次 0.25 ~ 0.5g，必要时 1 ~ 2 小时重复给药一次，直到呼吸抑制缓解。

2. 碳酸氢钠　应用 5% 碳酸氢钠溶液静脉滴注，碱化尿液，可使长效巴比妥类排泄速率加快 3 ~ 5 倍。

3. 利尿药　①呋塞米注射剂 40 ~ 80mg 静脉注射，在充分补液的基础上，病人尿量应保持在 300 ~ 400ml/h。②20% 甘露醇注射液 500 ~ 1000ml，静脉滴注，必要时 4 ~ 6 小时重复使用。

三、治疗药物的应用原则

1. 排出毒物　一般救治为主，及时进行洗胃、洗肠、加速药物排泄和补液等，以加速毒物的排出。可选用 1 : 5000 ~ 1 : 2000 的高锰酸钾溶液或 0.9% 氯化钠注射液洗胃。

2. 对症治疗　对中毒昏迷患者可选用中枢兴奋剂尼可刹米对抗治疗。反复大量使用会出现惊厥，并增加机体耗能与耗氧，加重呼吸衰竭。

拓展阅读

瘦肉精中毒

瘦肉精（通用名克仑特罗，clenbuterol）属强效 β_2 受体激动剂，无特效解毒药。中毒轻重与剂量有关。轻度中毒表现为心悸、眼睑部肌肉震颤。重度中毒表现为恶心、呕吐，四肢骨骼肌震颤，窦性心动过速、室性早搏。轻度中毒停止食用，休息就可好转。重度中毒应催吐、洗胃、导泻、适量补钾，也可用 β 受体阻断剂：普萘洛尔、美托洛尔、艾司洛儿等。

四、药物的不良反应

1. 尼可刹米　不良反应少，但大剂量可引起血压升高、心悸、出汗、呕吐、震颤及肌僵直等，或出现惊厥。出现惊厥，应及时停药并静脉注射苯二氮䓬类或小剂量硫喷钠。

2. 呋塞米　主要是水和电解质紊乱，可引起低血钾、低血钠、低血钙等。长期大量使用可导致高尿酸血症、高血糖、直立性低血压、听力障碍和视力模糊等。

五、药物的相互作用

药物相互作用见表 20 – 2。

表 20-2 治疗镇静催眠药中毒药物相互作用一览表

合用药物	相互作用结果
尼可刹米 + 其他抗惊厥药如咖啡因	易致惊厥
呋塞米 + 强心苷	导致后者发生中毒
呋塞米 + 两性霉素、头孢菌素、氨基糖苷类	肾毒性和耳毒性增加

第四节 金属和类金属中毒与解救

金属和类金属能与机体内某些功能酶、辅酶和细胞膜上的功能基团结合，干扰和破坏酶的活性和生理功能，导致机体中毒，出现毒性反应。

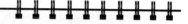

案例导入

案例： 童先生，18 岁。近两个月以来出现右侧手部出现细小震颤；讲话声音低沉、含糊或嘶哑；有时感觉倦怠、无力、食欲不振、肝区疼痛等症状，遂到医院就诊。实验室检查：血清铜蓝蛋白（CP）：0.11g/L（正常值 0.26～0.36g/L）；肝铜值：268μg/g（正常值 20μg/g）；尿铜量：220μg/24h（正常 < 50μg/24h）。

讨论： 1. 病人诊断为何病？导致此病的病因是什么？
 2. 如何进行药物治疗？

一、中毒表现

金属和类金属中毒包括铅、汞、镉、砷、铬、铜、铁等中毒。中毒时表现为神经系统、呼吸系统、消化系统、血液系统、肾脏、心血管及皮肤等组织器官的损害，严重的可导致死亡。

二、治疗药物

1. 二巯丁二钠 对铅、汞、砷有明显的解毒和促进排泄的作用。对铜、钴、镍中毒也有疗效。肌内注射，每次 0.5g，每日 2 次。

2. 二巯丙磺钠 用于驱除汞中毒，对铋、锑中毒也有一定疗效。急性中毒时可静脉注射，每次 5mg/kg，每 4～5 小时 1 次，第 2 日，2～3 次/日，以后 1～2 次/日，7 日为一疗程。用于慢性中毒以小剂量间歇用药为原则。

3. 青霉胺 为青霉素的降解产物，为含巯基的氨基酸，能与铜、汞、铅等金属离子络合，形成可溶性的络合物由尿液排出。对铜中毒效果最好，是治疗肝豆状核变性的首选药物，可使尿铜排出增加 5～20 倍。治疗肝豆状核变性，每日服用量为 20～50mg/kg，或每日服用 1.0～1.5g，长期服用，症状改善后可间歇用药。

4. 去铁胺 是铁中毒的特效解毒药，对三价铁离子的亲和力极强，可与体内三价铁离子络合，生成无毒的稳定的可溶解的络合物，随尿液和粪便排出。治疗急性铁中毒，肌内注射，首次 0.5～1.0g，隔 4 小时再用 0.5g，共 2 次。以后根据病情 4～12 小时用药 1 次，24 小时总量不超过 6g。静脉注射，一次 0.5g，加入到 5% 或 10% 葡萄糖注射液 50～500ml

中滴注，2~4 小时总量不超过 90mg/kg。

三、治疗药物的应用原则

1. 一般处理原则 除去毒物、固定毒物、对症治疗和支持疗法。如用硫酸镁洗胃、导泻，用药用炭吸附毒物，或给氧、人工呼吸，给予中枢兴奋剂等。

2. 应用特效解毒药原则 根据毒物的不同，有针对性选特效解毒药，如砷、锑、汞中毒，选用二巯基丙醇；铜中毒选用青霉胺；铁中毒选用去铁胺。

拓展阅读

蛇咬伤中毒

蛇分为无毒蛇和有毒蛇两类。无毒蛇咬伤只在人体伤处皮肤留下细小齿痕，一般无不良后果，用70% 乙醇消毒，外加纱布包扎即可。毒蛇咬伤在伤口处可留下一对较深的齿痕，必须进行救治。蛇咬伤中毒表现为：出血、疼痛、红肿、寒战、呕吐、视物迷糊、惊厥、心律失常等。治疗原则：①防止毒液扩散吸收，用布带将伤口近心端5cm处捆住（注意防止肢体缺血坏死）；②迅速排出毒液，用高锰酸钾冲洗伤口；③应用解毒药，常用的解毒药如：南通蛇药、上海蛇药、蛇毒血清等；④为防止合并感染可用抗菌药，对各种器官功能不全或休克须采取相应治疗措施。

四、药物的不良反应

1. 二巯丁二钠 有头痛、恶心、四肢酸痛等症状，数小时后可自行消失。

2. 二巯丙磺钠 静脉注射速度过快时有恶心、心动过速、头晕、口唇发麻等，一般 10~15 分钟即自行消退，偶尔有过敏反应，一旦发生立即停药，并对症治疗。

3. 青霉胺 不良反应发生率高，常见有厌食、恶心、呕吐等消化道反应。本药与青霉素有交叉过敏反应，用药前应做皮试。长期服药需同服维生素 B_6，以免导致其缺乏。

4. 去铁胺 肌内注射局部有出现疼痛；静脉滴注过快可发生皮肤潮红、心动过速、低血压甚至休克；长期用药可发生视力减退、视野缩小、辩色和夜视困难、视网膜色素异常等，个别可出现白内障。

五、药物相互作用

药物相互作用见表 20-3。

表 20-3 治疗金属和类金属中毒药物相互作用一览表

合用药物	相互作用结果
阿托品＋奎尼丁	抗胆碱作用增强
青霉胺＋保泰松、金制剂	增强血液系统和肾脏的不良反应
去铁胺＋维生素 C	易导致心脏失去代偿功能

📊 **重点小结**

$$
\text{临床常见物质}\atop\text{中毒与解救}
\begin{cases}
\text{有机磷酸酯类中毒}\begin{cases}\text{中毒表现}\\\text{治疗药物 \quad 阿托品、氯解磷定}\end{cases}\\
\text{镇静催眠药中毒}\begin{cases}\text{中毒表现}\\\text{治疗药物 \quad 尼可刹米、碳酸氢钠、呋塞米}\end{cases}\\
\text{重金属和类金属中毒}\begin{cases}\text{中毒表现}\\\text{治疗药物 \quad 二巯丁二钠、二巯丙磺钠、}\\\qquad\qquad\quad\text{青霉胺、去铁胺}\end{cases}
\end{cases}
$$

（杨春燕）

📄 **目标检测**

一、A 型题（单项选择题）

1. 关于经皮肤和黏膜吸收中毒，下列解救处理不正确的是（　　）

    A. 皮肤接触腐蚀性毒物者，冲洗时间要求达到 15～30 分钟

    B. 立即去除被污染的衣物，清洗被污染的皮肤与黏膜

    C. 可让病人饮水 500～600ml 催吐

    D. 对由伤口进入的药物中毒，必要时可进行局部引流排毒

    E. 眼内污染毒物时，立即用清水冲洗至少 5 分钟

2. 下列关于胆碱酯酶复活剂叙述正确的是（　　）

    A. 胆碱酯酶复活剂对毒蕈碱样作用较强

    B. 胆碱酯酶复活剂不需要稀释，可直接注射

    C. 胆碱酯酶复活剂与阿托品联用无协同作用

    D. 切勿两种或多种胆碱酯酶复活剂同时使用，以免毒性增加

    E. 中毒超过 3 日使用胆碱酯酶复活剂仍然有效

3. 有机磷酸酯类中毒使用阿托品后不会减轻、消除的症状是（　　）

    A. 多汗、流涎　　　　　　　B. 恶心、呕吐　　　　　　C. 肌肉震颤

    D. 视力模糊　　　　　　　　E. 腹痛、腹泻

4. 苯二氮䓬类中毒可用下列哪个药物进行拮抗（　　）

    A. 氟马西尼　　　　　　　　B. 阿托品　　　　　　　　C. 氯解磷定

    D. 毛果芸香碱　　　　　　　E. 地西泮

5. 下列药物不可用于重金属中毒解救的是（　　）

    A. 二巯丁二钠　　　　　　　B. 青霉胺　　　　　　　　C. 二巯丙磺钠

    D. 依地酸钙钠　　　　　　　E. 卡马西平

二、B 型题（共用备选答案）

    A. 不能催吐　　　　　　　　B. 禁止洗胃　　　　　　　C. 不能导泻

    D. 不能强行利尿　　　　　　E. 净化血液

解救毒物经口中毒时应注意

1. 肾衰者（　　　）
2. 严重心脏病病人（　　　）
3. 毒物引起严重腹泻者（　　　）

    A. 碘解磷定　　　　　　　　B. 二巯丁二钠　　　　　　　C. 阿托品
    D. 去铁胺　　　　　　　　　E. 戊四氮

4. 可用于驱铅的络合剂是（　　　）
5. 有机磷酸酯类中毒用于复活胆碱酯酶的药物是（　　　）
6. 可用于兴奋中枢的药物是（　　　）

三、X 型题（多项选择题）

1. 有机磷酸酯类中毒的症状分为（　　　）
    A. 消化系统症状　　　　　B. 中枢神经系统症状　　　　C. 皮肤症状
    D. 烟碱样症状　　　　　　E. 毒蕈碱样症状

2. 机磷酸酯类中毒的解救过程应注意（　　　）
    A. 轻度中毒者可单用阿托品，中度中毒者需与胆碱酯酶复活剂合用
    B. 有机磷酸酯类中毒后使用阿托品是因为阿托品能破坏有机酸酯类物质
    C. 阿托品能消除病人的骨骼肌震颤
    D. 阿托品与胆碱酯酶复活剂合用时，阿托品应减量
    E. 阿托品的应用原则是病情缓解或达到"阿托品化"后改为维持剂量

3. 下列药物中可用于解救铅中毒的特殊解毒剂有（　　　）
    A. 青霉胺　　　　　　　　B. 二巯丁二钠　　　　　　　C. 二巯丙醇
    D. 二巯丙磺钠　　　　　　E. 依地酸钙钠

四、简答题

1. 急性中毒的救治步骤有哪些？
2. 有机磷酸酯类中毒的症状有哪些？

实训内容

实训一　处方调配

【实训目的】

1. 学会处方调配的方法。

2. 掌握处方调配程序。

3. 具有审核处方、指导合理用药的能力。

【实训内容】

1. 判断处方是否合格。

2. 掌握处方调配的原则步骤。

3. 处方审核。

【实训步骤】

1. 每位同学有 10 张处方，判断每张处方是否合格，并说明原因。

2. 调配处方，由 2 名学生组成，一位充当病人，一位作为药师，详细交代药品用法用量、不良反应和用药注意事项，回答教师提出的有关用药指导的问题。

3. 结束后，由教师总结处方是否合格，不合格原因、处方调配的程序及注意事项、处方调配过程中遇到的问题及解决办法。

4. 在此基础上，每组推出一位同学作处方调配示范，其他同学注意观看，进行自由点评。

5. 将所有的合格处方按照普通处方、急诊处方、儿科处方、麻醉药品处方、第一/第二类精神药品处方分类，并详细说明各处方要点。

【实训解析】

（一）处方结构

处方由前记、正文、后记三部分组成。

1. 处方前记　包括医疗机构名称、门诊和住院病历号、处方编号、科别或病室和床位号、费别、病人姓名、性别、年龄、临床诊断、开具日期等。麻醉药品处方、第一/第二类精神药品处方，还要增加身份证号码、代办人及其身份证号码等。

2. 处方正文　开头以 Rp 或 R 表示，分列药物名称、剂型、规格、数量、用法用量。

3. 处方后记　医生签名或加盖专用签章、药品金额以及审核、调配、核对、发药的药学专业技术人员签名。

（二）处方常用拉丁文缩写

缩写	中文含义	缩写	中文含义
q. d.	每日 1 次	a. c.	饭前
b. i. d.	每日 2 次	p. c.	饭后
t. i. d.	每日 3 次	a. m.	上午
q. i. d.	每日 4 次	p. m.	下午

缩写	中文含义	缩写	中文含义
q. h.	每小时 1 次	s. o. s.	需要时
q. m.	每晨	stat！	立即
q. n.	每晚	p. o.	口服
h. s.	睡时	i. d.	皮内注射
i. h.	皮下注射	Caps.	胶囊剂
i. m.	肌内注射	Pil.	丸剂
i. v.	静脉注射	Co.	复方的
i. v. gtt.	静脉滴注	Rp.	取

（三）处方调配

配方程序为：收方—审方—调配—包装标示—核对—发药。

1. 收方 从病人处接收处方。

2. 审方 包括处方规范审核和用药安全审核。①处方规范审核，审核医生资质，审核处方内容完整性、书写规范性、字迹清晰度。②用药安全审核，对规定必须做皮试的药物，必须注明过敏试验及结果的判定；处方用药与临床诊断必须符合；药品名称、剂量、用法；选用的剂型与给药途径必须适合；不能有重复给药现象；不能存在潜在的临床意义的药物相互作用和配伍禁忌。审方时，发现存在用药安全性问题，应拒绝调配，并及时告知处方医师，并不得擅自更改或配发带有安全性问题药品。

3. 调配处方 仔细阅读处方，按处方药品顺序注意调配；药品配齐后与处方逐条核对药名、剂型、规格、数量和用法，调配的药物必须完全与处方相配；调配好一张处方上的所有药品后，再调配下一张处方。

4. 核对 调配处方必须做到"四查十对"：①查处方，对科别、姓名、年龄；②查药品，对药名、剂型、规格、数量；③查配伍禁忌，对药品性状、用法用量；④查用药合理性，对临床诊断。在核对剂量时，对老年人和婴幼儿病人尤应仔细。

5. 发药 核对病人姓名，逐一核对药品与处方的相符性，检查规格、剂量、数量并签名；详细交代每种药品的用法用量、不良反应和用药注意事项，耐心回答病人的咨询。

（四）处方保存

处方由调剂、出售处方药品的医疗、预防、保健机构或药品零售企业妥善保存。普通处方、急诊处方、儿科处方保存 1 年，医疗用毒性药品、精神药品及戒毒药品处方保存 2 年，麻醉药品处方保存 3 年。处方保存期满后，经医疗、预防、保健机构或药品零售企业主管领导批准、登记备案，方可销毁。

【实训思考】

1. 如何正确审核处方？

2. 调配处方时的应该的注意事项有哪些？

【实训报告】

1. 分析处方不合格的原因，并做出正确修改。

2. 写出处方调配程序。

3. 针对所调配的处方，写出应向病人交代的药品用法用量、不良反应和用药注意事项。

实训二 失眠的药物治疗方案评定

【实训目的】

1. 学会制定和评价失眠药物治疗方案的方法。

2. 掌握治疗失眠的常用药物及其用量用法。

3. 具有指导失眠患者合理选药、用药的能力。

【实训内容】

李女士，55岁，入睡困难1个月余。

1. 向病人详细询问病情。

2. 给出最可能的诊断。

3. 制定药物治疗方案。

4. 介绍治疗方案中的药品。

【实训步骤】

1. 问病练习 ①方法：2位同学一组，抽签决定药师和病人，其中一人充当失眠病人，另一人充当药师，进行问病练习，其余同学注意观看（每位同学课前须认真准备）。②问病内容：问主要症状（睡眠诱导时间、睡眠持续时间、有无早醒）；问诱因（近期有无精神刺激、有无突发作息规律改变和生活环境改变）；问伴随症状（有无白天嗜睡和疲乏，有无梦魇、打鼾，有无肢体末端的感觉异常，如"针刺感"或"虫爬感"）；问诊疗经过（发病后用过什么药物治疗，效果如何；作过什么检查，有无确诊）；问一般情况（饮食、大小便、体重有无改变，工作是否受影响，有无吸烟、酗酒、饮茶等生活习惯）；问既往病史，问家族史（有无癫痫、头痛、外伤、哮喘等疾病及相关精神疾病）；问检查和化验的结果。

2. 讨论 分组讨论，指出其问病和回答的成功和不足之处，每组推出1位同学作总结性发言。

3. 优化 问病练习 在总结讨论结果的基础上，另选2位同学再次进行问病练习。

4. 制定药物治疗方案 ①分组讨论，能否将上述病例确定为失眠症？列出诊断依据，制定药物治疗方案。②每组推出1位同学代表发言。③教师总结，并引导同学进行病例分析，详细说明给药依据。④介绍上述治疗方案中的药品，说明药物名称、作用、用法用量、不良反应及用药注意事项等。

【实训解析】

失眠通常指病人对睡眠时间和（或）质量不满意并影响白天社会功能的一种主观体验。失眠的诊断是建立在主观感受基础之上的，是一种持续相当长时间的睡眠的质和（或）量令人不满意的状况。多表现为难以入睡，维持睡眠困难和早醒。临床上失眠比较常见，一般人群患病率为10%~20%，男女差别不大。

（一）临床特征

主要症状为睡眠发动或维持困难，或醒后仍疲乏，睡眠障碍又引起显著的苦恼或职业社交受损。

（二）诊断要点

根据典型病史，需排除其他的躯体疾病（如癫痫、头痛、外伤、心脑血管疾病等）、精神疾病（心境障碍、焦虑障碍）和精神类药物滥用。

（三）治疗主要包括

非药物治疗、药物治疗。

（四）治疗原则

消除病因，消除导致失眠的各种因素，治疗原发性疾病。可给予镇静催眠药，应根据病人潜在的原因及其自诉病程的长短，制定符合每个病人需要的药物治疗方案和非药物治疗方案。

（五）药物治疗

目前临床应用的镇静催眠药可分为以下四类。

1. 苯二氮䓬类，包括地西泮、硝西泮、艾司唑仑、氟西泮和三唑仑等。

2. 新型镇静催眠药和抗焦虑药，如丁螺环酮、佐匹克隆和唑吡坦等。

3. 巴比妥类。

4. 水合氯醛。

药物治疗方案举例：

1. 地西泮片　5～10mg　p. o.　q. n.

2. 唑吡坦片　10mg　p. o.　q. n.

【实训思考】

1. 王女士，52 岁，干部。3 月前因丧偶出现入睡困难，关灯后至少需要 3 小时才能入睡，睡眠维持 4 小时左右，醒后难以再次入睡，次日感觉疲乏困倦，严重影响工作。这种情况每周至少出现 4 次。曾经自行服用镇静催眠药，睡眠未见明显改善。

处方药物：艾司唑仑片　2mg　p. o.　q. n.

请分析用药是否合理，并说明理由。

2. 张女士，35 岁，某外企销售总监，同事眼中的女强人。3 个月前开始入睡困难，白天毫无精神，靠化妆和服用维生素来提高精神，3 个月后开始出现精神恍惚、丢三落四。遂就诊，医生诊断其为睡眠障碍。

处方药物：佐匹克隆片　7.5mg　p. o.　q. n.

请分析用药是否合理，并说明理由。

【实训报告】

1. 根据问病练习中的实训病例，制定出失眠病人的药物治疗方案，写出应向病人交代的用药注意事项。

2. 回答实训思考中提出的问题。

3. 写出实训体会。

实训三　高血压的药物治疗方案评定

【实训目的】

1. 学会制定和评价高血压的药物治疗方案的方法。

2. 掌握高血压的诊断标准和常用抗高血压药物的作用特点。

3. 具有指导高血压患者合理选药、用药的能力。

【实训内容】

1. 分析高血压药物治疗方案是否合理。

2. 分析抗高血压药物的用药依据。

【实训步骤】

1. 由同学叙述抗高血压药物的选药原则。

2. 引入如下病例。

李先生，76 岁，因"胸痛 5 年，活动气短半年"就诊。5 年前，病人因发作性胸痛确诊为冠心病。近 2 周血压波动明显。有高血压史 12 年，间断服用美托洛尔和贝那普利。近 2 周血压波动明显。不嗜烟酒，家族史（−）。体格检查：血压 168/94mmHg，心率 72 次/分。肝脾（−），下肢不肿。血生化：LDL−C 2.26mmol/L，HDL−C 0.48mmol/L。超声心动图提示：2012 年 LV 56/40，LVEF 44%；2014 年 LV 62/50，前壁心尖部室壁瘤形成，LVEF 30%（双平面）。

诊断：高血压合并冠心病、血脂异常。

3. 引入三种治疗方案

（1）给予病人血脂康胶囊，口服，2 粒/次，每日 2 次，口服硝苯地平片，每次 10mg，每日 3 次，口服马来酸依那普利片，初始剂量为每次 10mg，每日 1 次，2 周后每次 10mg，每日 2 次。

（2）给予病人氢氯噻嗪片，口服，每次 25mg，每日 1 次；卡托普利片，口服，每次 25mg，每日 2 次；同时氨氯地平片，口服，每次 2.5mg，每日 1 次。给药 2 周后，若病人血压未得到有效控制，可将卡托普利给药次数提升为每日 3 次，氨氯地平片剂量加为每次 5mg。

（3）给予病人缬沙坦片 80mg，氨氯地平片 5mg，每日清晨口服 1 次，阿昔莫司片，0.25g，口服，每日 1~3 次。

4. 分组讨论三种治疗方案的合理性。

【实训解析】

1. 血脂康胶囊，成分为红曲，每粒胶囊含洛伐他汀 2.5mg 以及不饱和脂肪酸。除湿祛痰，活血化瘀，健脾消食。适应证：①用于脾虚痰瘀阻滞症的气短、乏力、头晕、头痛、胸闷、腹胀、食少纳呆等；②高脂血症，轻−中度胆固醇升高、TG 轻度升高及高密度脂蛋白降低；③也可用于由高脂血症及动脉粥样硬化引起的心脑血管疾病的辅助治疗。

2. 硝苯地平普通片由于降压作用迅速，易激活交感神经系统而兴奋心脏，引起心悸等不良反应。抗高血压宜选择硝苯地平缓释片。氨氯地平是长效二氢吡啶类药物，每天服用 1 次。

3. 卡托普利属于血管紧张素转化酶抑制剂，在降压的同时不影响糖和脂质代谢。长时间用药还可抑制和逆转心肌和血管重构。不良反应主要有干咳、血管神经性水肿和高血钾。缬沙坦属于 AT_1 受体阻断药，作用特点与卡托普利相似，但不会导致干咳和血管神经性水肿。

4. 氢氯噻嗪是基础降压药，不良反应主要有电解质代谢紊乱和升高血糖。

5. 阿昔莫司是烟酸衍生物，具有较全面的调血脂作用。

6. 高血压的用药原则主要有：①根据病情选药；②根据病人的并发症血药；③联合用药和平稳降压。

7. 高血压诊断标准：在未使用降压药物的情况下收缩压≥140mmHg 和（或）舒张压≥90mmHg。

2010 年版《中国高血压防治指南》（简称指南）血压治疗目标：高血压合并冠心病，一般可为 130/80mmHg，但治疗宜个体化，有闭塞性冠心病、糖尿病或年龄 >60 岁，DBP 应 >60mmHg。对于冠心病合并高血压病人，降压治疗降低心血管事件的益处不容置疑。冠心病病人临床情况复杂，应根据指南的原则，制定个体化的治疗方案。对高危冠心病合并高血压病人，舒张压应尽可能不低于60mmHg。

【实训思考】

1. 高血压的用药原则有哪些？
2. 常用的抗高血压药有哪几类？如何选用？
3. 常用的抗高血压药注意事项是什么？

【实训报告】

1. 分析治疗方案中，哪些用药是不合理的，说明其原因并做出正确的修改方案。
2. 分析治疗方案中，哪些用药是合理的，用药依据是什么。

实训四　支气管哮喘的药物治疗方案评定

【实训目的】

1. 学会制定和评价支气管哮喘的药物治疗方案的方法。
2. 掌握支气管哮喘的概念、临床分期及其治疗用药。
3. 具有指导支气管哮喘患者合理选药、用药的能力。

【实训内容】

1. 判断临床诊断是否准确。
2. 正确认识临床分期。
3. 合理进行药物选择。

【实训步骤】

1. 随机抽取3份临床病例，判断是否为支气管哮喘，并说明依据。

2. 选择用药，由2名学生，一位充当病人，一位作为药师，详细交代药品用法、用量、不良反应和用药注意事项，回答教师提出的有关用药指导的问题。

3. 结束后，由教师总结用药不合理原因及注意事项、用药选择中遇到的问题及解决办法。在此基础上，每组推出一位同学对哮喘治疗药分类及代表药物进行相关讲解，其他同学注意倾听，进行自由点评。

4. 在此基础上，每组推出一位同学对哮喘治疗药分类及代表药物进行相关讲解，其他同学注意倾听，进行自由点评。结束后，由教师总结用药不合理原因及注意事项、用药选择中遇到的问题及解决办法。

【实训解析】

（一）支气管哮喘的概念

支气管哮喘是由多种细胞及细胞组分参与的慢性气道炎症，常表现为反复发作的喘息、气促、胸闷和（或）咳嗽等症状，多在夜间和（或）凌晨发生，此类症状常伴有广泛而多变的气流阻塞，如不及时处理，胸闷进一步加重，并出现以呼气为主的呼吸困难伴喘鸣，重度者可有口唇发绀、大汗、极度呼吸困难。此时气道阻塞严重，可危及生命。

（二）支气管哮喘分期

根据临床表现哮喘可分为急性发作期、慢性持续期和临床缓解期。哮喘急性发作期是指喘息、气促、咳嗽、胸闷等症状突然发生，或原有症状急剧加重，常有呼吸困难，常因接触变应原、刺激物或呼吸道感染诱发；慢性持续期是指在相当长的时间内，每周均不同频度和（或）不同程度地出现症状（喘息、气急、胸闷、咳嗽等）；临床缓解期是指经过治疗或未经治疗症状、体征消失，肺功能恢复到急性发作前水平，并维持 3 个月以上。

（三）支气管哮喘急性发作期的治疗

急性发作期的治疗目标是尽快缓解气道痉挛，纠正低氧血症，恢复肺功能，预防进一步恶化或再次发作，防治并发症。

1. 轻度 定量气雾剂（MDI）吸入短效 β_2 受体激动剂（SABA），在第 1 小时内每 20 分钟吸入 1~2 喷。随后轻度急性发作可调整为每 3~4 小时吸入 1~2 喷。效果不佳时可服用茶碱缓释片，或加用短效抗胆碱药气雾剂吸入。

2. 中度 吸入 SABA，常用雾化吸入，第 1 小时内可持续雾化吸入，联合应用雾化吸入短效抗胆碱药、激素混悬液。也可联合静脉注射茶碱类。如果治疗效果欠佳，尤其是在控制性药物治疗的基础上发生的急性发作，应尽早口服激素，同时吸氧。

3. 重度至危重度 持续雾化吸入 SABA，联合雾化吸入短效抗胆碱药、激素混悬液及静脉茶碱类药物。吸氧，尽早静脉应用激素，待病情得到控制和缓解后改为口服给药。注意维持水、电解质平衡，纠正酸碱失衡，当 PH <7.2 且合并代谢性酸中毒时，应适当补碱。经过上述治疗，临床症状和肺功能无改善甚至继续恶化者，应及时给予机械通气治疗，其指征主要包括呼吸肌疲劳、$PCO_2 \geqslant 45mmol/L$、意识改变（需进行有创机械通气）。此外，应预防呼吸道感染等。对所有急性发作的病人都要制订个体化的长期治疗方案。

（四）慢性持续期的治疗

慢性持续期的治疗应在评估和监测病人哮喘控制水平的基础上，定期根据长期治疗分级方案做出调整，以维持病人的控制水平，哮喘长期治疗方案分为 5 级，见下图。

哮喘长期治疗方案

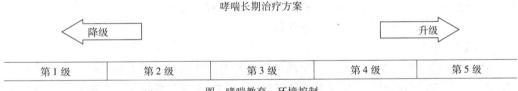

图 哮喘教育、环境控制

对哮喘病人进行哮喘知识的健康教育、有效控制环境、避免诱发因素，要贯穿于整个哮喘治疗过程中。对大多数未经治疗的持续性哮喘病人，初始治疗应从第 2 级方案开始，如果初始评估提示哮喘处于严重未控制，治疗应从第 3 级方案开始。从第 2 级到第 5 级的治疗方案中都有不同的哮喘控制药物可供选择。而在每一级中缓解药物都应按需使用，以迅速缓解哮喘症状。

【实训思考】

1. 简述支气管哮喘的临床表现及分期。

2. 支气管哮喘急性发作期药物应如何选择？

3. 简述支气管哮喘慢性持续期的分级治疗。

【实训报告】

1. 分析用药不合理的原因，并做出正确修改。

2. 写出支气管哮喘常用药物种类。

3. 针对所选药物，写出应向病人交代的用法用量、不良反应和用药注意事项。

实训五　消化性溃疡的药物治疗方案制定与评价

【实训目的】

1. 学会制定和评价消化性溃疡药物治疗方案的方法。

2. 掌握常用治疗消化性溃疡药物的作用特点。

3. 具有指导消化性溃疡患者合理选药、用药的能力。

【实训内容】

1. 向病人询问病情。

2. 依据医师处方诊断制定合理的药物治疗方案。

3. 仔细解说治疗方案中的药物。

【实训步骤】

1. 由 2 位同学一组，一人充当病人，另一人充当药师，进行用药咨询与解说。

2. 病例设定：王女士，39 岁，公司职员，常年因工作原因饮食不规律，出现上腹部疼痛，餐后更为严重，深夜有反酸、胃部灼热。近几天由于感冒，服用芬必得，又出现了胃痛症状，医院诊断为十二指肠溃疡。

3. 询问病人，问主要症状：上腹部疼痛部位、隐痛还是胀痛、餐前还是饭后疼痛、进食后疼痛能缓解还是更为严重，有无嗳气、反酸、黑便；问诱因：发病前有无饮食不规律、压力大、服用药物。

4. 制定药物给药方案。

5. 分组讨论，针对该同学制定给药方案和咨询过程，进行分析，指出其成功和不足之处，评价用药是否合理，有无其他给药方案。

【实训解析】

消化性溃疡主要发生于胃及十二指肠，是一种慢性溃疡，是多发病、常见病。其临床特点为慢性过程，周期发作，中上腹节律性疼痛。溃疡深达黏膜肌层，边缘整齐，具有炎症水肿、细胞浸润和纤维组织增生等病变，底部洁净，覆有灰白纤维渗出物。当溃疡侵及较大的血管时，能引起大量的出血。若溃疡穿透肌层及浆膜层，常引起穿孔。在溃疡的急性期，周围组织多有炎症、水肿。在愈合过程中，由于大量瘢痕组织的形成，胃或十二指肠可有畸形，特别当溃疡位于幽门及其附近时，可致持久性的幽门梗阻。

（一）溃疡原因

胃酸、胃蛋白酶，特别是胃酸的作用占显著地位。此外，幽门螺杆菌感染、精神刺激、忧思恼怒、情怀不畅、肝郁气滞、饥饱无常或暴饮暴食和药物（如解热镇痛药）对黏膜的理化性创伤。

（二）临床表现

消化性溃疡的发作可伴有嗳气、反酸、流涎、恶心、呕吐等症状，或消化道出血、急性穿孔危及生命。上腹部疼痛是溃疡病最常见的症状之一，常见有节律性、周期性和长期性的特点，疼痛的性质常为隐痛、灼痛、胀痛、饥饿痛或剧痛，以阵发性中等度钝痛为主，亦有持续性隐痛者，能为碱性药物和食物暂时缓解。溃疡病在缓解期体征可不明显，病情发作期可有上腹部压痛，多和溃疡存在部位相一致，如胃溃疡的压痛多在剑突下左方，幽门前区溃疡多在上腹正中或稍偏右，球部溃疡多固定于脐的右上方。胃溃疡疼痛发生于餐后，经胃排空后缓解。其规律为进食－舒适－疼痛－舒适。十二指肠溃疡的疼痛常于饭后 2~4 小时发作，持续至下次进食后才缓解，进食后疼痛可减轻或缓解，故叫"空腹痛"，

其疼痛规律为进食 – 舒适 – 疼痛。有的也可在夜间出现疼痛，常在夜间痛醒，又叫"夜间痛。"

（三）临床诊断

一般可以作出初步诊断的是典型临床表现、X 线钡餐检查，胃镜检查有确诊价值。X 线钡餐检查可见龛影及黏膜皱襞集中征象，单纯局部压痛、激惹或变形为间接征象，仅供诊断参考。胃镜检查，具有确诊价值，可在胃、十二指肠发现圆形、椭圆形、线形、不完整形或霜降样溃疡，底部平整，覆有白色或灰白色苔，边缘多整齐，无结节状隆起，周围黏膜充血水肿，有时可见皱襞向溃疡集中，活检及细胞组织学检查可排除恶性病变。

（四）药物治疗

1. 降低胃酸浓度　①抗酸药，如氢氧化铝凝胶，每次 10ml，每日 3 ~ 4 次；②抑制胃酸药：H_2 受体阻断剂如法莫替丁：每次 20mg，每日 2 次，用药 8 周，对胃溃疡、十二指肠溃疡治愈率达 80% 以上；质子泵抑制药如奥美拉唑和兰索拉唑；M 受体拮抗药常用药物有：阿托品、颠茄酊、山莨菪碱、甲氧氯普胺等。

2. 保护胃黏膜药　①铋剂：复方铋剂（枸橼酸铋钾）能在溃疡面形成氧化铋的保护性薄膜，对胃溃疡愈合率高达 90%；②硫糖铝；③前列腺素衍生物：前列腺素，PGE 除抑制胃酸分泌外还能增强胃黏膜屏障，溃疡愈合率约 70% ~ 90%。

3. Hp 治疗法　抑制幽门螺旋菌药物：①抗生素：青霉素、四环素、红霉素、庆大霉素、头孢噻吩、甲硝唑、对羟氨苄青霉素、克拉红霉素；②抑酸剂：奥美拉唑；③杀灭厌氧菌的抗生素：替硝唑片或胶囊，每次 2 粒（400mg），每日 2 次；④铋剂：胶体果胶铋，每次 2 粒，每日 4 次，分为三餐前 1 小时和晚上睡前 1 小时服用。

（五）疗效及预防

1. 治愈后临床症状消失，食欲正常，胃酸分泌正常，胃镜所见溃疡愈合及黏膜组织学改变基本恢复正常。但是有反复发作倾向，病程长，少数病人胃溃疡可发生癌变，但十二指肠溃疡很少发生癌变。

2. 注意精神与饮食调摄，避免过度紧张和情绪不宁，必要时可短期使用地西泮和镇静剂。饮食要定时，避免过饥过饱和过粗糙、过冷过热和刺激性的饮食，如辛辣食品、浓茶、咖啡等；戒烟酒。溃疡病活动期宜少食多餐，给流食，半流食或饮食。改变不良的运动习惯，合理分配体育锻炼与工作时间。保持室内环境应清净幽雅、空气流通、阳光充足。

【实训思考】

1. 试述该病例王女士为何在服用芬必得后出现消化性溃疡。

2. Hp 治疗法中应该如何选取药物合理搭配。

【实训报告】

1. 根据实训病例，制定病人的药物治疗方案，说明给药依据和用药注意事项。

2. 回答思考题给出的问题。

实训六　缺铁性贫血的药物治疗方案评定

【实训目的】

1. 学会制定和评价缺铁性贫血的药物治疗方案的方法。

2. 掌握常用治疗缺铁性贫血的药物作用特点。

3. 具有指导缺铁性贫血患者合理选药、用药的能力。

【实训内容】

1. 判断医师诊断是否正确。
2. 判断处方药品应用是否合理。
3. 对给药方案进行评定。

【实训步骤】

1. 每位同学有 2 份病例，判断医生诊断是否正确。
2. 审核处方是否合格，判断处方用药是否合理。
3. 对 2 张处方分别进行评定。
4. 归纳总结。

【实训解析】

（一）展示病例

1. 病例 李女士，26 岁。头晕、心悸、乏力半年。检查：T 36.2℃，P 80 次/分，R 18 次/分，Bp 100/70mmHg，神清，倦怠，皮肤、黏膜苍白，无黄染及出血点，发毛稀疏无光泽，浅表淋巴结无肿大。心尖区闻及收缩期杂音，肝脾未触及，指端苍白，指甲脆裂呈匙状。实验室检查：Hb 50g/L，RBC 2.5×10^{12}/L，WBC 9.8×10^9/L，BPC 130×10^9/L，红细胞呈小细胞低色素。骨髓检查：红系增生活跃，粒系，巨核细胞无变化，铁染色未见铁粒幼红细胞。血清铁 6.5μmol/L，血清总铁结合力 89.6μmol/L。诊断为缺铁性贫血。

2. 病例 张先生，65 岁。阵发性心悸 1 个月。病人近 1 个月来出现阵发性心悸感，活动时加重，休息后可缓解，无明显胸痛感。病人既往有胃溃疡史。检查：心电图轻度 ST-T 改变，血常规提示小细胞低色素性贫血，血清铁明显降低。胃镜显示：胃底部溃疡出血。初步诊断：缺铁性贫血。

（二）展示处方

处方一：

某市人民医院
处方笺

科别：血液科	门诊/住院病例号：		床号：
姓名：李XX	性别：女	年龄：26 岁	费别：公/自/保
临床诊断：缺铁性贫血	2016 年 5 月 16 日		

Rp:

1. 琥珀酸亚铁片　　　100mg×100 片
   Sig:　　口服　　100mg　　1 日 3 次
2. 维生素 C 片　　　100mg×100 片
   Sig:　　口服　　100mg　　1 日 3 次

医师：　　　　调配：　　　　复核：

药品金额：

处方二：

某市人民医院 处方笺			
科别：血液科	门诊/住院病例号：		床号：
姓名：张XX	性别：男	年龄：65 岁	费别：公/自/保
临床诊断：缺铁性贫血	2016 年 5 月 18 日		

Rp：

    1. 琥珀酸亚铁片   100mg×20 片

       Sig：   口服   100mg   1 日 3 次

    2. 维生素 C   100mg×100 片

       Sig：   口服   100mg   1 日 3 次

    3. 奥美拉唑   20mg×20 片

       Sig：   口服   40mg   1 日 1 次

医师：   调配：   复核：

药品金额：

【实训思考】

1. 2 个处方用药是否合理，理由何在？

2. 核发药物时，有哪些内容应向病人交代？

【实训报告】

1. 分析处方合理的原因，给出理由。

2. 写出处方调配程序，针对所调配的处方，写出应向病人交代的用法用量、不良反应和用药注意事项。

实训七　荨麻疹的药物治疗方案评定

【实训目的】

1. 学会制定和评价荨麻疹的药物治疗方案的方法。

2. 掌握常用治疗荨麻疹的药物特点。

3. 具有指导荨麻疹患者合理选药、用药的能力。

【实训内容】

1. 熟悉荨麻疹与皮疹鉴别。

2. 熟练模拟问病、荐药情景对话。

3. 熟练用药指导训练。

【实训步骤】

1. 教师出示病例：李某，男，18 岁，全身反复起风团，瘙痒 3 年，每年冬春发作，遇冷尤甚，得暖后减轻。

2. 模拟问病练习：由 2 名学生，一位充当病人，一位作为药师，进行模拟问病练习，重点询问和检查皮疹的特征，寻找诱发因素。

3. 药师给出最可能的诊断，选择合适的治疗药物，介绍治疗方案中的药品，并进行用药指导。

4. 在此基础上，请2～3组同学作示范，其他同学注意观看，进行自由点评。

5. 教师进行最后点评。

【实训解析】

（一）荨麻疹概述

荨麻疹俗称"风疹块""风湿疙瘩""风团"，是一种过敏性皮肤病，常表现在皮肤或黏膜上，为一种局限性、暂时性伴剧烈瘙痒的潮红斑和红色或苍白色风团为特征的皮肤病，严重者可出现腹痛、腹泻、气促，甚至喉头水肿、过敏性休克等。15%～20%的人一生中至少患过一次荨麻疹。荨麻疹多于变态反应有关，大多数属于Ⅰ型变态反应，少数属于Ⅱ型、Ⅲ型反应。

（二）临床特征

1. 荨麻疹的皮疹特点 皮疹为发作性的皮肤黏膜潮红或鲜红色或苍白色风团，风团形状不一、大小不等，单个风团常持续不超过24～36小时，消退后不留痕迹，但新的风团又不断发生，伴有瘙痒和灼烧感。少数伴发热、关节肿痛、头痛、恶心、呕吐、腹痛、腹泻、胸闷、气憋、呼吸困难、心悸等全身症状。

2. 荨麻疹的分型及临床特点 目前荨麻疹的分类尚无统一标准，2007年中华医学会皮肤性病学分会根据国内外的一些分类方法提出以下分类法。

（1）特发性荨麻疹 ①急性荨麻疹：起病急，发展快，表现为瘙痒性红斑、风团反复发作，病情严重者可伴有发热等全身症状。病程在6周以内，大多1～3周痊愈。②慢性荨麻疹：风团伴瘙痒几乎每天发生，病程持续超过6周以上，甚至长达数月、数年或数十年之久。

（2）物理性荨麻疹 ①寒冷性荨麻疹：皮肤受冷后在局部发生水肿性红斑、风团血管性水肿。②热性荨麻疹：皮肤受热（43℃）或发汗后，数分钟出现局部风团或肿胀变硬，伴有疼痛或灼热感。③人工荨麻疹（皮肤划痕症）：采用锐器或指甲划过皮肤后，沿划痕出现条状淡红色风团，伴不同程度瘙痒，不久自行消退，可并发荨麻疹。④日光性荨麻疹：皮肤暴露于日光或人工光源数分钟后，暴露部位出现红斑、风团，伴有瘙痒和刺痛感，严重时可伴全身反应，持续数小时后消退。⑤迟发型压力性荨麻疹：皮肤在持续受压4～6小时后，局部发生疼痛性肿胀，持续8～12小时后消退，好发于手掌、足底和臀部，重者可伴有寒战、发热、关节疼痛及全身不适等。⑥巨大荨麻疹（血管性水肿）：好发于皮下组织疏松处如眼睑、口唇、外生殖器和耳垂，重者可累及口腔、舌和咽喉黏膜，多为一处单发，偶见有两处以上者。水肿处皮肤紧胀发亮，边界不清，无压指性凹陷性，约2～3小时后消退。发生于四肢末端则呈弥漫性水肿，发生于喉头黏膜可引起胸闷、气促、呼吸困难甚至窒息。⑦运动诱导性荨麻疹：运动后5～30分钟出现风团，可伴有过敏反应，但一般不发生支气管痉挛，风团比胆碱能性荨麻疹的细小风团大，不因体温升高而诱发。

（3）自身免疫荨麻疹 临床表现与普通荨麻疹无明显差别，但病人自体血清皮肤试验呈阳性，血清中存在IgE、抗Fc段抗体及抗独特型的自身抗体，器官特异性自身抗体，

（4）其他荨麻疹 ①胆碱能荨麻疹：由于运动、受热、情绪紧张、进食热饮或食物使胆碱能神经兴奋。表现为受刺激后数分钟出现风团，直径为1～3mm，周围明显红晕，风团散在分布，也可见只有红晕无风团，或只有风团无红晕，甚至只有瘙痒无风团，约30～90分钟消退。②接触性荨麻疹：皮肤接触某些物品后在接触部位发生风团，可引起哮喘、鼻

炎、眼结膜炎及肠胃炎等全身症状。③水源性荨麻疹：皮肤与水接触后立即出现瘙痒性小风团，汗液、唾液、眼泪均可引起。

（三）治疗原则

荨麻疹的药物治疗原则主要是抗组胺、降低血管通透性、对症止痒处理。根据不同的类型选用不同的治疗方案；慢性病人可使用多联疗法或长期用药逐渐减量，尽量使用最小维持量。

（四）药物选择

1. H_1受体阻断药 第一代 H_1受体阻断药治疗荨麻疹效果确切，但因其中枢镇静作用和抗胆碱能作用等不良反应使其应用受到限制，在注意禁忌证、不良反应及药物相互作用的前提下，仍可作为荨麻疹治疗的一种选择。常用药物：①氯苯那敏的嗜睡作用较轻，可用于儿童及一般老年者，也常用于输血过敏引起的荨麻疹。②赛庚啶兼有抗 5 - 羟色胺作用，有中度嗜睡作用，适用于寒冷性荨麻疹，对伴有血管性水肿的荨麻疹，也可选用赛庚啶。③盐酸苯海拉明和盐酸异丙嗪均有较强的嗜睡作用，其抗组胺作用亦较显著，维持时间长，盐酸苯海拉明尚有抗吐、抗震颤麻痹及抗心律不齐的作用，患青光眼者应慎用；盐酸异丙嗪对肝肾功能障碍及青光眼病人应慎用。④去氯羟嗪的嗜睡作用较轻，兼有平喘作用，对伴发哮喘者尤宜。⑤酮替芬有中度嗜睡作用，适用于寒冷性荨麻疹。

第二代非镇静 H_1受体阻断药是治疗荨麻疹的一线用药。常用药物：①西替利嗪基本不经肝脏代谢，食物对其吸收影响不大，但大剂量亦有一定嗜睡作用，盐酸西替利嗪片偶见轻度的困倦、头痛、头晕、口干与胃肠道不适。②氯雷他定及特非拉定心脏病病人慎用，高空作业、驾驶人员、参赛前运动员等用药量应严格控制在安全范围内。孕妇慎用。哺乳期妇女服药应停止哺乳。避免与康唑类药、甲硝唑、红霉素等合用。

2. 糖皮质激素 糖皮质激素虽然对于慢性荨麻疹有效，但必须长期使用较大剂量，不良反应限制了其临床应用。除非是严重的急性病人，一般情况下不主张使用激素。严重者，短期联合应用泼尼松龙每次 20～30mg，每日 1 次，连续 3 天，可减轻疾病严重程度和持续时间。伴有休克者应立即皮下注射0.1%肾上腺素，然后静脉滴注氢化可的松。对伴有胃肠道症状时，酌情口服泼尼松等糖皮质激素。

3. H_2受体阻断剂 由于组胺还可激活 H_2受体，引起血管扩张、血压下降、胃酸分泌过多等作用。对顽固性荨麻疹单纯使用 H_1受体阻断药疗效不佳者，可合并 H_2受体阻断剂，常用西咪替丁、雷尼替丁。

4. 降低血管通透性药物 维生素 C、钙制剂，与抗组胺药有协同作用。

【实训思考】

1. 荨麻疹的皮疹特点有哪些？

2. 荨麻疹的常见诱发因素有哪些？

【实训报告】

1. 写出荨麻疹的皮疹特点。

2. 针对给出的病例，写出推荐的治疗药物，并向病人交代的用法用量、不良反应和用药注意事项。

实训八　糖尿病的药物治疗方案制定与评价

【实训目的】

1. 学会制定和评价糖尿病药物治疗方案的方法。

2. 掌握常用治疗糖尿病的药物特点。

3. 具有指导糖尿病患者合理选药、用药的能力。

【实训内容】

1. 了解患者病情、病史。

2. 依据医师处方诊断制定合理的药物治疗方案。

3. 仔细解说治疗方案中的药物。

【实训步骤】

1. 由 6～8 位同学一组，一人充当病人，另一人充当药师，进行用药咨询与解说。

2. 病例设定：张先生，59 岁，公司职员，多饮、多尿、多食、疲乏无力、肥胖。空腹血糖 11.5mmol/L，餐后血糖 15.6mmol/L。

3. 询问病人，主要症状、诱因、家族史等。

4. 制定药物给药方案。

5. 分组讨论，针对该同学在制定给药方案和咨询过程中出现的情况，进行分析，指出其成功和不足之处，评定用药是否合理，有没有其他给药方案。

【实训解析】

我国 2 型糖尿病患者近 30 年来增长极为迅速，中国糖尿病协会最新的调查发现，中国的糖尿病发病率高达 9.7%，全国糖尿病人接近一个亿。

1. 糖尿病原因　患糖尿病主要原因是不健康的生活方式。

2. 临床表现　疲乏无力，肥胖为其主要临床症状，2 型糖尿病发病前常有肥胖，若得不到及时诊断和治疗，体重会逐渐下降。严重高血糖时出现典型的多饮、多尿、多食和消瘦，即"三多一少"症状，发生酮症或酮症酸中毒时"三多一少"症状更为明显。

3. 临床诊断　化验空腹血糖≥7.0mmol/L，和（或）餐后两小时血糖≥11.1mmol/L 即可确诊。

4. 药物治疗　目前尚无根治糖尿病的方法，但通过多种治疗手段可以控制好糖尿病，因此，糖尿病的治疗方案为综合治疗。糖尿病的治疗方案主要包括 5 个方面：糖尿病患者的教育、自我监测血糖、饮食治疗、运动治疗和药物治疗。药物治疗包括：口服药物治疗和胰岛素治疗。

5. 治疗方案的评价　糖尿病治疗方案的评价应当是综合评价。对于糖尿病治疗方案可进行下列评价，通过综合评价患者糖尿病患者的药物治疗方案，更加全面的掌握糖尿病的主要临床表现、药物治疗原则、治疗药物合理选用。熟悉糖尿病的治疗药物作用和相互作用。了解糖尿病的一般治疗方法。

（1）治疗前后病人症状改善的评价　可比较治疗前后患者的饮食、体重、体能情况。

（2）治疗前后血糖、尿糖水平的评价　血清中的糖称为血糖，绝大多数情况下都是葡萄糖。体内各组织细胞活动所需的能量大部分来自葡萄糖，所以血糖必须保持一定的水平才能维持体内各器官和组织的需要。正常人在清晨空腹血糖浓为 80～120mg/100ml。如果血糖浓度超过 160～180mg/100ml，就有一部分葡萄糖随尿排出，这就是糖尿。

糖耐量试验，也称葡萄糖耐量试验，是诊断糖尿病的一种实验室检查方法。主要有静脉和口服两种，前者称 IVGTT，后者称 OGTT。IVGTT 只用于评价葡萄糖利用的临床研究手段，或胃切除后，吸收不良综合征等特殊病人。OGTT 则是临床最常见的检查手段。

通过综合评价患者糖尿病患者的药物治疗方案，更加全面的掌握糖尿病的主要临床表现、药物治疗原则、治疗药物合理选用。熟悉糖尿病的治疗药物作用和相互作用。了解糖尿病的一般治疗方法。

（3）治疗前后血酮体、尿酮体的评价 酮体，在肝脏中脂肪酸氧化分解的中间产物乙酰乙酸、β-羟基丁酸及丙酮，三者统称为酮体。肝脏具有较强的合成酮体的酶系，但却缺乏利用酮体的酶系。酮体是脂肪分解的产物，而不是高血糖的产物。糖尿病性酮尿，仅见于重型糖尿病晚期，是酮症酸中毒的前兆。

（4）治疗前后糖基化血红蛋白（HbAlc）的评价 是葡萄糖与血红蛋白非酶促反应结合的产物，反应不可逆，HbAlc 水平稳定，可反映取血前 2 个月的平均血糖水平。是判断血糖控制状态最有价值的指标。

（5）治疗前后糖化血清蛋白的评价 是血糖与血清白蛋白非酶促反应结合的产物，反映取血前 1~3 周的平均血糖水平。

（6）血清胰岛素和 C 肽水平的评价 反映胰岛 B 细胞的储备功能。2 型糖尿病早期或肥胖型血清胰岛素正常或增高，随着病情的发展，胰岛功能逐渐减退，胰岛素分泌能力下降。

（7）血脂的评价 糖尿病患者常见血脂异常，在血糖控制不良时尤为明显。表现为甘油三酯、总胆固醇、低密度脂蛋白胆固醇水平升高。高密度脂蛋白胆固醇水平降低。

（8）免疫指标的评价 胰岛细胞抗体（ICA），胰岛素自身抗体（IAA）和谷氨酸脱羧酶（GAD）抗体是 1 型糖尿病体液免疫异常的三项重要指标，其中以 GAD 抗体阳性率高，持续时间长，对 1 型糖尿病的诊断价值大。在 1 型糖尿病的一级亲属中也有一定的阳性率，有预测 1 型糖尿病的意义。

（9）尿白蛋白排泄量的评价 早期糖尿病肾病患者的尿白蛋白轻度升高。

（10）治疗前后糖尿病并发症控制情况的评价 糖尿病的并发症较多，常见的有：糖尿病肾病、糖尿病眼部并发症、糖尿病足、糖尿病心血管并发症、糖尿病性脑血管病、糖尿病神经病变。糖尿病发病后 10 年左右，将有 30%~40% 的患者至少会发生一种并发症，且并发症一旦产生，药物治疗很难逆转。

（11）治疗前后糖尿病伴发症控制情况的评价。

（12）糖尿病药物治疗的经济学评价。

【实训思考】

1. 糖尿病的分型及病因。

2. 糖尿病的并发症。

【实训报告】

1. 根据实训病例，制定病人的药物治疗方案，说明给药依据和用药注意事项。

2. 回答上述思考题给出的问题。

实训九 抗菌药物的合理应用

【实训目的】

1. 学会制定和评价联合用抗菌药物和预防用抗菌药物的意义和方法。

2. 掌握各类抗菌药物的体内过程、给药方法、抗菌范围、不良反应和适应征；联合用药和预防用药的意义及注意事项。

3. 具有指导不同人群和患者合理选用抗菌药物的能力。

【实训内容】

1. 正确评价常用抗菌药物的应用是否合理。

2. 针对特定病例，分析其出现相应症状的原因及处理。

【实训步骤】

1. 学生以组为单位，根据用药案例，讨论分析抗菌药应用是否合理。

案例一：王女士，24 岁。临床诊断：双侧乳腺纤维腺瘤，行双乳肿块切除术。用药：头孢呋辛 1.5g、头孢曲松 2.0g、0.9% 氯化钠 150ml 静脉滴注，术前用药 1 次，术后用药 5 天。请分析抗菌药应用是否合理。

案例二：张女士，65 岁，因尿频、尿急、尿痛 3 周到社区诊断就诊。医生按尿路感染给予克林霉素 0.6g，每日 4 次口服，连续服药 4 周后，原有症状未见好转，又出现恶心、呕吐、腹痛、腹泻等胃肠道症状；继续给予解痉、止泻等药物对症处理，但上述症状未见缓解。病人自行转至上级医院诊治：诊断同前，但停用上述药物，改用环丙沙星 0.5g，每日 2 次，口服，2 天后病情明显改善，服药一周后全部症状消失。请分析抗菌药应用是否合理。

案例三：刘女士，67 岁，因慢性中耳炎、高黏血症。给予下列处方：罗红霉素片，150mg，每日 2 次，用药 7 天；阿司匹林片，100mg，每日 1 次，用药 7 天。请分析抗菌药应用是否合理。

案例四：赵女士，女性，65 岁，糖尿病 20 年，咳嗽 20 余天。2 周前受凉后出现发热，多发生在下午，咳痰，痰中有时带血，胸 CT 片提示：肺部炎症，肺结核可能性大。PPD 试验阳性。处方：利福平胶囊，450mg，每日 1 次，用药 14 天；异烟肼片，300mg，每日 1 次，用药 14 天；格列齐特片，80mg，每日 3 次，用药 14 天。经 2 周抗结核治疗后，原有症状如咳嗽、低热开始好转，但病人食欲逐渐减退，出现饭后恶心、肝区疼痛、肝肿大等症状和体征，转氨酶升高，血糖从 7.2mmol/L 升至 8.5mmol/L。请分析抗菌药应用是否合理。

案例五：刘先生，46 岁，患急性粒细胞白血病。化疗后肺感染、反复发热，给予抗感染治疗。用药医嘱：0.9% 生理盐水 100ml + 哌拉西林/他唑巴坦 4.5g，静脉滴注，每 8 小时 1 次，用药 7 天后，改用头孢呋辛酯片口服，每次 0.25g，每日 2 次。病人用头孢呋辛酯口服用药后第 3 日出现腹泻，每日 6～8 次，伴高热，体温 39.5℃。大便涂片示：革兰阳性菌占优势。请分析病人使用抗菌药物后出现腹泻的原因及如何处理？

案例六：孙女士，20 岁，既往有重症肌无力病史，入院诊断为：肺部感染。痰培养示：大肠埃希菌。医嘱：阿米卡星注射液每次 300mg，静脉滴注，每日 1 次，用药 5 日；林可霉素注射液每次 600mg，静脉滴注，每日 3 次，用药 5 日；新斯的明片，每次 15mg，每日 3 次，用药 3 日；维生素 B_1 片，每次 20mg，每日 3 次，用药 3 日。该病人在注射两种注射剂后，立即感觉全身极度无力，而后出现全身瘫软及呼吸衰竭。请分析病人使用以上药物后出现全身瘫软及呼吸衰竭原因？

2. 每组推选 1 名同学代表发言，其他各组同学可进行提问和点评。

3. 最后由教师讲评、总结。

4. 完成实训报告。

【实训解析】

1. 抗菌药物应用的基本原则　①诊断为细菌性感染者，方有指征应用抗菌药物。诊断不能成立者，以及病毒性感染者，均无指征应用抗菌药物。②抗菌药物品种的选用原则：应根据细菌药物敏感试验的结果而定。对于危重病人、无药敏试验条件者可根据经验给予抗菌药物治疗，并根据疗效及时调整方案。③按照药物的抗菌作用特点及其体内过程特点选择用药。④应根据病原菌、感染部位、感染严重程度和病人的生理、病理情况制定抗菌药物治疗方案，包括抗菌药物的选用、剂量、给药次数、给药途径、疗程及联合用药等。

2. 抗菌药物的联合应用的指征　①病原菌尚未查明的严重感染，包括免疫缺陷者的严重感染。②单一抗菌药物不能控制的混合感染，两种及两种以上病原菌感染。③单一抗菌药物不能有效控制的感染性心内膜炎或败血症等重症感染。④需长程治疗，但病原菌易对某些抗菌药物产生耐药性的感染。⑤联合用药时宜选用具有协同或相加抗菌作用的药物联合，通常采用两种药物联合。此外必须注意联合用药时应将毒性大的抗菌药物剂量减少，从而减少其毒性反应。

3. 抗菌药物预防性应用原则　①有针对性的预防特定病原菌感染，可能有效；但禁用于常规预防感染。②预防在一段时间内发生的感染可能有效；长期预防用药，常不能达到目的。③病毒性疾病、免疫缺陷、应用糖皮质激素等病人，预防用药应尽量不用或少用。④外科手术应根据手术野有否污染或污染可能，决定是否预防用抗菌药物。

清洁手术：手术野为人体无菌部位，通常不需要预防用抗菌药物。但下列情况可考虑预防用药：手术范围大、时间长、异物植入、涉及重要脏器，一旦感染将造成严重后果者和免疫功能低下等高危人群。

清洁 - 污染手术：与外界相通的组织和器官以及开放性骨折或创伤手术时，由于手术部位存在大量人体寄殖菌群，手术时可能污染手术野引致感染，需用抗菌药物预防。

术前已存细菌性感染的手术：属抗菌药物治疗性应用范畴。

4. 抗菌药物分级管理原则　根据疗效、安全性、细菌耐药性、药品价格等因素，将抗菌药物划分为非限制使用、限制使用和特殊使用三级，实行分级管理。①轻度与局部感染病人，应首选非限制性使用抗菌药物的治疗；②严重感染、免疫功能低下者合并感染或病原菌，只对限制使用抗菌药物敏感时，可选用限制使用抗菌药物治疗；③特殊使用抗菌药物的选用应从严控制。

开具处方要求：①临床医师可开具非限制使用抗菌药物处方；②应用限制使用抗菌药物治疗时，应经主治医师以上专业技术职务的意识同意并签名；③应用特殊使用抗菌药，应具有严格临床用药指征，经专家会诊同意，处方需经高级专业技术职务医师签名；④紧急情况下，临床医师可以越级使用高于权限的抗菌药物，但仅限于 1 天用量。

【实训思考】
1. 抗菌药应用的基本原则有哪些？
2. 外科手术应用抗菌药物的原则有哪些？

【实训报告】
1. 分析案例，并说明原因。
2. 做出正确修改。

实训十　用药咨询和用药指导

【实训目的】
1. 学会用药咨询、用药指导的基本程序和方法。

2. 掌握用药咨询、用药指导的注意事项和技巧。

3. 具有对不同疾病患者提供用药咨询和用药指导的能力。

【实训内容】

将班级划分为若干小组，开展用药咨询服务、用药指导活动。

1. 选择病例 选择 5~8 个典型代表病例，如高血压、糖尿病、病毒性感冒、过敏反应、胃溃疡等，对疾病做全面描述，病人年纪、病史、临床表现、检查记录、最近用药。打印成纸张，供学生参考。

2. 用药咨询、用药指导内容 ①向病人详细询问病情及诊疗过程；②评价药物治疗的合理性；③讲授安全用药知识、提供用药指导。

3. 讨论 将班级划分为若干小组，随意抽选病例，抽到病例后，小组内讨论，各组抽选一名学生代表药师，另一名学生代表病人，进行病例咨询和用药指导模拟演练。

【实训解析】

用药咨询一般来自病人、医师、护士及公众，以被动咨询居多，进入社区讲授药物的安全使用，多以主动咨询居多，主动询问病人的主要情况，宣传正确合理使用药物。

1. 用药咨询注意事项 病人常提出的问题有药品的名称、适应证、使用方法、用法用量、起效时间、预后效果、不良反应及药物相互作用，另外还有是否属于医疗保险范围内的药物，价格，储存等信息。

2. 用药的注意事项 提示病人合并用药时，应注意配伍禁忌；密切观测病人用药后是否出现不良反应，一旦发生，立即就医；防治病人依从性差；有些药物安全范围狭窄，需要 TDM 监测；对使用麻醉、精神类特殊药品要给予特殊关注。

3. 咨询技巧 ①特殊人群。对于老年人，语速应慢，应用通俗语言解读药品使用方法；对于女性，应注意四期，谨慎使用药物；对于小儿，要问清年龄、体重，合理安排具体给药剂量。②解释技巧。应尽量用通俗易懂的医学术语来解释，可以用口头结合书面方式并用。③保护隐私。尊重病人意愿，保护病人隐私，对病人的信息资料保密。④实事求是。对于病人咨询的问题，能当场解答的及时回答不拖延，不够明确清楚的问题，要进一步查阅相关资料后尽快给予答复。

【实训思考】

1. 开展用药咨询药师应具备哪些素质及技巧？

2. 为何要开展用药咨询、用药指导服务？

【实训报告】

1. 根据本次的模拟病例咨询、指导用药，制定出该病人的药物治疗方案，并写出对病人相应的用药指导。

2. 根据模拟病例用药指导，本小组同学进行打分，从咨询、指导的态度、语气三个方面评价；咨询、指导用药时病人是否听得清晰明白；给药方案是否合理并说明原因。

参考文献

［1］师海波，王克林．最新临床药物手册（第三版）［M］．北京：军事医学科学出版社，2012.

［2］邵志高．临床药物治疗学［M］．南京：东南大学出版社，2011.

［3］张幸国，胡丽娜．临床药物治疗学各论［M］．北京：人民卫生出版社，2015.

［4］隋忠国．临床合理用药指导［M］．北京：人民卫生出版社，2010.

［5］李明亚．临床药物治疗学［M］．北京：中国医药科技出版社，2015.

［6］樊代明．临床常见疾病合理用药指导［M］．北京：人民卫生出版社，2013.

［7］曹霞，陈美娟．临床药物治疗学［M］．北京：中国医药科技出版社，2016.

［8］曹红．临床药物治疗学［M］．北京：人民卫生出版社，2014.

［9］李明亚．临床药物治疗学［M］．北京：中国医药科技出版社，2015.

第一章

一、**A 型题**（单项选择题）

1. D   2. D

二、**B 型题**（共用备选答案）

1. A   2. B   3. C   4. D

三、**X 型题**（多项选择题）

1. DE   2. ABDE   3. BCD   4. ACDE

四、简答题：略

【附】案例导入讨论内容解析

1. 第一节

（1）感冒是由感冒病毒引起的。

（2）不合理。因感冒是由感冒病毒引起的，而抗生素（头孢拉定）对病毒没有抑制或是杀灭作用。

（3）临床药物治疗学的核心是：合理用药。

2. 第二节

（1）造成出血的主要原因可能是华法林抑制具有活性的凝血酶 Ⅱ、Ⅶ、Ⅸ、Ⅹ 的合成，使机体凝血功能降低，导致出血症状。

（2）华法林在肝脏内主要依靠 CYP2C9 进行代谢和清除的，而 CYP2C9 具有遗传多态性，对华法林的代谢快慢差别较大，要达到同样效果，剂量相差有十倍之多，因此，其给药应剂量个体化。

3. 第三节

（1）药学服务是一种更高层次的临床实践，包括药学监护、药学干预和药学咨询。

（2）药学咨询的人群包括：医护工作者、病人和健康人群。

第二章

一、**A 型题**（单项选择题）

1. B   2. A   3. C   4. C

二、**B 型题**（共用备选答案）

1. B   2. A   3. C   4. C   5. E   6. E   7. A   8. D   9. C

三、**X 型题**（多项选择题）

1. ACD   2. ABCE   3. BCE   4. ABCDE

四、简答题：略

【附】案例导入讨论内容解析

1. 第一节

（1）分为：检查、诊断疾病、确定治疗目标、确定治疗方案、开始药物治疗、评估和干预等步骤。

（2）肺结核的治疗时间较长，一般为 6～12 个月，如患者不按规范化服药，可导致耐药性产生而致治疗失败。

2. 第二节

（1）有效性、安全性、经济性、适当性。

（2）本例中青霉素对敏感菌引起的急性扁桃体炎有良好效果，是治疗的首选药物，首选考虑的是有效性。其次，青霉素易引起过敏反应，故在皮试阴性后使用，考虑其安全性。第三，青霉素价格较低，考虑其经济性。第四，按规范给药，是其适当性之一。

3. 第三节

（1）本例造成不依从的主要原因是用药品种多，用药剂量大，用药时间长，患者难以接受所致。

（2）抗结核不按规范服药，可造成耐药性的产生，治疗失败，或转变为慢性结核。

4. 第四节

（1）因处方是医疗文件，具有法律性、技术性和经济性等意义，因此，需保留一定期限。

（2）普通处方：白色；急诊处方：淡黄色；儿科处方：淡绿色；第二类精神药品处方：白色，右上角标注"精二"；麻醉药品和第一类精神药品处方：淡红色，右上角标注"麻""精一"。

第三章

一、A 型题（单项选择题）

1. A 2. E 3. A 4. E 5. E

二、B 型题（共用备选答案）

1. D 2. C 3. A 4. B 5. E 6. E

三、X 型题（多项选择题）

1. ACD 2. ABCDE 3. ABC 4. ABCDE 5. ABCDE

四、简答题：略

【附】案例导入讨论内容解析

1. 第一节

（1）此药的辅料是药用丙二醇，物控部门在采购的时候，图便宜买了工业用的二甘醇。工业用二甘醇和丙二醇两者的分子式一样，但这两个辅料实际完全不一样。

（2）Ⅰ级。

2. 第二节

（1）李先生在没有任何医生药师指导下，私自用药预防心脏病，此行为对自身很危险。

（2）药源性胃肠道疾病。

3. 第三节

（1）两者配伍于同一输液瓶中静脉滴注是属于配伍禁忌，地塞米松注射液为有机酸钠盐，内含 0.5% 亚硫酸钠（抗氧化剂），与 20% 甘露醇过饱和溶液混合，可使甘露醇发生盐析作用，析出甘露醇结晶，溶液产生浑浊，或肉眼不能察觉的结晶，造成药品不良反应的发生或医疗事故的发生。

（2）建议地塞米松注射液加入 5% 葡萄糖注射液中滴注，20% 甘露醇单独滴注。若一定要同瓶滴注，可用一定量的 5% 葡萄糖注射液稀释甘露醇后再加入地塞米松注射液。但是地塞米松注射液的用量应该控制在 10mg 以内。在配制输液时，要注意观察溶液是否澄清，若出现微粒或浑浊则不能使用。

4. 第四节

（1）由肝素钠事件可以看出，随着药品研发和生产的全球化，药品安全的监管问题也随之而来。药品安全并非绝对安全，而是药品的风险和效益达到平衡，没有任何一个监管机构能够保证药品的绝对安全，即使像美国 FDA 这个号称全球药品监管最先进的机构也同样面临药品安全的监管难题。FDA 的经验可以概括为通过查找监管漏洞从而减少或避免药品风险的发生。

（2）自愿呈报监测。

第四章

一、A 型题（单项选择题）

1. E　2. C　3. E　4. B　5. C

二、B 型题（共用备选答案）

1. A　2. B　3. C　4. D

三、X 型题（多项选择题）

1. ABD　2. ABCE　3. ABCD

四、简答题：略

【附】案例导入讨论内容解析

1. 第一节

（1）胸腺肽合用抗病毒性疫苗，可能增加疫苗的免疫应答，增加不良反应（过敏反应）发生，因此，建议病人接种疫苗前停用胸腺肽。

（2）甲流感疫苗免疫期约 6 ~ 10 个月。

2. 第二节

（1）该病人诊断为高血压合并糖尿病，使用卡托普利有刺激性干咳应换成氯沙坦，因为并发症糖尿病降压指标是 130/80mmHg，利尿药不能选用氢氯噻嗪，选择用药是吲达帕胺。

（2）吲达帕胺 25mg，每次 1 次，硝苯地平 10mg，每日 3 次，格列本脲 5mg，每日 3 次，注意监测血压，血糖过低。

3. 第三节

（1）初步考虑血压高、血糖高、乙肝大三阳，需要通过进一步确诊是否存在高血压、糖尿病。

（2）诊断计划：血压、血脂、血糖测定，肝、肾功能检查，眼底检查；治疗计划：肝炎治疗；健康维护计划：降低体重，运动处方。

第五章

一、A 型题（单项选择题）

1. C　2. E　3. C　4. C　5. A

二、B 型题（共用备选答案）

1. A　2. B　3. C　4. D　5. E

三、X 型题（多项选择题）

1. ABCD　2. ABCE　3. ABCDE　4. ABE　5. ABDE　6. ABCDE

四、简答题：略

【附】案例导入讨论内容解析

1. 第一节

（1）用药有安全隐患，患者为孕妇，利巴韦林为孕妇慎用药物。

（2）药师立即与处方医师联系，建议去掉处方中的利巴韦林，改用其他药物。医生接受建议，避免不良反应发生。

2. 第二节

（1）由于病人是幼儿，肝、肾功能发育不完善，退热药应选择对乙酰氨基酚或布洛芬混悬液，所以药物选择是正确的。

（2）该剂型布洛芬每次 5～10mg/kg，该幼儿应使用剂量 50～100mg/次，故该幼儿剂量偏大，建议 3～5ml/次。

3. 第三节

（1）老年人生理生化功能减退，应尽量减少药物种类，并注意药物间的相互作用，遵循从小剂量开始、个体化用药的原则。

（2）动脉粥样硬化病人慎用考来烯胺、烟酸；高血压病人应慎用利尿剂和 β 受体阻断剂；充血性心力衰竭病人应慎用地高辛；脑血管病人应慎用华法林。

第六章

一、A 型题（单项选择题）

1. A　2. A　3. B　4. A　5. C　6. E

二、B 型题（共用备选答案）

1. A　2. C　3. B　4. E

三、X 型题（多项选择题）

1. ABCDE　2. ABCDE　3. ACDE　4. ABE

四、简答题：略

【附】案例导入讨论内容解析

1. 第一节（一）

（1）诊断：①多发脑梗死；②高血压病 3 级，极高危；诊断依据：①老年男性，有脑梗死病史，多种高危因素并存。

（2）治疗：该病人的治疗按脑梗死处理。①控制饮食，合理膳食，限制总摄入量；②口服药控制血压、血糖、血脂；③改善血液循环，抗动脉硬化；④营养神经，改善神经功能，结合康复训练，提高病人活动能力，改善生活质量；⑤完善相关危险因素检查，针对危险因素进行对因治疗。

2. 第一节（二）

（1）诊断：脑出血，高血压病 3 级，极高危。诊断依据：①中年病人，高血压病史多年，未正规服用降血压药物。②发病突然，伴头痛及恶心呕吐。

（2）治疗：该病人的治疗按急性脑出血处理。保持安静，控制血压，甘露醇脱水降颅压和控制脑水肿，加强护理，并给予止血、护胃、营养神经等对症支持治疗。

3. 第二节

（1）诊断：癫痫单纯部分性发作。诊断依据：①局限为一侧口角及上肢抽搐；②脑电图提示异常脑电。

（2）治疗：该病人的治疗按癫痫单纯部分性发作处理。给予药物治疗，首选卡马西平 0.2g，每日 2 次。

3. 第三节

（1）诊断：帕金森病。诊断依据：①中老年病人，缓慢进行性病程；②典型症状和体征：四主征（静止性震颤、肌强直、运动迟缓、姿势步态异常）均有具备，症状具有不对称性。

（2）治疗：按帕金森病处理。①完善常规检查：血尿常规、生化、抗体、凝血、血型、胸片、心电图等常规检查。②测立卧位血压 3 天。③继续口服多巴丝肼 250mg，每日 3 次。

第七章

一、A 型题（单项选择题）

1. A 2. B 3. C 4. B 5. D 6. C 7. A 8. B 9. D 10. C

二、B 型题（共用备选答案）

1. A 2. B 3. D 4. E

三、X 型题（多项选择题）

1. ABCDE 2. ABCDE 3. DE 4. ABCDE

四、简单题：略

【附】案例导入讨论内容解析

1. 第一节

（1）精神分裂症的治疗措施包括抗精神病药物治疗、心理治疗和社会康复治疗。

（2）该病例起病有诱因，分裂性格不明显，起病急，病期短，阳性症状突出，情感症状明显。利培酮属于非典型抗精神病药，是 5 - HT 与 DA 受体平衡调节剂，由于其对 5 - HT 的作用，对情感症状有肯定作用，适用于治疗精神分裂症，特别是对阳性和阴性症状及其伴发的情感症状（如焦虑、抑郁等）有较好疗效。对急性期治疗有效的病人，在维持期可继续发挥临床疗效。

2. 第二节

该病人既具有抑郁发作的临床表现，又具有躁狂发作表现，故可诊断为双向情感障碍混合发作。可选择心境稳定剂进行治疗，对于双向情感障碍混合发作，锂盐缺乏疗效，首选丙戊酸钠或卡马西平，或与其他心境稳定剂联合治疗。

3. 第三节

（1）治疗原则：焦虑症应采取药物治疗、心理治疗以及其他治疗方法相结合的综合性治疗。焦虑症的发生与心理社会因素、个性特征有密切关系，因此心理治疗很重要，侧重于对因治疗。必要时，针对焦虑症不同亚型可以选用抗焦虑药、抗抑郁药以及促大脑代谢药等不同药物，侧重于对症治疗。

（2）抗焦虑药物包括苯二氮䓬类、丁螺环酮、抗抑郁药和 β 受体体阻断剂等。

第八章

一、A 型题（单项选择题）

1. D 2. C 3. C 4. B 5. B 6. D

二、B 型题（共用备选答案）

1. B 2. A 3. E 4. A 5. C 6. D

三、X 型题（多项选择题）

1. ABCDE 2. ABDE 3. ABCE 4. BC 5. ABE

四、简单题：略

【附】案例导入讨论内容解析

1. 第一节

（1）该疾病为劳力性心绞痛，主要原因是冠状动脉粥样硬化导致动脉管壁增厚变硬、失去弹性，当劳累或情绪激动时不能满足心肌对氧的需求。

（2）治疗稳定型心绞痛目的是改善预后、预防心肌梗死和死亡；减轻或消除症状。①急性期治疗：适当休息可降低心肌耗氧量，缓解胸痛症状。硝酸甘油起效快，1～2分钟后即有效，硝酸异山梨酯2～5分钟起效，适合在胸痛发作时使用。②缓解期治疗：改善生活方式和调节饮食，或同时服用抗血小板以及调血脂药，可预防心绞痛的发作，同时减少发生冠心病的危险因素，预防冠心病发展。

2. 第二节

（1）未使用降压药物的情况下收缩压≥140mmHg和（或）舒张压≥90mmHg，可诊断为高血压。

（2）常用的抗高血压药有ACEI、ARB、利尿药、β受体阻断药、钙通道阻滞药等。

（3）①高血压合并支气管哮喘者，宜用利尿药、ACEI、钙通道阻滞药等，不宜用β受体阻断药；②高血压合并肾功能不良者，宜用ACEI、钙通道阻滞药；③高血压合并窦性心动过速，年龄在50岁以下者，宜用β受体阻断药；④高血压伴潜在性糖尿病或痛风者，宜用ACEI和钙通道阻滞药，不宜用噻嗪类利尿药。

3. 第三节

（1）该病人为高胆固醇血症，治疗药物选择洛伐他汀胶囊治疗，疗效较好，每日1次，每次20mg，最多可每日口服40mg，以防止动脉粥样硬化，延缓其过程，降低总胆固醇水平，减少心脑梗死的发生。

（2）①高胆固醇血症：首选羟甲基戊二酸单酰辅酶A还原酶抑制剂，如单用羟甲基戊二酸单酰辅酶A还原酶抑制剂不能使血脂达到治疗目标值可加用胆固醇吸收抑制剂或胆汁酸结合树脂，强化降脂作用。②高三酰甘油血症：首选贝特类，也可选用烟酸类和多不饱和脂肪酸。③混合型高脂血症：一般首选羟甲基戊二酸单酰辅酶A还原酶抑制剂，以降低TC与LDL－C；但当血清TG≥5.65mmol/L（500mg/dl）时，首选贝特类，以降低TG，避免发生急性胰腺炎的危险；TC、LDL－C与TG均显著升高或单药效果不佳，可考虑联合用药。④低HDL－C血症：烟酸为目前升高HDL－C最强的药物。

4. 第四节

（1）该病人为心力衰竭。可使用地高辛、氢氯噻嗪、氨苯喋啶等药物进行治疗。

（2）①强心苷：速效类适用于慢性心力衰竭急性加重；中效类和慢效类适用于中度心力衰竭或维持治疗，常用地高辛。②利尿药：心力衰竭出现水肿时，首选噻嗪类利尿药。重度心功能不全或伴有肾功能不全病人可选用强效利尿药。③ACEI：ACEI可降低心脏的前后负荷，消除心衰的症状。无症状的左心功能不全的病人，可首选ACEI治疗。④β受体阻断药：对扩张型心肌病、冠心病伴心力衰竭以及急性心梗合并心力衰竭的病人，在充分使用利尿药、ACEI和地高辛基础上，加用小剂量β受体阻断药。⑤扩血管药：前负荷升高，宜用硝酸酯类；后负荷升高宜用肼屈嗪；对前、后负荷均升高，则选用硝普钠，或联合应用肼屈嗪和硝酸酯类。

5. 第五节

（1）心房颤动转复房颤可选择胺碘酮、普罗帕酮。控制心室频率可选择β受体阻断药、钙通道阻滞剂或地高辛。

（2）①窦性心动过速，注意对因治疗，必要时选用β受体阻断药。②心房颤动、心房扑动的转律选择奎尼丁、胺碘酮、普罗帕酮；减慢心室率选择强心苷、维拉帕米、β受体阻断药。③阵发性室上性心动过速药物治疗首选维拉帕米。④室性早搏：急性心肌梗死导致的室性早搏选择利多卡因；强心苷中毒导致的室性早搏选择苯妥英钠。⑤阵发性室性心动过速可选择利多卡因、普鲁卡因胺、胺碘酮等。

6. 第六节

(1) 影响因素有：静脉血液淤滞、静脉系统内皮损伤和血液高凝状态。

(2) 可选择的治疗药物有：①肝素：起效迅速。②华法林：起效慢，与肝素至少重叠应用 4～5 天。③达比加群酯：直接抑制凝血酶而发挥抗凝血作用，出血发生率低。每次 150mg，每日 2 次。④利伐沙班：为直接 X a 因子抑制剂，具有较强的抗凝血作用，出血发生率低，不需要常规监测，可作为华法林的替代药物。每次 10mg，每日 1 次。

第九章

一、A 型题（单项选择题）

1. B   2. D   3. B   4. B   5. D

二、B 型题（共用备选答案）

1. E   2. B   3. C   4. A   5. D   6. C   7. A   8. B   9. D   10. E   11. E

12. D   13. A   14. B   15. C   16. E   17. A   18. D   19. B   20. C

三、X 型题（多项选择题）

1. ADE   2. ABC   3. ABCD   4. ABCD   5. ABCDE

四、简答题：略

【附】案例导入讨论内容解析

1. 第一节

(1) 该病诊断为上呼吸道感染。主要病因是感染鼻病毒、冠状病毒、腺病毒、流感和副流感病毒等引起。

(2) 对症治疗：美扑伪麻片 1 片，口服，每日 3 次；必要时加用抗病毒药，盐酸金刚烷胺 0.1g，口服，每日 2 次。

2. 第二节

(1) 该疾病为肺炎，依据病人的发病特点、临床表现和 X 线片提示符合大叶性肺炎的诊断标准。

(2) 由于病人之前无住院病史，属于社区获得性肺炎，该类肺炎的病原体主要是肺炎链球菌，敏感药物有 β－内酰胺类抗生素、大环内酯类抗生素、喹诺酮类抗菌药等，病人自行服用阿莫西林无效，说明青霉素类抗生素已产生耐药，因此选择了喹诺酮类抗生素。当然，可在用抗菌药物之前，取痰做痰培养＋细菌敏感试验。根据药敏试验结果选用抗菌药物。

3. 第三节

(1) 该病诊断为支气管哮喘急性发作。导致哮喘发作的病因复杂，主要受遗传和环境因素的双重影响。本病例可能是食用海鲜后因过敏而引起哮喘。

(2) 治疗方案：①休息，避免接触过敏物质；②药物治疗：发作期给予沙丁胺醇气雾剂，每次喷吸 1～2 次，必要时每 4 小时重复一次，然后按需每日 1～4 次。缓解期预防性治疗予布地奈德气雾剂，每次喷吸 200μg，早晚各一次。

4. 第四节

(1) 该疾病为肺结核，是由结核分枝杆菌感染而引起。依据病人的发病特点、临床和影像学表现与继发型肺结核相符。

(2) 药物治疗：该病人处于肺结核活动期，所以采取了抗结核病药物联合用药。这种方案既有利于提高疗效，又可延缓耐药性的产生。

5. 第五节
（1）该病为慢性阻塞性肺病急性加重期；
（2）治疗：①抗感染，给予左氧氟沙星 0.5g，静脉点滴，每日 1 次；②解痉平喘，雾化吸入沙丁胺醇 500μg、异丙托溴铵 500μg，每日 2 次；③化痰，氨溴索片，30mg，每日 3 次；④低流量吸氧；⑤待病情稳定，建议长期吸入沙美特罗/替卡松粉，坚持呼吸操锻炼。

第十章

一、A 型题（单项选择题）
1. C 2. B 3. D 4. C 5. D
二、B 型题（共用备选答案）
1. D 2. E 3. B 4. C 5. A
三、X 型题（多项选择题）
1. ABCDE 2. ABE 3. ABCD 4. ABDE 5. ABCD
四、简单题：略
【附】案例导入讨论内容解析
1. 第一节
（1）胃灼热、反流、餐后上腹部不适是 GERD 的典型症状，且内视镜检查显示远端食道多处糜烂，故可作为诊断。
（2）PPIs 抑酸作用最强，无论是糜烂性食管炎或是无糜烂性食管炎的病人，都能迅速控制症状，快速治愈食管炎。
（3）该病人药物治疗的目的是控制症状、防止复发、促使糜烂愈合和防止并发症的产生。
（4）宣教：忌浓茶，戒烟、戒酒，加强身体锻炼。
2. 第二节
（1）反复的右上腹部疼痛，且在晚上和两餐之间加剧（空腹痛）是 DU 的典型症状。
（2）治疗方案分两大类，一类是以 PPI 为基础加两种抗菌药，另一类是以胶体铋为基础加两种抗菌药的三联方案。
（3）药物治疗目的缓解症状、促进愈合、防止复发和避免并发症。
3. 第三节
（1）胆石症的临床典型症状有：右上腹疼痛反复发作，并向右背及肩放射，高脂饮食后加重。如有感染则出现发热、畏寒等症状。
（2）入院后选择的治疗药物有：①解痉药：阿托品：每次 0.5mg 皮下或肌内注射，每 3～4 小时肌内注射 1 次；或山莨菪碱 20mg 加入 10% 葡萄糖 250ml 中静脉滴注，每日 1～2 次。②镇痛药：哌替啶 50～100mg，肌内注射，效果较好。③利胆药：口服 50% 硫酸镁溶液 10～15ml，每日 3 次，于餐后口服，使滞留的胆汁易于排出。④抗感染：头孢哌酮、头孢曲松、司氟沙星等。治疗厌氧菌感染选用甲硝唑或替硝唑。

第十一章

一、A 型题（单项选择题）
1. C 2. B 3. B 4. A 5. A 6. A
二、B 型题（共用备选答案）
1. E 2. C 3. B 4. D

三、X 型题（多项选择题）

1. BE   2. ABCDE

四、简单题：略

【附】案例导入讨论内容解析

1. 第一节

（1）主要原因是病人有溃疡慢性失血，此病可导致机体缺二价铁离子，而二价铁离子是血红蛋白的合成原料。

（2）不能耐受口服或需迅速获得疗效等情况，可以采用肌内注射。由于本例病人臀部血液循环较差，影响铁剂吸收，故而改用口服给药，如乳酸亚铁口服液。

2. 第二节

（1）病人有贫血的症状，外周血中平均红细胞体积（MCV）和平均血红蛋白含量（MCH）高于正常人，据此可以诊断为巨幼细胞贫血。

（2）叶酸用于治疗营养不良造成的巨幼细胞贫血。病人患有胃溃疡，内因子与维生素 B_{12} 结合少，吸收少。缺乏维生素 B_{12} 所致的巨幼细胞贫血，叶酸仅能纠正血常规，而不能改善神经损害症状。

3. 第三节

（1）病人职业为放射科医生，长期接触放射线，同时有贫血、出血、感染症状，应高度怀疑全血细胞减少性疾病。依据实验室检查诊断为：重型再生障碍性贫血。

（2）年轻病人首选 HLA 匹配同胞供者的异基因造血干细胞移植；不适合移植者首选抗胸腺细胞球蛋白（ATG）和环孢素 A（CsA）联合的强化免疫抑制治疗，结合集落刺激因子（G‐CSF）、雄激素等进一步提高疗效。

4. 第四节

（1）该病人为油漆工，长期接触化学物质。有发热、贫血、肝脾肿大、骨髓增生活跃，原始细胞占 0.80，考虑急性粒细胞性白血病可能性大。

（2）目前急性非淋巴细胞性白血病常用的诱导缓解方案是 DA 方案。

第十二章

一、A 型题（单项选择题）

1. B   2. D   3. B   4. D   5. B

二、B 型题（共用备选答案）

1. C   2. B   3. D   4. A   5. E

三、X 型题（多项选择题）

1. ABCE   2. ABCD   3. ACD   4. ACDE   5. ACDE

四、简答题：略

【附】案例导入讨论内容解析

1. 第一节

（1）该患儿患急性肾小球肾炎。主要病因为链球菌感染。

（2）急性肾炎常有少尿、水肿等表现，可给予利尿药氢氯噻嗪或呋塞米等治疗。但长期应用呋塞米可导致低血钾、低血钠、低血氯等，药效也会降低。因此应注意监测血电解质，尤其血钾，最好间歇用药，停用数天后再用效果更好。

2. 第二节

（1）该病人患慢性肾炎。

（2）慢性肾炎药物治疗的目的是防止或延缓肾功能进行性恶化、改善或缓解临床症状、防治并发症，而不以减少尿蛋白为目的。ACEI、AT₁受体拮抗药、抗血小板药等可减少尿蛋白，一般不主张应用糖皮质激素。有人认为，肾功能正常或轻度受损、肾体积正常、24小时尿蛋白≥2g、病理类型较轻、无禁忌证者可试用糖皮质激素。因此本例如给予糖皮质激素治疗是不合理的。

3. 第三节

泌尿道结石、梗阻等是泌尿道感染的易发因素，有时以泌尿道感染为主要表现，易造成漏诊，且病情反复，不易痊愈。因此，抗菌治疗无效的病人，应及早进行全面的泌尿系统检查，及时去除原发病因。

4. 第四节

（1）该病人应为压力性尿失禁。其病因为多次妊娠。

（2）可选用 α₁ 受体激动剂米多君治疗。

第十三章

一、A 型题（单项选择题）

1. A　2. B　3. C　4. E　5. B

二、B 型题（共用备选答案）

1. A　2. C　3. B　4. E　5. D

三、X 型题（多项选择题）

1. ABE　2. ABD　3. BCDE　4. ABCDE　5. ACDE

四、简答题：略

【附】案例导入讨论内容解析

（1）可选用 H₁ 受体阻断药，如西替利嗪等。荨麻疹主要由于病人接触过敏原之后发生抗原抗体反应，导致肥大细胞和嗜碱性细胞脱颗粒，释放过敏介质的化学介质，如组胺、缓慢反应物等，作用于皮肤、胃肠道及呼吸道黏膜等靶器官，引起血管通透性增高，微血管扩张充血，血浆外渗，进而导致各种相应临床表现。H₁ 受体阻断药可对抗组胺引起的 H₁ 受体效应。

（2）最好选用第二代 H₁ 受体阻断药，因为此类药物无明显的中枢抑制作用，适宜于从事长途运输的司机使用。尽量不选用第一代 H₁ 受体阻断药，因为此类药物有明显的中枢抑制现象，若司机使用，可增加交通事故发生的可能性。

第十四章

一、A 型题（单项选择题）

1. C　2. C　3. A

二、B 型题（共用备选答案）

1. A　2. B　3. C

三、X 型题（多项选择题）

1. AC　2. ABC

四、简单题：略

【附】案例导入讨论内容解析

对于重型系统性红斑狼疮病人的治疗可分为急性期和巩固期。在急性期需用药迅速控制病情，防止或延缓内脏损伤，在巩固期防止病情反跳。推荐糖皮质激素（泼尼松）＋免疫抑制剂（环磷酰胺）联合治疗：泼尼松的剂量为每日 1 ~ 1.5mg/kg，环磷酰胺的大剂量冲击疗法剂量为 0.5 ~ 1.0g/m² 体表面积，加入生理盐水 250ml 中静脉滴注，每 3 ~ 4 周 1 次。待病情稳定后，泼尼松可以开始减量，以每 1 ~ 2 周减 10% 为宜，减至每日 0.5mg/kg 后应按病情适当延长减量间隔时间，维持量尽可能小于 10mg，环磷酰胺可替换为硫唑嘌呤等药物进行巩固维持治疗，维持 1 ~ 2 年。

第十五章

一、A 型题（单项选择题）

1. C　2. D　3. C　4. D　5. B　6. E

二、B 型题（共用备选答案）

1. D　2. C　3. B　4. A

三、X 型题（多项选择题）

1. ABCDE　2. ACE　3. ABCDE

四、简答题：略

【附】案例导入讨论内容解析

1. 第一节

（1）主要表现为乏力、怕热多汗、食欲亢进、体重减轻、紧张多虑、心律失常、女性月经失调等。

（2）硫脲类、咪唑类、β 受体阻断药、碘制剂。

2. 第二节

（1）甲状腺功能减退症。

（2）甲状腺片、碘、三碘甲状腺原氨酸。

3. 第三节

（1）积极控制血糖是根本、纠正脂肪代谢紊乱、用药个体化。

（2）磺酰脲类、双胍类、α - 葡萄糖苷酶抑制药等。

4. 第四节

（1）预防为主、防治结合；局部治疗与整体治疗结合；个体化用药。

（2）骨吸收抑制药、骨形成促进药、骨矿化促进药。

5. 第五节

（1）控制高尿酸血症；防止尿酸盐沉积。

（2）苯溴马隆、秋水仙碱。

第十六章

一、A 型题（单项选择题）

1. C　2. B　3. E　4. E　5. B　6. B

二、B 型题（共用备选答案）

1. D　2. A　3. C　4. B

三、X 型题（多项选择题）

1. ACE　2. BC　3. CD　4. ABCD　5. ABCDE

四、简答题：略

【附】案例导入讨论内容解析

1. 第一节

（1）诊断：甲型病毒性肝炎。诊断依据：①感染途径：外出旅游史，有不洁饮食的可能；

②典型症状和体征：急性起病，发热，明显消化道症状，尿如浓茶；巩膜黄染、肝大、有触痛等；③病原学依据：甲型肝炎抗原阳性。

（2）治疗：该病人的治疗按急性病毒性肝炎处理。①传染病护理常规，床旁隔离，报疫情；②卧床休息，进食清淡富于营养的食物；③补充维生素 B、C、K；④给予护肝药物，不进行抗病毒治疗。

2. 第二节

（1）案例中艾滋病的传播途径包括：李先生属于血液传播；其妻子属于性行为传播；其孩子属于母婴传播。

（2）艾滋病的治疗药物包括：①核苷酸类逆转录酶抑制剂，如拉米夫定；②非核苷类逆转录酶抑制剂，如奈韦拉平、依非韦伦等；③蛋白酶抑制剂，如沙奎那韦、茚地那韦等；④融合抑制剂（FIs），如恩夫韦肽；⑤其他，如整合酶抑制剂雷特格韦、CCR5 拮抗剂等。

3. 第三节

（1）该疾病为带状疱疹。病人背部有带状红晕、疼痛、皮疹，为带状疱疹的典型症状。

（2）可选用阿昔洛韦抗病毒治疗，同时给予对乙酰氨基酚或布洛芬缓解疼痛，外用炉甘石洗剂干燥、消炎。

4. 第四节

（1）单纯性疱疹感染。该病人体内的单纯性疱疹存在于口腔和面部皮肤。

（2）单纯性疱疹感染一般症状较轻且带有一定的自限性，不需特殊治疗，但容易复发。可口服阿昔洛韦抗病毒治疗。

第十七章

一、A 型题（单项选择题）

1. D　2. C　3. C　4. B

二、B 型题（共用备选答案）

1. E　2. B　3. A　4. C　5. E　6. A　7. B　8. C　9. D　10. E　11. A　12. B　13. C

三、X 型题（多项选择题）

1. ABCDE　2. ABCD　3. CE　4. ABCDE

四、简述题：略

【附】案例导入讨论内容解析

（1）手指截指后病人出现幻肢痛。

（2）解热镇痛抗炎药常引起的不良反应有：胃肠道反应、造血系统影响如粒细胞减少等、肝肾功能损害、过敏反应等。

（3）可能与应用与解热镇痛抗炎药有关。因长期或大量使用解热镇痛抗炎药时易引起肝、肾功能损害。

第十八章

一、A 型题（单项选择题）

1. B　2. D　3. A　4. D　5. C

二、B 型题（共用备选答案）

1. E　2. B　3. A　4. D　5. C

三、X 型题（多项选择题）

1. ABCDE　2. CD　3. AC

四、简单题：略

【附】案例导入讨论内容解析

1. 第一节

（1）①非甾体类抗炎药：常用药物：双氯芬酸、美洛昔康、塞来昔布等。②缓解病情抗风湿药：常用药物：MTX、羟氯喹、柳氮磺吡啶、环孢素、硫唑嘌呤等。③糖皮质激素：可的松、地塞米松等。④植物类药：雷公藤、青藤碱和白芍总苷等。

（2）患者处于类风湿性关节炎的急性期，肿胀、疼痛明显，根据类风湿性关节炎治疗原则，应当联合用药。给予阿司匹林，每日剂量3.0~6.0g，分3~4次口服；雷公藤，20mg，每日3次，口服。

2. 第二节

（1）该疾病为左膝关节炎。导致此病的主要原因年龄，还有创伤、关节面后天性不平整和关节不稳定等因素。

（2）给予抗炎镇痛药治疗，选用口服药塞来昔布胶囊和双醋瑞因，关节腔内注射选用玻璃酸钠。

第十九章

一、A 型题（单项选择题）

1. C 2. C 3. D 4. A 5. C

二、B 型题（共用备选答案）

1. B 2. A 3. C 4. E 5. D

三、X 型题（多项选择题）

1. ABDE 2. ABC 3. BCD 4. CD 5. CDE

四、简答题：略

【附】案例导入讨论内容解析

1. 第一节

青霉素钠在口服可被胃酸破坏，口服无效，故只能注射给药；林可霉素在骨组织的分布浓度高，故治疗骨组织感染效果好；小儿肝、肾功能发育不全，使氯霉素的肝代谢、肾排泄减慢，易产生中毒，导致灰婴综合征；庆大霉素主要经肾排泄，肾功能不全的患者庆大霉素减少，故应减量。

2. 第二节

（1）联合用药的目的是防止耐药性的产生，增强疗效。

（2）结核病人不但对异烟肼和利福平耐药，同时还对氟喹诺酮类药物以及氨基糖苷类注射剂耐药。一旦成了超级耐药结核病病人，则对目前最主要的抗结核药物均耐药。

3. 第三节

（1）氨基糖苷类抗生素产生耳毒性的主要机制是：链霉素等氨基糖苷类抗生素在内耳淋巴液中分布药物较多，浓度较高，可直接损害内耳柯蒂器内、外毛细胞的能量产生及利用，引起细胞膜上 Na^+、K^+ – ATP 酶功能障碍，造成毛细胞损伤，从而引起听力损害。

（2）①严格按照药品的适应证来选择药物和用药剂量，应用任何抗菌药物前，应充分了解其可能发生的各种反应及防治对策等。②常规询问既往史，包含既往用药史、家族史及药物过敏史等。③注意药物相互作用，必须联合用药时，要兼顾增加疗效和减少药物不良反应并重的原则。④慎用毒性较强的抗菌药物，剂量和疗程必须适当，在用药过程中要密切观察一切不良反应及其先兆症状,有条件者定期监测血药浓度,联合用药时要警惕毒性的协同作用。⑤避免长时期大剂量使用抗菌药物尤其是广谱抗菌药物。⑥出现不良反应,要立即停用,并采取相应抢救及治疗措施。

4. 第四节

(1)合理。因肺结核病患者咯痰有时呈间歇性排菌,痰涂片有时难以查出。因此病例症状与结核病人相吻合,所以先进行抗结核治疗,以等待细菌培养结果。

(2)本例使用抗结核药属于经验治疗。

5. 第五节

(1)本案例应该给予抗生素治疗,以预防肺部感染。

(2)本案例用药属于联合用药不合理。病人诊断为慢性阻塞性肺疾病急性加重期;Ⅱ型呼衰。给予头孢米诺和氨曲南联合抗感染,头孢米诺与氨曲南同属 β – 内酰胺类,作用机制相似,两者联用会产生竞争性拮抗作用,降低疗效。此外,该类药物不良反应的类型相似,二者联用,不良反应的发生率增大,发生程度可能更加严重。因此本案例为抗菌药物不合理联合用药。

6. 第六节

(1)本例没有明确的使用抗生素的指征。

(2)本例错误有:"嗓子痛"大多数为病毒感染而非细菌感染,因此不需用抗生素,除非有扁桃体化脓出现。使用抗生素并不是为了"消炎",而是为了杀灭细菌。

7. 第七节

(1)该患者为医院获得性肺炎(医院内肺炎),主要病原因 60% 以上为革兰阴性菌,如铜绿假单胞菌、克雷伯菌最常见。头孢哌酮钠为第三代头孢菌类,对革兰阴性菌有效。医院获得性肺炎起病急,需静脉给药治疗。

(2)头孢哌酮钠为繁殖期杀菌药,先杀灭繁殖期细菌,待静止期细菌进入繁殖时,再用药杀灭。其 $t_{1/2}$ 约为 2 小时,但其 PAE 可达数小时,用药后即使降到最低有效浓度以下数小时,细菌仍然受到抑制,故每日 2 次即可。

第二十章

一、A 型题(单项选择题)

1. C 2. D 3. C 4. A 5. E

二、B 型题(共用备选答案)

1. D 2. A 3. C 4. B 5. A 6. E

三、X 型题(多项选择题)

1. BDE 2. ADE 3. ABDE

四、简答题:略

【附】案例导入讨论内容解析

1. 第一节

(1)该病人使用大量阿司匹林治疗类风湿性关节性,出现类似水杨酸中毒症状,因此,该病人应是阿司匹林中毒。

(2)治疗措施:①立即停药;②对症治疗;③静滴 5% 在碳酸氢钠,碱化尿液,加速阿司匹林随尿排出;④大量输液,或加用利尿药呋塞米,以促进尿液形成,并促进排泄。

2. 第二节

(1)该病人为机磷农药中毒,应及时进行洗胃,并应用解毒剂解毒。

（2）常用的解毒药物有阿托品、碘解磷定、氯解磷定。

3. 第三节

（1）巴比妥类轻度中毒，患者仅有反应迟钝、言语不清、判断和定向障碍等；中度中毒，患者沉睡或进入昏迷状态，呼吸变慢，眼球有震颤；重度中毒，患者深度昏迷，呼吸变浅变慢，有时呈现潮式呼吸，血气分析有缺氧和（或）二氧化碳潴留，血压下降或休克，瞳孔缩小，对光无反应等。

（2）①静脉滴注尼可刹米，0.5g加入到5%葡萄糖注射液液中静滴，必要时1～2小时重复用药。②应用5%碳酸氢钠溶液静脉滴注，碱化尿液，异戊巴比妥加速排泄。③应用呋塞米注射剂40～80mg静注，在充分补液的基础上，使病人尿量应保持300～400ml/h。

4. 第四节

（1）该患儿应诊断为：肝豆状核变性。主要病因为遗传疾病，是常染色体隐性遗传引起的家族性疾病。遗传的原因和因素是其铜代谢障碍。HLD病人铜排泄量明显减少，摄入和排泄不平衡。粪铜的排泄减少，尿铜排泄增加。病人肝脏合成铜蓝蛋白较正常减少，因为铜与血清蛋白结合甚疏松。易分解，可测得血清总铜量增加，所以铜大多沉积于肝、脑、肾组织，而引起损害，豆状核沉积更严重，而形成肝豆状核变性损害。

（2）如何进行药物治疗？

①D－青霉胺：是治疗本病的首选药物，为强效金属螯合剂，在肝中可与铜形成无毒复合物，促进其在组织沉积部位被清除，减轻游离状态铜的毒性。成人开始0.25g/d，以后每隔数日增加0.25g/d，直至2g/d，1个月后减至1g/d，终生维持量为0.75g/d，分3～4次口服。

②二巯丁二钠：是含双巯基的低毒高效重金属螯合剂，每次1g，溶于10%葡萄糖注射液40ml中缓慢静注，每日1～2次，7日为一个疗程，可间断使用数疗程。其他药物如二巯丙磺钠、二巯丙醇均可使用。

教学大纲

一、课程任务

　　本课程为药学类及食品药品类专业学生的职业拓展课，以药理学为基础课程，要求学生在掌握药物作用与作用机制基础上，了解各系统解剖生理、疾病分类；熟悉常见疾病的病因、发病因素、发病机制及临床表现的特点；掌握药物的药效学以及常见疾病的药物治疗原则与具体药物治疗方法。根据病人的病理、生理、心理及遗传特征，引导学生将已经掌握的药学知识与临床实际相结合，面对作用相似的同类药物和临床表现相似的同类疾病，学会运用科学思维方法，正确地选择和使用药物，对病人实施个体化治疗，保证临床用药的安全、有效、经济、适当。

二、课程目标

（一）知识目标

　　1. 掌握药物治疗的基本程序及原则、用药安全、用药教育与咨询、疾病对临床用药的影响、特殊人群用药等药物治疗的基本知识。

　　2. 掌握临床常见病、多发病的常用治疗药物、治疗药物的应用原则、药物的不良反应等。

　　3. 熟悉临床常见病、多发病的主要临床症状，常用治疗药物的作用及相互作用。

　　4. 了解临床常见病、多发病的一般治疗原则。

（二）技能目标

　　1. 学会制定和评价常见疾病的药物治疗方案、正确进行选药和用药指导，培养学生运用知识的能力。

　　2. 熟练掌握处方调配和处方分析，培养学生动手能力和分析问题、解决问题的能力。

（三）素质目标

　　1. 培养科学严谨的工作态度、良好的职业道德和行为规范。

　　2. 注重理论联系实际，具有药学专业知识转化为药学服务的能力。

　　3. 树立终身学习的理念，不断获取新的药物治疗方面的知识。

三、教学时间分配

序号	教学内容		学时分配	
		理论	实践	小计
1	第一章　绪论	1	0	1
2	第二章　药物治疗的基本过程及其原则	2	1	3
3	第三章　用药安全	2	0	2
4	第四章　用药教育与咨询	2	1	3
5	第五章　特殊人群用药	2	0	2
6	第六章　神经系统疾病的药物治疗	2	0	2
7	第七章　精神疾病的药物治疗	2	1	3
8	第八章　心血管系统疾病的药物治疗	4	1	5

续表

序号	教学内容	学时分配		
		理论	实践	小计
9	第九章 呼吸系统疾病的药物治疗	2	1	3
10	第十章 消化系统疾病的药物治疗	2	1	3
11	第十一章 血液系统疾病的药物治疗	2	1	3
12	第十二章 泌尿系统疾病的药物治疗	2	0	2
13	第十三章 变态反应性疾病的药物治疗	2	1	3
14	第十四章 自身免疫性疾病的药物治疗	1	0	1
15	第十五章 内分泌代谢性疾病的药物治疗	4	1	5
16	第十六章 病毒感染性疾病的药物治疗	2	0	2
17	第十七章 疼痛的药物治疗	2	0	2
18	第十八章 常见骨关节疾病的药物治疗	2	0	2
19	第十九章 抗菌药物的合理应用	4	1	5
20	第二十章 临床常见物质中毒与解救	2	0	2
	总计	44	10	54

四、教学内容与要求

单元	教学内容	教学要求	教学活动
一、绪论	（一）临床药物治疗学的研究内容与任务	熟悉	理论讲授；案例讨论；多媒体演示
	（二）临床药物治疗学和相关学科的关系	了解	
	（三）临床药物治疗学与药学服务	熟悉	
二、药物治疗的基本过程及其原则	（一）药物治疗的基本程序	熟悉	理论讲授；案例讨论；多媒体演示
	（二）药物选择的基本原则	掌握	
	（三）病人的依从性	熟悉	
	（四）药物处方	掌握	
三、用药安全	（一）药品不良反应	掌握	理论讲授；案例讨论；多媒体演示
	（二）药源性疾病	了解	
	（三）用药错误	熟悉	
	（四）药品质量缺陷	熟悉	
四、用药教育与咨询	（一）药物信息咨询服务	了解	理论讲授；案例讨论；多媒体演示
	（二）用药指导	熟悉	
	（三）疾病管理与健康宣教	熟悉	
五、特殊人群用药	（一）妊娠期和哺乳期妇女用药	掌握	理论讲授；案例讨论；多媒体演示
	（二）小儿用药	了解	
	（三）老年人用药	掌握	
六、神经系统疾病的药物治疗	（一）脑血管病	掌握	理论讲授；案例讨论；多媒体演示
	（二）癫痫	掌握	
	（三）帕金森病	掌握	

单元	教学内容	教学要求	教学活动
七、精神障碍的药物治疗	（一）精神分裂症	掌握	理论讲授；案例讨论；多媒体演示
	（二）心境障碍	掌握	
	（三）焦虑症	掌握	
八、心血管疾病的药物治疗	（一）心绞痛	掌握	理论讲授；案例讨论；多媒体演示
	（二）高血压	掌握	
	（三）高脂血症	掌握	
	（四）心力衰竭	掌握	
	（五）心律失常	熟悉	
	（六）深静脉血栓形成	熟悉	
九、呼吸系统疾病的药物治疗	（一）急性上呼吸道感染	掌握	理论讲授；案例讨论；多媒体演示
	（二）肺炎	掌握	
	（三）支气管哮喘	掌握	
	（四）肺结核	掌握	
	（五）慢性阻塞性肺病	掌握	
十、消化系统疾病的药物治疗	（一）胃食管反流病	掌握	理论讲授；案例讨论；多媒体演示
	（二）消化性溃疡	掌握	
	（三）胆石症和胆囊炎	掌握	
十一、血液系统疾病的药物治疗	（一）缺铁性贫血	掌握	理论讲授；案例讨论；多媒体演示
	（二）巨幼细胞贫血	掌握	
	（三）再生障碍性贫血	掌握	
	（四）白血病	掌握	
十二、泌尿系统疾病的药物治疗	（一）急性肾小球肾炎	掌握	理论讲授；案例讨论；多媒体演示
	（二）慢性肾小球肾炎	掌握	
	（三）泌尿道感染	掌握	
	（四）尿失禁	掌握	
十三、变态反应性疾病的药物治疗	变态反应性疾病	掌握	理论讲授；案例讨论；多媒体演示
十四、自身免疫性疾病	系统性红斑狼疮	掌握	理论讲授；案例讨论；多媒体演示
十五、内分泌系统及代谢性疾病的药物治疗	（一）甲状腺功能亢进症	掌握	理论讲授；案例讨论；多媒体演示
	（二）甲状腺功能减退症	掌握	
	（三）糖尿病	掌握	
	（四）骨质疏松症	掌握	
	（五）痛风	掌握	
十六、病毒感染性疾病的药物治疗	（一）病毒性肝炎	掌握	理论讲授；案例讨论；多媒体演示
	（二）获得性免疫缺陷综合征	掌握	
	（三）带状疱疹	掌握	
	（四）单纯性疱疹	掌握	

单元	教学内容	教学要求	教学活动
十七、疼痛的药物治疗	（一）疼痛治疗的基础知识	熟悉	理论讲授；案例讨论；多媒体演示
	（二）慢性疼痛的药物治疗	掌握	
十八、常见骨关节疾病的药物治疗	（一）类风湿性关节炎	掌握	理论讲授；案例讨论；多媒体演示
	（二）骨性关节炎	掌握	
十九、抗菌药物的合理应用	（一）抗菌药物体内过程的特点	掌握	理论讲授；案例讨论；多媒体演示
	（二）细菌耐药现象与预防	了解	
	（三）抗菌药物的不良反应及防治	掌握	
	（四）抗菌药物应用的基本原则	掌握	
	（五）抗菌药物的联合应用	掌握	
	（六）抗菌药物的预防应用	掌握	
	（七）抗菌药物的给药方法	了解	
二十、临床常见物质中毒与解救	（一）一般救治原则	熟悉	理论讲授；案例讨论；多媒体演示
	（二）有机磷酸酯类中毒与解救	掌握	
	（三）镇静催眠药中毒与解救	掌握	
	（四）金属和类金属中毒与解救	掌握	
实训内容	一、处方调配	掌握	技能实训
	二、失眠的药物治疗方案评定	学会	技能实训
	三、高血压的药物治疗方案评定	学会	技能实训
	四、支气管哮喘的药物治疗方案评定	学会	技能实训
	五、消化性溃疡的药物治疗方案评定	学会	技能实训
	六、缺铁性贫血的药物治疗方案评定	学会	技能实训
	七、荨麻疹的药物治疗方案评定	学会	技能实训
	八、糖尿病的药物治疗方案评定	学会	技能实训
	九、抗菌药物的合理应用	学会	技能实训
	十、用药咨询和用药指导	学会	技能实训

五、大纲说明

（一）教学要求

1. 本课程理论部分教学目标分为掌握、熟悉、了解3个层次。掌握是指学生对所学的知识和技能能够熟练应用，能综合分析和解决工作中的实际问题；熟悉是指学生对所学的知识基本掌握和会应用所学的技能；了解是指学生对学过的知识点能够记忆和理解。

2. 本课程对实训内容教学要求分为掌握和学会2个层次。掌握是指学生能够独立、正确、规范地完成处方调配和处方分析。学会是指学生能够根据患者的病理、生理情况，正确选择药物，制定个体化的药物治疗方案，并能评价药物治疗方案；能够有效地进行用药咨询和用药指导。

（二）教学建议

1. 各章节以案例导入开讲，贯穿相关知识点。建议充分利用案例，调动学生的学习积极性，增强师生互动。

2. 本教材所选教学内容与国家执业药师考试大纲相衔接，注重培养学生的职业能力，为获得"双证书"奠定基础。

3. 本课程是重要的技能型课程，应通过作业、实训报告、操作技能考核、考试和综合实训等多种形式考评，促进学生技能的提高，以更好地适应职业岗位技能要求。

（三）适用对象和参考学时

本大纲供高职高专院校药学类及食品药品类专业用，总学时 54 学时，其中理论教学 44 学时，实训 10 学时。各院校可根据专业培养目标、职业技能需要和教学实训条件自行选择和调整教学内容、学时数。